PUBLICATIONS DE LA SOCIÉTÉ FRANÇAISE D'HYGIÈNE

# LES STATIONS D'EAUX MINÉRALES ET LES STATIONS SANITAIRES DE LA SUISSE ET DES VOSGES

## LA CARAVANE HYDROLOGIQUE D'AOUT 1888

PAR

**Le Dr P. de PIETRA SANTA et A. JOLTRAIN**
*Président et Secrétaire de l'excursion.*

**SUISSE : Pfaefers — Ragaz — Baden Schinznach — Rheinfelden — Burgenstock Disentis — Thusis — Uetliberg.**
**FRANCE : Luxeuil — Plombières — Bussang Vittel — Contrexéville Martigny—Bourbonne—Gérardmer—Sermaize.**

PARIS

AU BUREAU DE LA SOCIÉTÉ
30, rue du Dragon, 30.

GEORGES CARRÉ, ÉDITEUR
58, rue Saint-André-des-Arts.

1889

# BUREAU DE LA SOCIÉTÉ FRANÇAISE D'HYGIÈNE

**1888**

*Président d'honneur* : S. M. Don Pedro II, Empereur du Brésil.

*Président* : M. Marié-Davy.

*Vice-Présidents* : MM. Bonnafont, Péan, Moutard-Martin, Chevandier (de la Drôme), Muller, Passant.

*Secrétaire général* : M. de Pietra Santa.

*Secrétaires* : MM. Joltrain, Saffray, Monin, F. Bremond, Moreau (de Tours), Degoix, Blayac, Rouxel.

*Membres du Conseil d'administration* :

MM. Ladreit de Lacharrière, Cacheux, Dewulf-Pontonier, Le Coin, Ménière (d'Angers), D. A. Casalonga, Huguet, Fichet, Bunel, Mary-Durand, Gorecki, Blache *(Paris)*.

MM. Maurin, Picheral, Launay, Rampal, Nivet, Evrard, Levieux, Farina, Tarras, Cte Touchimbert, Mauricet, Legendre *(Province)*.

*Trésorier* : M. Tréhyou.

*Service de la vaccine* : M. Dromain.

*Bibliothécaire* : M. Hamon.

*Chefs du Laboratoire* : MM. Brillié et Dupré.

*Organe de la Société* :

# JOURNAL D'HYGIÈNE

## CLIMATOLOGIE

EAUX MINÉRALES, STATIONS HIVERNALES ET MARITIMES, ÉPIDÉMIOLOGIE

**Bulletin des Conseils d'Hygiène et de Salubrité**

PUBLIÉ PAR

Le Dr Prosper DE PIETRA SANTA

**Le Journal paraît tous les Jeudis.**

**20 francs par an.** **30, rue du Dragon**

PARIS

# LES STATIONS
# D'EAUX MINÉRALES
## ET LES STATIONS SANITAIRES
## DE LA SUISSE ET DES VOSGES

---

LA CARAVANE HYDROLOGIQUE D'AOUT 1888

---

PUBLICATIONS DE LA SOCIÉTÉ FRANÇAISE D'HYGIÈNE

# LES STATIONS D'EAUX MINÉRALES ET LES STATIONS SANITAIRES DE LA SUISSE ET DES VOSGES

## LA CARAVANE HYDROLOGIQUE D'AOUT 1888

PAR

**Le Dr P. de PIETRA SANTA et A. JOLTRAIN**
*Président et Secrétaire de l'Excursion.*

**SUISSE** : Pfæfers — Ragaz — Baden
Schinznach — Rheinfelden — Burgenstock
Disentis — Thusis — Uetliberg.

**FRANCE** : Luxeuil — Plombières — Bussang
Vittel — Contrexéville
Martigny — Bourbonne — Gérardmer — Sermaize.

PARIS

AU BUREAU DE LA SOCIÉTÉ
30, Rue du Dragon, 30.

GEORGES CARRÉ, ÉDITEUR
58, rue Saint-André-des-Arts.

1889

# AVANT-PROPOS

La Société française d'Hygiène, en organisant des *Caravanes hydrologiques* dans les diverses régions de la France, a voulu offrir à ses membres titulaires et associés étrangers, un véritable cours d'Hydrologie et de Climatologie sur place, une leçon de choses!

Le succès de l'excursion du mois d'août 1888, en Suisse et dans la Région des Vosges, ayant été aussi complet que celui de l'année 1887 dans les Stations du Centre de la France, la Société a voté, à l'unanimité, la publication du présent volume qui comprendra, comme le précédent, trois parties :

I. Partie scientifique (hydrologie et climatologie des diverses stations);

II. Récit détaillé de l'excursion;

III. Conférences et causeries-conférences faites, par nos dévoués confrères des Stations thermales et sanitaires.

Pour montrer l'accueil bienveillant qui a été fait à l'œuvre de la Société par un juge très compétent, l'Académie de Médecine, nous transcrivons ici le paragraphe que lui consacre M. le Dr Albert Robin dans son Rapport au Ministre du Commerce et de l'Industrie, au nom de la Commission permanente des Eaux minérales.

« M. de Pietra Santa a envoyé à l'Académie un volume intitulé : *Les Stations d'eaux minérales du Centre de la France.* Ce volume est une publication de la Société française d'Hygiène, rendant compte du voyage de la Caravane hydrologique qui, en septembre 1887, visita les stations minérales de Pougues, Saint-Honoré, Bourbon-Lancy, Bourbon-l'Archambault, Vichy, Néris, Royat, Châteauneuf, La Bourboule, le Mont-Dore, etc.

» L'œuvre de la Société française d'Hygiène est fort pratique et mériterait d'être encouragée. Il est certain que les médecins qui ont suivi la campagne si bien menée par M. de Pietra Santa, ont acquis sur les stations qu'ils ont parcourues, des connaissances hydrologiques et climatologiques aussi nombreuses que variées. Les *leçons de choses* sont tout à fait à l'ordre du jour, et le succès des Caravanes de 1887 et 1888 est une preuve de l'intérêt avec lequel le corps médical considère une tentative dont l'Académie félicite les initiateurs. »

Paris, ce 1er mars 1889.

Dr de P. S. et A. J.

# LES STATIONS
# D'EAUX MINÉRALES
## ET LES STATIONS SANITAIRES
## DE LA SUISSE ET DES VOSGES

## PREMIÈRE PARTIE

### COMPTE RENDU DU SECRÉTARIAT

La Caravane hydrologique a parcouru, point par point, du 15 au 31 août dernier, les diverses étapes si bien établies et ordonnées dans le programme-itinéraire, approuvé par la Société française d'Hygiène dans sa séance du 13 avril 1888.

En Suisse, comme dans la région des Vosges, nous avons trouvé partout l'accueil le plus cordial et le plus empressé. Grâce au bienveillant concours de tous (confrères dévoués, municipalités intelligentes, propriétaires et directeurs des établissements thermaux), nous pouvons affirmer hautement que la moisson des faits hydrologiques, climatériques, et d'enseignement pratique, a été aussi abondante que variée.

Le succès de cette seconde campagne ne laissant plus de place au doute ou à l'indécision, il nous est agréable de proclamer ici d'une manière formelle : l'importance et la fécondité de l'*idée* qui a très heureusement inspiré la mise en œuvre de ces *leçons de choses*, à l'instar des aspirations des Frœbel et des Pestalozzi !

Nous laisserons à notre cher collègue du Secrétariat le soin de s'acquitter, avec son zèle et son talent habituels, des fonctions d'historiographe de la Caravane. Faisant la part d'éloges qui, dans son organisation et son fonctionnement, revient *à chacun*, M. Joltrain saura vous proposer les voies et moyens, pour solder nos petites dettes de remerciements et de gratitude.

La partie scientifique de l'excursion que nous abordons de suite sans autre préambule, comprend : les *Stations thermo-minérales* d'une part (chap. I); les *Stations climatériques* de l'autre (chap. II).

Chacun de ces chapitres renferme nécessairement deux subdivisions : Suisse et Vosges.

# CHAPITRE PREMIER

## LES STATIONS THERMO-MINÉRALES

L'argument le plus péremptoire, invoqué par votre Commission organisatrice pour justifier la présence de la Caravane en Suisse (avant d'avoir parcouru les quatre chaînes principales de notre belle France), se formulait en ces termes :

« Utilité d'établir une comparaison entre les stations thermo-minérales des deux pays amis, au triple point de vue : des progrès de l'hydrologie, des méthodes de traitement, des installations balnéaires. »

De cette étude comparative, devaient ressortir des enseignements précieux, aussi bien au profit des praticiens des villes, que dans l'intérêt des malades eux-mêmes.

Satisfaction pleine et entière a été donnée à ces légitimes aspirations.

En Suisse, comme en France, depuis une trentaine d'années, l'ère de la routine et de l'empirisme a fait place à la période expérimentale et scientifique.

En toutes circonstances, l'*art de l'hydrologue* est intimement associé à l'*art de l'ingénieur*. Les analyses chimiques sont étayées sur les constatations de la géologie ; la météorologie conserve son rang dans la connaissance précise des climats locaux ; et l'observation clinique constitue la synthèse suprême des découvertes récentes de la physiologie, comme des acquisitions modernes des sciences physiques et naturelles.

Une certaine uniformité dans les diverses méthodes de traitement, devenait ainsi la conséquence indispensable de cette situation nouvelle de l'hydrologie méthodique. Parfois le voisinage de l'Allemagne accentue quelque peu, chez nos confrères suisses, les tendances vers les doctrines microbiennes et parasitaires, mais, comme la clientèle des établissements que nous avons visités se compose en très grande partie de Français, d'Alsaciens et de Lorrains, ces préférences savent se restreindre dans des limites raisonnables, en laissant la première place à la médecine hippocratique, ou d'observation clinique.

Quant aux installations balnéaires, et aux aménagements de toutes sortes et variétés, ils sont partout des plus ingénieux et des mieux compris, sans compter que les hôtels, et pensions de famille, resplendissent de propreté, d'aisance et de confort.

Si, sous ces derniers rapports, nos Stations françaises ont réalisé, depuis douze à quinze ans, de sérieuses améliorations, il n'est que juste de reconnaître que la Suisse nous a devancés dans cette voie, et qu'elle reste toujours un modèle à suivre pour les quelques retardataires qui n'ont pas encore compris : toute l'importance du bien-être matériel comme facteur indéniable d'un traitement hydro-minéral complet et efficace!

Fidèle à notre programme de 1887, en vous rendant compte de nos visites successives dans les établissements thermaux de la Suisse (Ragaz, Pfæfers, Baden, Schinznach, Rheinfelden), et de la région des Vosges (Luxeuil, Plombières, Bussang, Gérardmer, Vittel, Contrexéville, Martigny, Bourbonne et Sermaize), nous insisterons plus particulièrement: sur les caractéristiques essentielles de leurs sources minérales, et sur leur principale *spécialisation*. En donnant trop de développements à nos notes personnelles de voyage, nous craindrions d'empiéter sur les droits et prérogatives des savants confrères qui, à notre prière, ont exposé, devant les membres de la Caravane hydrologique, leurs idées, et les résultats de leur expérience, dans les causeries-conférences que la Société se réservera sans doute le droit de publier ultérieurement.

## § 1er. — SUISSE

« Nos bons voisins suisses, écrit notre distingué collègue le Dr Macé, dans le *Guide aux villes d'eaux*, sont richement partagés au point de vue des sources médicinales. Ils en possèdent plus de 400 (dont 200 établissements exploités) et excellent à en tirer parti ainsi que des autres avantages dont la nature les a dotés. »

L'Helvétie, ajouterons-nous, rendez-vous séculaire des touristes et des admirateurs de la belle et grandiose nature, s'ingénie, de nos jours, à devenir le *Sanatorium international* le plus en renom. Les stations sanitaires s'y multiplient, comme par enchantement, satisfaisant, de leur mieux, aux exigences de la thérapeutique, sous les formes successives et variées : de cure hydrominérale, cure hydrothérapique, cure d'air, cure d'altitude, cure de petit-lait, cure de raisins, bénéficiant toutes de cet élément primordial de bonne santé que l'on rencontre partout : l'air pur des Alpes, l'atmosphère embaumée par les senteurs des plantes aromatiques, par les émanations des essences résineuses et térébenthinées.

Les eaux minérales sont répandues dans toutes les régions de la Suisse (hautes vallées, plaines, ravins, lits des rivières). La constitution du sol, la configuration accidentée du pays expliquent leur diversité au point de vue de la minéralisation et de la thermalité. Les plus célèbres se rencontrent dans les Grisons, l'Appenzel, Saint-Gall, Argovie, le Valais, Berne, et Vaud.

Passons-les rapidement en revue, avant de faire connaître plus en détails, celles qui figuraient sur le programme de la Caravane.

Grisons. — Les sources ferrugineuses bicarbonatées de *Saint-Moritz*, avec leur température native de 5 et 4° C., étaient connues de Paracelse (xv^e siècle). Le P^r Jaccoud, dans une monographie récente, a remis en grand honneur la station médicale de Saint-Moritz.

Le D^r Biermann considère le séjour de Saint-Moritz comme propre à parfaire la guérison commencée aux eaux alcalines et sulfureuses.

— Les vingt et quelques sources de *Tarasp-Schuls*, sur les deux rives de l'Inn, émergent d'un banc d'argile calcaire noirâtre appartenant aux lias, et enclavé dans la roche cristalline (le gneiss) ; il est parsemé de blocs de serpentine et de diorite.

Les unes sont acidules *ferrugineuses* (Saint-Boniface, Charlotte, Campell, Talur, Rimmes) ; les autres *sulfureuses* comme celle du Val-Plafna ; les troisièmes alcalines acidules *purgatives* (type Saint-Lucius l'ancienne *eau salée de Tarasp*).

Cette gamme de minéralisation diverse étend nécessairement le domaine de la thérapeutique des sources de Tarasp-Schuls.

(D^r Killias, D^r Pernisch, D^r de Planta, Reichenau.)

Appenzell. — Les sources minérales de ce canton *Gais*, *Heinrichbad*, *Weisbad*, diffèrent peu, entre elles, par leur composition et leur thermalité. Elles sont généralement froides, bicarbonatées, calciques ou ferrugineuses, et le plus souvent employées comme un adjuvant de la cure de petit-lait.

Saint-Gall renferme les stations de *Pfæfers* et de *Ragaz* que nous avons visitées.

Argovie celles de *Baden*, de *Schinznach* et de *Birmenstorf*.

Nous décrirons plus bas les deux premières. Quant à celles de *Birmenstorf* (20^gr,15 de principes fixes par litre), elles sont franchement purgatives et minéralisées par le sulfate de magnésie.

BERNE possède les trois établissements thermaux de *Gurnigel*, de *Heustrich* et de *Weissenbourg*.

— Les deux sources de *Gurnigel* (lieu de la villégiature de la société bernoise à 1,155 mètres d'altitude) appartiennent à la classe des sulfatées calciques; température de 8° C.; minéralisation de 1gr,80 de matières fixes par litre.

L'acide sulfhydrique est représenté par 8cc,72 au griffon de la source *Stockwasser* et par 39cc,39 à celui de la source *Schwartzbrunnli*. (Dr MULLER, de FELLENBERG, Dr Ed. VERDAT.)

— L'eau de *Heustrich* est une eau froide, sulfurée sodique et faiblement minéralisée (0gr,695 de matière fixe par litre).

Elle dégage, au griffon, de l'hydrogène sulfuré et de l'azote 31cc,45 sans trace d'acide carbonique.

Les Drs DARDEL, A. CHEVALLEREAU et NEUKOMM la préconisent surtout dans l'anémie, le lymphatisme et les affections catarrhales des voies respiratoires.

— La station de *Weissenbourg*, dans la verdoyante vallée de la Simmen, à une altitude de 896 mètres, possède une seule source d'un débit abondant, à la température de 21° C., minéralisée en grande partie par le sulfate de chaux. L'acide carbonique y existe à l'exclusion de l'hydrogène sulfuré. Elle est plus spécialement utilisée dans les affections des voies respiratoires à forme catarrhale et chronique.

Cette spécialisation pour les maladies de poitrine a été fort bien établie par les observations cliniques des Drs MULLER, JONQUIER, W. VOGT et SCHNYDER.

LE VALAIS. Nous trouvons dans ce canton *Louesch* ou *Loëche* connu dès le XIIe siècle (HILDANUS), et *Saxon*, d'une notoriété plus récente.

— La station de *Louesch* est située aux pieds de la Gemmi à une altitude de 790 mètres au-dessus du Rhône, et de 1,415 mètres au-desus du niveau de la mer, M. ROTUREAU définit ces sources comme « hyperthermales (31 à 51°) sulfatées calciques moyennes, azotées et carboniques faibles ». Le Dr E. Reichenbach ajoute qu'elles sont légèrement « ferrugineuses et arsénicales ».

Notre distingué collègue de la Société d'Hygiène le Dr E. de La Harpe, en se basant sur l'analyse du Pr Lunge (1885), nous apprend que :

« Les principaux éléments de l'eau de Louèche sont : le sulfate de chaux (1gr,50 par litre), le sulfate de magnésie (0gr,25), le carbonate de chaux (0gr,10), le sulfate de soude (0gr,08), la silice (0gr,03).

» En résumé, écrit-il, eau séléniteuse (gypseuse) fortement thermale, jaillissant à une altitude élevée, telle est la caractéristique de notre station. »

Au souvenir de Louèche vient se joindre, tout naturellement, celui de la fameuse *poussée*, cet exanthème spécial *(Psydracia thermalis)* qui a donné lieu aux dissertations médicales les plus contradictoires, et qui est, en définitive, la conséquence naturelle de la balnéation prolongée. Le Dr d'Espine définit ainsi la *poussée* : « C'est un érythème artificiel, un résultat vital et de réaction de l'imbibition prolongée, d'une sorte de saturation de la peau par une eau chaude légèrement chargée de sulfate de chaux et de silice. »

« C'est surtout par la guérison des maladies de la peau invétérées, ou récentes, que les bains de Louèche ont acquis leur renommée. Ces eaux agissent, non par des forces mystérieuses, ou par une prétendue absorption des principes qu'elles contiennent, mais par la puissante modification qu'elles impriment au système cutané. Le bain prolongé a une influence profonde sur le tégument » (Dr de La Harpe).

Les contre-indications formelles se résument ainsi : les lésions organiques, pléthore, congestion, surexcitation du système nerveux, cachexie.

— La source de *Saxon* a été analysée, en 1855, par Ossian Henry qui l'a déclarée « aussi remarquable par sa composition chimique que par ses vertus médicales, que justifie aisément la nature de ses éléments minéralisateurs ».

C'est une eau *iodo-bromurée calcaire* et *magnésienne*. Les Drs CLAIVAZ, BERGERET, REICHENBACH, et le Pr JACCOUD, ont établi par des observations cliniques, sa spécialisation dans le lymphatisme, la scrofulose et le rachitisme.

Le Dr MAYOR de Genève a utilisé, avec succès, l'eau de Saxon dans les affections suppuratives des os. Dans ces cas le Pr U. TRÉLAT préconise l'emploi des eaux mères bromo-iodurées comme adjuvant du traitement externe.

VAUD. — Les eaux de *Bex* et de *Lavey* sont les plus connues du canton.

Les sources salées froides (10° C.) de *Bex* ont une minéralisation puissante qui ne permet leur emploi, en bains, qu'après addition d'eau préalablement chauffée. Elles peuvent lutter avec succès contre les stations salines les plus réputées d'Allemagne, Kreuznach et Neuheim.

Les eaux mères *(Mutterlaugen)* rendent de grands services dans le traitement des affections scrofuleuses.

« L'atmosphère qui entoure les bâtiments de graduation pour l'exploitation des salines chargées de vapeurs qui s'en dégagent, offre comme inhalation des ressources d'un grand prix pour les chloro-anémiques, et pour les affections catarrhales des voies respiratoires. » (Dr LAUSSEDAT.)

Les bains de *Lavey* ont été très bien étudiés dans la monographie de M. le Dr SUCHARD. L'établissement est situé dans la vallée du Rhône, entre la dent de Morcles et la dent du Midi.

« Lavey, écrit ROTUREAU, est préservée par le cours du Rhône de l'humidité si fréquente dans toutes les parties de la Suisse. »

La vraie supériorité de Lavey, sa caractéristique, c'est de posséder réunis dans un même établissement, trois agents puissants de thérapeutiques : 1° l'eau sulfureuse de la source thermale ; 2° les eaux mères des salines de Bex ; 3° l'hydrothérapie à l'aide de l'eau froide du Rhône.

La température de la source, après un captage exécuté par J. François, oscille, d'après les mois de l'année, entre 44°,5 et 46°,5 centigrades, et sa minéralisation totale dépasse à peine 1gr,30 par litre. Ses éléments constitutifs prépondérants sont : le sulfate de soude et le chlorure de sodium. Les gaz acide sulfhydrique et carbonique y sont en quantité à peu près égale, et l'azote en proportion sept fois plus considérable.

M. Suchard résume ainsi sa spécialisation :

« L'eau de Lavey est excitante et stimulante; elle active les sécrétions, augmente la puissance digestive, et agit sur toute la nutrition comme un médicament à la fois altérant et tonique. »

Parmi les contre-indications les plus formelles de Lavey, viennent se ranger : les affections aiguës, la goutte, la phtisie, les lésions cardiaques et le rhumatisme noueux.

Disons, en terminant ce chapitre, que la Suisse possède un nombre assez notable d'établissements hydrothérapiques.

L'un des plus importants est celui de Champell-sur-Arve dirigé par le Dr P. Glatz, notre collègue, membre associé étranger de la Société française d'Hygiène.

### Pfæfers (Saint-Gall).

La légende fait remonter au XIe siècle la découverte de cette source située à une altitude de 681 mètres. L'aspect de Pfæfers, dans son ensemble, et dans ses détails, est de nature à impressionner vivement les esprits, en fournissant vaste carrière à l'imagination.

Le chemin, de 6 kilomètres, qui, de Ragaz, conduit à Pfæfers, écrit le Dr Laussedat dans ses *Études médicales et sociales sur la Suisse*, suit le cours de la *Tamina*, torrent entravé incessamment dans sa marche par d'énormes blocs descendus des rochers qui s'élèvent à pic sur sa rive droite; à sa gauche est la route taillée dans le roc opposé et qui livre passage à une seule voiture.

Sinueuse, accidentée, dominée en certains points par les rochers qui la surplombent, elle est une introduction tout à fait en harmonie avec le spectacle qui s'offrira bientôt aux regards.

La route aboutit à un cul-de-sac où se trouve l'établissement des bains. Après avoir traversé cet établissement, on voit s'ouvrir la gorge, à l'extrémité de laquelle est la source.

D'une profondeur considérable, cette gorge est le premier lit de la Tamina qui la parcourt en mugissant. La Tamina vient d'un glacier; une passerelle suspendue aux flancs des rochers conduit à la source dite la *Chaudière*. On doit, pour traverser la passerelle, se munir de parapluies, de châles ou d'imperméables qui sont en permanence à l'entrée; l'eau suinte incessamment des voûtes formées par les rochers; de loin en loin seulement pénètrent quelques rayons de lumière.

Cette traversée est comme indescriptible, et l'on a comparé, non sans raison, les gorges de Pfæfers à l'entrée de l'enfer du Dante. A leur point extrême, au fond d'une grotte, émerge la grande source dite la *Chaudière*.

Ces eaux, infiniment peu minéralisées (0,12c de principes fixes dont la moitié environ de carbonate de chaux d'après l'analyse de Pagenstecher), appartiennent à la catégorie des eaux thermales dites *indifférentes* (1).

(1) Il existe un certain nombre d'eaux minérales si faiblement minéralisées qu'elles n'offrent aucun principe prédominant, d'une manière suffisamment significative, et que l'on ne sait à quelle classe les rattacher.

Les Allemands les désignent sous le nom d'eaux *indifférentes (Indifferenten Thermen)*, dénomination impropre, puisque, dans leurs applications, elles révèlent des résultats thérapeutiques incontestés.

La dénomination d'eaux *inermes* proposée par Gubler, n'est pas plus satisfaisante ; celle d'eaux *amétalliques* employée par Rotureau ne pourrait s'appliquer qu'à l'eau distillée, seule privée de toutes traces de métal.

Avec Durand-Fardel nous les appellerons *indéterminées* et, comme

L'analyse de Planta, en 1868, porte ce chiffre à 0gr,2870. Soit :

| | | |
|---|---|---|
| Sulfates alcalins. . . . . . . . . . | Gr. | 0.0387 |
| Chlorure de sodium . . . . . . . . . | | 1.0474 |
| — de lithium . . . . . . . . . | | 0,0002 |
| Bromure de sodium . . . . . . . . . | | 0,00001 |
| Carbonates alcalins. . . . . . . . . . | | 0.1842 |
| Oxyde de fer . . . . . . . . . . . . . | | 0.0017 |

La température native de ces eaux est de 35 à 36° centigrades.

La balnéothérapie joue, de temps immémorial, à Pfæfers le plus grand rôle : l'eau, conduite par des tubes fabriqués avec des troncs de sapin, arrive dans les baignoires sans avoir subi aucune opération pour être chauffée ou refroidie.

La quantité d'eau fournie par les sources est telle que le malade, soit dans une baignoire, soit dans une piscine, se baigne constamment dans une eau courante.

Une autre influence salutaire est celle produite par la durée prolongée du bain.

Si, comme dans l'ancien temps, on ne laisse plus les malades dans le bain jour et nuit, tout au moins on y répète encore le bain plusieurs fois par jour.

En résumé, à Pfæfers, les eaux sont prises en boissons à la buvette de l'établissement; les bains sont administrés, ou dans des baignoires à courant continu, ou dans des piscines (8) dont l'eau se renouvelle sans cesse. Tous les appareils pour les divers modes d'administration des douches y sont installés et fonctionnent parfaitement.

D'après les renseignements que nous a fournis le Dr Jaeger, médecin de la station de Ragaz depuis de longues années,

---

la spécialisation des eaux de cette classe est assez étendue et très formelle, nous la subdiviserons en deux groupes :

1° Les eaux *thermales simples* qui la représentent essentiellement.

2° Les eaux *faiblement minéralisées* que des propriétés toutes spéciales, et des circonstances de contitution élémentaires différencient des précédentes.

les affections qu'on traite à Pfæfers sont celles de l'ordre névropathique; les névralgies sciatiques, les rhumatismes et les affections utérines sont aussi du domaine de ces eaux.

### Ragaz (Saint-Gall).

Ragaz a été appelé justement la succursale de Pfæfers. Ce sont, en effet, les eaux de sa grande source *(la Chaudière)* qui sont conduites dans les hôtels de Ragaz, par des tuyaux semblables à ceux de Pfæfers, fixés aux rochers tout le long du parcours de la Tamina. Dans ce trajet de cinq à six kilomètres, l'eau perd deux degrés environ de sa température.

La station de Ragaz, à 521 mètres d'altitude, réunit tout le confort et toutes les élégances des stations thermales les mieux aménagées.

Le site est très beau; les coteaux qui font face dominent et suivent le cours du Rhin, qui coule tout près de Ragaz.

Toutes les médications accessoires sont bien représentées dans une station devenue le rendez-vous d'élite de la société européenne. En raison de sa clientèle de gens fatigués, névropathes, ou convalescents de raideurs articulaires de diverse nature, le massage méthodique et rationnel y est fort en honneur. (Dr Dorman, Nostroem.)

### Schinznach (Argovie).

D'origine relativement récente, la petite ville proprette de Schinznach-les-Bains, sur la route de Bâle à Zurich, est située sur la rive droite de l'Aar, aux pieds du mont Wulpels, à 343 mètres d'altitude.

Un très vaste parc, faisant suite à une véritable forêt de hêtres, entoure l'établissement thermal, bien pourvu de tous les aménagenents désirables (— salle de pulvérisation du système Waldenbourg, — salles d'inhalation — bains de vapeur, — hydrothérapie variée).

Les conditions climatologiques de la station sont excellentes : atmosphère fraîche, ozonisée, et vivifiante : (température moyenne de la saison d'été = 17° C.)

L'eau de Schinznach est essentiellement sulfureuse calcique, bien qu'elle contienne aussi une notable quantité de chlorure de sodium.

La source jaillit d'un rocher calcaire dans un puits de captage, rendu parfaitement étanche au moyen d'un revêtement en béton de ciment.

Son gisement géologique est constitué par des calcaires jurassiques séparés par une faille profonde des terrains triasiques ( marnes irisées, Keuper, et Muschelkalk ). Dans ces conditions, la température de la source est sujette à des variations notables. Elle a oscillé, depuis un siècle, entre les chiffres 36 et 28° C. Elle se trouve actuellement à 33° C. L'hydrogène sulfuré et l'acide carbonique se dégagent de la source dans de fortes proportions.

L'analyse chimique de M. Grandeau constate par litre d'eau: 2gr,166 de principes fixes. Le soufre y est représenté par 0.0352, l'acide sulfhydrique par 0.0358 et le chlorure de sodium par 0.585. Dans l'intéressante causerie-conférence qu'il a faite aux membres de la Caravane, M. le Dr de Tymowski, notre distingué collègue de la Société, a beaucoup insisté sur la grande teneur de l'eau de Schinznach en acide sulfhydrique (37 centimètres cubes par litre) et en acide carbonique (90 centimètres cubes par litre). Ce dernier gaz, en diluant l'hydrogène sulfuré, rend son absorption plus facile et son assimilation plus prompte.

Avant d'établir la spécification thérapeutique des eaux de Schinznach, M. de Tymowski nous a rappelé le rôle prépondérant que le soufre jouait dans les théories microbiennes, soit à l'état naissant, soit sous la forme d'acide sulfureux, et surtout d'hydrogène sulfuré.

Mais, s'il est toujours facile d'utiliser dans un laboratoire les propriétés microbicides et désinfectantes du soufre, quand il s'agit d'atteindre les éléments normaux de l'organisme, de modifier les cellules de la charpente du corps, de stimuler leurs propriétés vitales, il faut, de toute nécessité, avoir recours à des agents déjà dynamisés, assimilables, vivants pour ainsi dire. Ce rôle appartient, sans conteste, aux eaux sulfureuses naturelles et plus spécialement à celles de Schinznach, en raison de leurs fortes proportions d'acide sulfhydrique et carbonique, en raison aussi de leur minéralisation chlorurée sodique.

La clientèle de la station se recrute, en grande partie, parmi les malades atteints d'affections chroniques des voies respiratoires, chez lesquels la diathèse scrofuleuse est liée à la diathèse herpétique, et justiciables, selon les circonstances, des eaux sulfurées calciques.

Si les eaux de Schinznach sont des plus efficaces contre la débilité générale et l'épuisement de l'organisme, nous constaterons, avec M. de Tymowski, qu'elles deviennent spécifiques contre l'interminable série des affections lymphatiques ou strumeuses de l'enfance. — Dans ces cas, l'association intelligente de la cure d'air, et de la cure hydrominérale, produit chez les enfants « de véritables résurrections ».

A quelques kilomètres de Schinznach, se trouve la source bromo-iodurée de Wildegg, sur laquelle le Dr Amsler nous a donné d'utiles renseignements. Cette eau sert souvent de complément efficace au traitement sulfureux-chloruré.

D'après l'analyse de Hepp, la minéralisation totale de l'eau de Wildegg s'élève à 13 grammes par litre. Le brome y est représenté par le chiffre de $0^{gr},008$, et l'iode par celui de $0^{gr},030$.

**Baden (Argovie), près Zurich.**

Cette station thermale, qui date des Romains *(aquæ helvetiæ)*, et qui a été célèbre au Moyen âge pendant la durée du Concile de Constance, et pendant l'époque où elle était le siège de la Diète helvétique (1424-171), est située à l'altitude de 388 mètres dans un vallon traversé par la Limmat. Des forêts de hêtres et de sapins forment autour d'elle un cercle de verdure plus ou moins foncée, et imprègnent cette calme atmosphère des senteurs des plantes aromatiques et des essences résineuses.

Les eaux de Baden ont toujours eu une grande importance au point de vue médical, et déjà, dès 1702, Salomon Hottinger de Zurich regardait leur efficacité comme une *vérité palpable*, « parce que les expériences de toutes les années et de tous les jours étaient trop décisives ».

Pendant que quelques auteurs classent ces eaux parmi les sulfatées calciques, d'autres, avec plus de raison, les rangent parmi les chlorurées. Effectivement, dans les quatre grammes de matières fixes qu'elles renferment, les chlorures y figurent en proportion plus grande que les sulfates.

Les nombreuses sources de Baden, avec leur température invariable de 48 à 49 degrés centigrades, émergent à plus de 1,000 mètres de profondeur des couches terrestres qui appartiennent au trias inférieur. Tout fait supposer qu'elles proviennent d'un bassin commun, avec un débit d'ensemble qui dépasse un million de litres par vingt-quatre heures.

En arrivant à la surface, l'eau des diverses sources est limpide avec un goût légèrement salé.

Les analyses chimiques de Muller, de Berne, et de Schlagdenhaufen, de Nancy, établissent la proportion de 4.1 de matières fixes pour 1,000 parties d'eau ; le sulfate de potasse y figure pour 0.1273, le chlorure de calcium pour 1.345, celui de sodium pour 0.3204, et celui de lithium pour 0.0238.

Les bulles de gaz qui se dégagent continuellement de l'eau, contiennent pour cent parties de leur volume:

| | |
|---|---|
| Acide carbonique . . . . . . . . . . . | 34.089 |
| Azote. . . . . . . . . . . . . . . . . . . | 65.546 |
| Acide hydro-sulfurique . . . . . . . | 0.065 |

Ces résultats nous démontrent, à priori, que, dans le traitement, ou action thérapeutique par les eaux de Baden, leur thermalité doit jouer un rôle plus important que leur minéralisation. Pendant la période de refroidissement, on voit apparaître des conserves très analogues à celles de Néris, et cette sorte de mucilage donne au bain quelque chose d'onctueux très agréable à la peau.

Ajoutons toutefois que le Dr Wagner, en s'appuyant sur des expériences physiologiques, ne partage pas cette opinion et qu'il accorde une valeur thérapeutique à la minéralisation même.

A Baden, la tradition des bains prolongés pendant plusieurs heures, matin et soir, avait été conservée de nos jours. Actuellement, on réduit la durée du bain à une heure.

Les *grands bains* sont distribués dans les divers hôtels de la ville avec des installations balnéaires soignées et complètes. Nous trouvons donc ici pour la thérapeutique journalière trois grands avantages :

1° Eau thermale de 1er ordre;

2° Eau continuellement renouvelée;

3° Bain pris dans l'hôtel même où l'on habite.

Les autres modes d'utilisation des sources sont : la boisson qui, à doses modérées, produit facilement un effet laxatif; l'inhalation de la vapeur d'eau à son état naturel, alors qu'à sa sortie des tuyaux conducteurs, l'eau vient se briser contre les parois des baignoires ou des piscines. Les bains locaux d'acide carbonique recueilli sur les griffois, et condensé dans des appareils spéciaux comme à Vichy.

La causerie-conférence du Dr Wagner, bien connu par ses importants travaux de clinique hydrologique, a porté plus spécialement sur les indications générales qui comprennent : les rhumatismes sous forme névralgique ; les névroses des viscères abdominaux ; les intoxications métalliques.

Notre savant confrère n'hésite pas à leur reconnaître une action élective sur les organes sexuels de la femme, et à les considérer comme épreuve thermale dans le traitement de la syphilis.

Le *Guide médical des eaux de Baden* groupe ainsi les indications :

1° Affections rhumatismales ;

2° Affections goutteuses, et goutte rhumatismale ;

3° Arthrite noueuse ;

4° Troubles fonctionnels et nerveux à la suite de traumatisme ;

5° Affections des muqueuses des voies respiratoires, à base rhumatismale et goutteuse ;

6° Affections des organes génitaux de la femme, à base de pléthore abdominale d'origine rhumatismale ;

7° Intoxications métalliques ;

8° Syphilis (traitement d'épreuve ou adjuvant).

En résumé, nous pourrons dire avec Laussedat :

« La station thermo-minérale de Baden est certainement, parm celles de la Suisse, l'une des plus dignes de fixer l'attention par les propriétés thérapeutiques de ses eaux, par leur mode d'administration, par la situation offrant un séjour très agréable, et aussi par les souvenirs historiques qui s'y rattachent.

**Rheinfelden (Argovie).**

La petite ville de Rheinfelden (2,300 habitants), avec son cachet Moyen âge, est située sur la rive gauche du Rhin formant, de ce côté, la frontière nord de la Suisse, qu'un vieux pont en bois sépare seul du grand-duché de Bade. Coquettement assise sur de charmantes collines, qui s'élèvent en pente douce, elle se trouve protégée au nord et à l'est par la chaîne de la Forêt-Noire, au sud et à l'ouest par les chaînons du Jura.

Ces heureuses conditions topographiques assurent à la station de Rheinfelden les caractères d'un climat doux et tempéré, et permettent aux médecins d'associer les bienfaits d'une cure d'air à ceux de la cure par les eaux salines énergiques, réalisant ainsi l'exergue inscrite sur les nouvelles armoiries de la ville : *In sale salus!*

La constitution de ce sol est, à juste titre, considérée par tous les naturalistes comme un vrai *musée géologique* : c'est dans la roche de calcaire conchylien, sur laquelle coulent les flots du fleuve impétueux, que se trouve le sel gemme en bancs considérables ; et c'est dans ces formations sédimentaires (terrains du trias, et du jurassique noir, brun et blanc) qu'en mai 1844, à une faible distance de la ville, a été rencontré, à une profondeur de 120 mètres, un vaste dépôt de sel minéral. Cette découverte, très importante pour la prospérité de la contrée, a été immédiatement utilisée, d'une part pour l'exploitation des salines et la fabrication du sel de cuisine(1), d'autre part pour l'aménagement d'une station hydrominérale de premier ordre.

Les eaux salines de Rheinfelden se rangent naturellement

---

(1) Nous consacrerons à cette fabrication un article spécial dans le *Journal d'Hygiène*.

dans la classe des chlorurées sodiques ; et leur forte minéralisation ressort avec évidence du tableau comparatif ci-joint.

| | Chlorure de sodium pour 1000 | Éléments solides pour 1000 | Proportions pour 100 | Température degrés cent. |
|---|---|---|---|---|
| Rheinfelden. . . . . | 311.6 | 318.8 | 31.9 | 10° |
| Salies de Béarn . . . | 215.6 | 234.4 | 23.4 | 12°5 |
| Salins . . . . . . . . | 168 | 320.2 | 32 | 13° |
| Bourbonne-les-Bains. | 5.8 | 7.6 | 0.8 | 58° |

Les *eaux mères*, c'est-à-dire le résidu liquide qui reste dans les chaudières après la cuisson pour l'extraction du sel de cuisine, présentent une teneur en chlorure de sodium de 310.1 0/00 et une proportion plus élevée de chlorures alcalins pris en masse 315.5, au lieu de 312.2, total des chlorures contenus dans les eaux salines.

Dans la remarquable causerie-conférence faite, sur place, par M. le D^r^ KELLER, notre cher collègue de la Société, a surtout insisté sur les méthodes d'emploi de cet agent énergique de médications : l'eau salée. Par des graduations successives (Bain faible minéralisé à 0.5 0/0 ; Bain moyen, à 1.5 0/0 ; Bain fort de 2.5 à 4 0/0 ; Bain très fort de 4 à 6 0/0) ; par des variations alternées en température (de 20, à 30 et à 35 degrés centigrades), le médecin obtient une gamme thérapeutique qui lui permet de parer à toutes les modalités pathogéniques de la scrofulose, du lymphatisme et du rachitisme. Le fait capital sur lequel M. Keller a appelé toute notre attention c'est que : ces bains salins fortement minéralisés et employés à haute température, agissent énergiquement, et efficacement, jusqu'à production de la fièvre thermale avec embarras gastrique et manifestations cutanées diverses.

De là, découlent des indications précises dans la convalescence, la faiblesse générale, l'anémie, la chlorose ; et des contre-indications absolues lorsque les fonctions d'assimilation sont gravement atteintes.

Vous lirez plus tard, avec intérêt et profit, dans la conférence imprimée que publiera notre volume de cette année, le chapitre que M. Keller a consacré à *l'action physiologique et thérapeutique des eaux chlorurées sodiques*, d'après les travaux les plus récents des physiologistes et thérapeutes allemands, anglais et français.

Parmi les ressources de médications diverses qu'offre aux praticiens l'établissement hydrominéral de Rheinfelden, nous citerons : l'hydrothérapie y compris la douche écossaise, le massage, le bain de vapeur, le bain résineux, la cure d'air et la cure de lait. Nous devons cependant une mention spéciale à l'électrothérapie, et aux bains hydro-électriques, administrés avec autant de prudence que de succès, dans certaines formes de rhumatismes articulaires, dans les ankyloses résultant de traumatismes; dans les débuts de la paralysie progressive ou agitante.

Nous avions donc raison d'affirmer en commençant ce paragraphe: que la station de Rheinfelden est une station climatérique et hydrominérale d'une réelle importance.

## § 2. — RÉGION DES VOSGES

Si les diverses classifications des eaux minérales n'ont pas une importance capitale au point de vue de leur thérapeutique proprement dite, il n'en est pas moins certain qu'elles doivent être prises en considération dans l'étude de l'hydrologie scientifique, car elles offrent à son étude méthodique des points de repère précis, alors surtout qu'il est nécessaire de comparer entre elles les sources thermales des neuf régions de la France.

A ce titre, nous nous conformerons, aujourd'hui comme l'année dernière, aux classifications adoptées par MM. O. Keller et Jacquot dans les documents officiels des Ministères des Travaux publics et du Commerce.

Au cours de cet exposé, nous ferons à ces remarquables documents de très larges emprunts (1).

Vous savez déjà que les eaux minérales sont divisées en quatre groupes, d'après leur caractère médico-chimique prédominant, savoir :

1° Eaux *sulfureuses* (hydrogène sulfuré à l'état libre, ou à l'état de sulfure alcalin) ;

2° Eaux *alcalines* (prédominance de la soude à l'état de carbonate ou de bi-carbonate) ;

3° Eaux *ferrugineuses* (sels alcalins ou calcaires accompagnés de carbonate de fer) ;

4° Eaux *salines* (complexes : caractérisées par le chlorure de sodium ; le sulfate de soude ; le carbonate ou sulfate de chaux).

Il y a lieu actuellement de grouper à part (5°), les Eaux *arsénicales*. (Type La Bourboule.)

La classification *géologique* des eaux minérales comprend trois divisions :

1° Terrains *sédimentaires*, c'est-à-dire toute la série des terrains stratifiés déposés par les eaux, y compris les terrains de transition.

2° Terrains *cristallins*, en désignant sous ce nom le terrain primitif, et en y englobant les roches éruptives de tout âge, et les filons.

3° Terrains *sédimentaires*, au *contact*, ou au *voisinage* des terrains cristallins.

La classification par la température native, au griffon, étant nécessairement arbitraire, nous nous contenterons de les différencier en deux groupes :

---

(2) *Statistique détaillée des Sources minérales exploitées ou autorisées en France et en Algérie au 1er juillet 1882*. Rapport au Ministre des Travaux publics par M. O. Keller, ingénieur en chef des mines. Paris, Imprimerie nationale, 1883.

*Mémoires sur les Stations d'eaux minérales de la France d'après les rapports des médecins inspecteurs, relatifs à la saison thermale de 1881*, adressé au Ministre du Commerce par M. Jacquot, inspecteur général des mines. Paris, Imprimerie nationale, 1885.

1° Les eaux *froides*, ou *tempérées*, qui n'accusent pas plus de 15° au thermomètre centigrade.

2° Les eaux *thermales*, proprement dites, dont la température excède 15° C.

Rappelons enfin que, sur les 1,200 sources minérales existant en France en 1881, la chaîne des Vosges en compte 76.

### Les Vosges.

Toutes les sources thermales des Vosges appartiennent à la partie méridionale de la chaîne, celle qui renferme les Ballons (Ballon d'Alsace, Ballon de Servance). Parmi les cinq stations soumises à l'Inspection médicale, deux sont situées dans l'intérieur de la montagne : *Bussang*, à la naissance de la vallée de la Meuse; *Plombières*, dans un vallon profond et étroit qui présente tous les caractères d'une fracture.

Les trois autres stations : *Bains*, *Luxeuil* et *Bourbonne*, sont situées dans la région des plateaux, en bordure à la périphérie de la chaîne.

Bien qu'elles soient séparées par des distances considérables, elles ont un trait commun. Elles appartiennent, en effet, à des vallées dépendant du bassin supérieur de la Saône, et dans lesquelles les roches cristallines, et notamment le granit, se montrent par petits pointements isolés, au milieu des terrains stratifiés, circonstance corrélative de l'existence des grandes failles auxquelles les sources minérales de cette région doivent leur origine.

Sous le rapport de la composition, nous avons trois types assez distincts :

Les sources de Bussang sont bicarbonatées calciques; le sulfate de soude est la caractéristique de celles de Plombières et de Bains; et le chlorure de sodium de celles de Luxeuil et de Plombières.

Etudions chacun de ces établissements d'après l'ordre du programme-itinéraire.

### Luxeuil (Haute-Saône).

Cette petite ville, de 4,300 habitants, est située sur le revers occidental de la chaîne des Vosges, à la naissance de la plaine, sur les bords du Breuchin, à l'altitude de 310 mètres.

Les sources qui alimentent l'Établissement, lequel s'élève au nord de la ville, au milieu d'un parc couvert de beaux arbres, émerge du grès bigarré, qui constitue le sol de la région dans une étendue de plusieurs kilomètres.

Très nombreuses, elles prennent toutes naissance dans un espace très restreint qui ne dépasse pas l'enceinte du parc. Les quinze principales sources se partagent entre huit établissements, ou bains, contenant des piscines à eau courante (Bénédictins, Bain gradué, Capucins) et offrant, dans leur ensemble, une installation balnéothérapique des mieux aménagées (3 grandes piscines, 2 piscines de famille, 74 baignoires, 59 appareils de douches et 7 buvettes).

La température des eaux oscille entre : 50°, le grand Bain; 42°, la source des Dames; 38°, le Bain gradué et 24°, les sources Eugénie et du Temple.

Leur débit total s'élève à 6,000 hectolitres par 24 heures, dont plus de la moitié est fournie par la source Eugénie (1).

Au point de vue chimique, ces eaux ont été successivement étudiées par Vauquelin, Longchamp, Braconnot (1838), Lecomte et Chevallier (1860). Notre très regretté Président y avait constaté : l'oxyde rouge de manganèse (0,011) et des traces de sesquioxyde de fer et d'arsenic.

En 1879, M. Wilm a reconnu dans ces eaux (mieux

(1) Les sources de Luxeuil sont la propriété de l'État. Un décret d'utilité publique de 1872 a fixé leur périmètre de protection à 191 hectares.

aménagées d'ailleurs par des travaux de captage destinés à soustraire les griffons à l'influence des eaux douces ambiantes) une minéralisation plus élevée que ses prédécesseurs, laquelle variait de 0gr,04 à 0gr,13 par litre.

M. Wilm y a aussi reconnu la présence de la lithine, vérifié l'existence du fluor et des acides borique et azotique. Suivant lui, les eaux de Luxeuil contiendraient originairement un silicate alcalin auquel elles devraient principalement leur alcalinité ; le carbonate dosé proviendrait de la décomposition de ce silicate sous l'influence de l'acide carbonique de l'atmosphère.

Analyse de la source du *Grand-Bain* considérée comme type :

| | |
|---|---|
| Chlorure de sodium, de potassium et de lithium. . . . . . . . . . . . Gr. | 0,7884 |
| Sulfate de soude . . . . . . . . . . | 0,1546 |
| Carbonate de soude . . . . . . . . . | 0,0189 |
| Carbonate de chaux et de magnésie. . | 0,0736 |
| Oxyde de fer . . . . . . . . . . . . | 0,0020 |
| Oxyde de manganèse . . . . . . . . | 0,0035 |
| Silice . . . . . . . . . . . . . . . | 0,0924 |
| Matière organique. . . . . . . . . . | 0,0350 |
| TOTAL . . . Gr. | 1,1684 |

En plus : des traces de fluor, de bore, d'arsenic et d'acide borique.

Le gaz, dégagé spontanément par les sources, est de l'azote exempt d'oxygène et d'acide carbonique. Comme on le voit par cette analyse, les chlorures alcalins entrent pour les 2/3 dans la minéralisation des eaux de Luxeuil, et constituent leur caractéristique.

Les eaux ferrugineuses sont beaucoup moins minéralisées que le Grand-Bain et ses congénères. Le *Petit Romain* ne renferme que 0gr,455 de résidu fixe, la source du Temple que 0gr,230.

En somme, les premières rentrent dans la 4e classe

(chlolurées sodiques), et les dernières dans la 3e classe (eaux ferrugineuses carbonatées manganésiennes).

On peut donc caractériser la station de Luxeuil en disant que, tout en ne disposant que d'eaux très faiblement minéralisées, elle trouve dans leurs différences de température et de composition les éléments d'une médication très variée.

Dans l'intéressante conférence qu'il nous a faite à l'établissement même, M. le Dr Tillot, médecin inspecteur, après avoir bien établi la teneur minéralisatrice des Sources *salines* (chlorure de sodium, manganèse, lithine, arsenic et fer) et des Sources *ferrugineuses* (12 milligrammes de fer et 5 à 7 de manganèse), a beaucoup insisté sur le mode d'emploi, dans lequel l'élévation de la température joue un rôle prépondérant.

Sa conférence peut se résumer en ces termes :

« Les Sources de Luxeuil constituent deux groupes très distincts. Les unes sont salines, manganésiennes à température élevée, et se rapprochant de Plombières dans leurs effets thérapeutiques.

» Les autres sont ferrugineuses, et leur degré de thermalité permet de les employer presque pures en bain, ce qui leur assigne une place à part au milieu des autres eaux similaires.

» Elles sont surtout efficaces dans les affections asthéniques, les anémies, le rhumatisme, les névropathies indolentes ou douloureuses, la métrite chronique, ou celle qui est compliquée de phénomènes nerveux.

» C'est dans ce cadre pathologique que viennent se grouper les eaux de Luxeuil. »

M. Tillot a repoussé, avec énergie, la prétention des auteurs qui, comme Durand-Fardel, voudraient les classer parmi les *Indéterminées*. Si leur minéralisation est faible, le groupement, et la nature des éléments minéralisateurs, ne leur assurent pas moins une action sédative très nette, très régulière, très constante.

Cette action sédative « est, il est vrai, un fait constaté, mais non un fait expliqué »; cependant il n'en est pas moins certain qu'à défaut de définition précise, nous pouvons affirmer de par l'observation clinique, que ces propriétés sédatives tendent à calmer l'hyperesthésie, et qu'elles tendent également à rétablir l'équilibre dans les désordres de l'innervation.

**Plombières (Vosges).**

La petite ville de Plombières (1,800 habitants) est située à l'extrémité méridionale du département des Vosges, à l'altitude de 456 mètres, sur les bords de l'Eaugronne, au fond d'une vallée profonde aux flancs abrupts. Deux hautes montagnes, l'une au sud-ouest et l'autre au nord-est, l'abritent et la serrent étroitement. Cette position topographique assure à la station un climat tempéré et salubre, et aux malades l'avantage de respirer constamment l'air pur des Vosges.

Les nombreuses sources minérales (plus de 45) que l'on rencontre à Plombières, émergent toutes de véritables filons, ou de fissures, existant dans le granit porphyroïde qui constitue le sol de cette partie de la vallée.

Les sources dites *Savonneuses* (1) (au nombre de 17) sourdent dans une galerie souterraine creusée dans le roc; (leur température oscille entre 12 et 50 degrés centigrades), celles du thalweg à la base d'une galerie souterraine maçonnée; et les autres dans des cavités généralement peu profondes.

M. l'ingénieur Jutier (qui de 1857 à 1861 a dirigé les

(1) Cette dénomination populaire est justifiée par les qualités douces et onctueuses de l'eau minérale, et par la présence habituelle dans les crevasses et cavités du rocher qui leur donne issue, d'une substance blanchâtre grasse et d'apparence savonneuse.

Ce savon minéral est, suivant Ossian Henry et Lhéritier, principalement composé de silicate d'alumine.

magnifiques travaux hydrauliques exécutés dans la station) fournit d'intéressants détails sur cette remarquable disposition des sources de Plombières à la surface du sol, qu'il divise en trois catégories :

A la première appartiennent les sources dont la température est supérieure à 62 degrés centigrades. — Source d'Enfer, le Robinet Romain (72°), Vauquelin (70°). Elles sont disposées le long d'une ligne qui se confond avec le thalweg de la vallée.

La seconde catégorie comprend les sources à température moyenne, depuis plus de 40 jusqu'à 55 degrés centigrades : Capucins (42°), Crucifix (46°), Dames (52°).

Elles émergent latéralement du Rocher, presque au niveau de la ville, et elles forment une première enceinte autour des précédentes.

Enfin, on range dans la 3e classe : les sources simplement tempérées, dites *Savonneuses* (13° C. à 33° C.). Elles prennent naissance sur les flancs de la vallée, et constituent ainsi une seconde enceinte un peu plus étendue que la première.

Toutes les sources de Plombières sont très peu minéralisées; celles qui sont fortement thermales ne renferment pas, par litre, plus de 0gr,41 de principes fixes, en admettant qu'en présence de l'acide carbonique libre tous les carbonates soient à l'état de bicarbonates.

Les sources Savonneuses, tout en conservant la même composition élémentaire que les sources thermales, ne donnent plus que la moitié du poids de celles-ci en résidu salin. On est donc amené à reconnaître : qu'il y a une relation assez constante entre la minéralisation et la température, et que les eaux de cette station se comportent en réalité, comme si elles avaient une origine commune, masquée, pour quelques-unes d'entre elles, par un mélange d'eau douce et froide.

---

(1) Les sources de Plombières sont la propriété de l'État. Une loi de juin 1857 les a concédées à une Compagnie fermière, avec périmètre de protection de 11 hect. 36 ares.

Les eaux de Plombières (1) sont rangées, par M. Jacquot, dans la classe II. *Bicarbonatées sodiques silicatées.*

Durand-Fardel les classe, bien à tort, dans les stations *indéterminées*, car leur faible degré de minéralisation est largement compensé par la gamme de ses hautes températures.

L'Héritier, Bottentuit et Bazin ne sont pas mieux autorisés à les faire rentrer dans le groupe des eaux *arséniatées sodiques*, spécifique hydrologique de l'herpétisme; car, comme nous le verrons plus tard, la dose de l'arsenic signalée par Caventou, Gobley et Chevallier, est des plus minimes.

Sur la promenade des Dames, le long de la route de Remiremont, existe une source ferrugineuse froide appelée *source Bourdeille*, minéralisée par le carbonate et le crénate de fer, mais à composition très variable. Elle émerge des alluvions de la vallée.

M. Jacquot range la source Bourdeille dans la classe III: *ferrugineuses bicarbonatées.*

Le débit des sources de Plombières est considérable. Il a été porté à 7,300 hectolitres par 24 heures, à la suite des importants travaux exécutés par MM. Jutier et Jules François sous le règne de Napoléon III.

L'établissement de Plombières est aujourd'hui, sans contredit, l'un des plus beaux et des plus complets de la France thermale (1).

Les recherches et les analyses chimiques qui, du XVIIIe siècle à ce jour, ont visé les sources de Plombières, sont

---

(1) 4 buvettes *(Dames, Crucifix, source Savonneuse, source Bourdeille).* 27 sources soigneusement captées alimentent les piscines, les baignoires. Les bains: *Romain, Nouveaux Thermes* et *Stanislas* sont réservés à la première classe; les bains *National* et *Dames* à la deuxième classe; les bains *Tempéré* et *Capucins* à la troisième.

2 étuves de l'*Enfer* du nom de la source qui les alimente; étuves *romaines* parfaitement installées sur l'ancienne piscine romaine devenue aujourd'hui un magnifique vaporarium.

L'hydrothérapie chaude et froide y fonctionne avec les appareils les plus perfectionnés.

des plus nombreuses et signées des noms les plus autorisés (Malouin, Nicolas, Martinet, Vauquelin, Caventou, Gobley et Chevallier, Ossian Henry, Jules Le Fort, et Wilm).

Dans les analyses de M. Le Fort (1862) la minéralisation totale des six sources qu'il a étudiées (Vauquelin 5 et 1, du Thalweg, Dames, Crucifix, Galerie des Savonneuses), oscille de 0gr,199 (savonneuses) à 0gr,370 (Vauquelin). Entre ces deux chiffres extrêmes, on a 0gr,298 pour le Crucifix, et 0gr,352 pour les Dames.

Les principes minéralisateurs prédominants sont les silicates à base de soude, de potasse, de chaux et de magnésie. L'arséniate de soude figure dans ces six analyses à titre de *traces*.

En 1880, M. Wilm a entrepris la revision des observations antérieures. Ses recherches établissent que les nitrates, jusque-là passés sous silence, jouent un rôle important dans la composition des eaux de Plombières. L'arsenic y a été trouvé à la dose d'un dixième de milligramme par litre.

Voici le groupement auquel s'est arrêté M. Wilm pour la source *Vauquelin*, l'une des plus minéralisées.

| | | |
|---|---|---|
| Bicarbonate de sodium . . . . . | Gr. | 0.0896 |
| Bicarbonates de chaux, de magnésie, de fer. . . . . . . . . . . . . . . . . | | 0.0309 |
| Silicate de sodium . . . . . . . . . | | 0.0562 |
| Silice en excès . . . . . . . . . . . | | 0.0707 |
| Sulfates de sodium et de potassium. . | | 0.1338 |
| Chlorures de sodium et de lithium . . | | 0.0142 |
| Azotate de sodium. . . . . . . . . . | | 0.0080 |
| Arséniate de sodium. . . . . . . . . | | 0.0002 |
| Matière organique et perte . . . . . . | | 0.0055 |
| Total. . . | Gr. | 0.4091 |

Il y a des traces de fluor, et 0 gr. 0131 d'acide carbonique libre.

A tout prendre, l'analyse de M. Wilm se rapproche énormément de celle de M. Jules Le Fort en 1862.

Avant de résumer devant vous la conférence de M. le Dr LIÉTARD, médecin inspecteur, sur les propriétés thérapeutiques des eaux de Plombières, il nous paraît opportun de rappeler ce que l'on trouve dans les Traités classiques d'hydrologie. Ce rapprochement vous fera mieux apprécier la spécialisation de ces sources hyperthermales.

« Les eaux de Plombières, écrit DURAND-FARDEL, fournissent aux rhumatismes et aux paralysies d'importantes médications. La possibilité de graduer leur température, et leur faible minéralisation, permettent de les adopter à peu près à toutes les formes de rhumatismes musculaires, aux rhumatismes névralgiques et aux rhumatismes viscéraux.

» Quant aux paralysies, elles doivent être réservées aux paraplégies rhumatismales surtout.

» C'est principalement dans les gastralgies et les entéralgies, que les eaux de Plombières, bien administrées, présentent des avantages particuliers. Il est probable que la plupart de ces cas rentrent dans les névralgies rhumatismales.

BIETT, préconisait beaucoup les eaux de Plombières dans les dermatoses sèches.

BAZIN, les conseillait dans les maladies qui rentraient dans son ordre de l'herpétisme, et cela en raison de sa minéralisation par l'arséniate de soude.

S'appuyant, de même, sur cette minéralisation spéciale, LHÉRITIER, l'ancien médecin inspecteur, qui a le plus contribué à la prospérité de Plombières, par la légitime influence qu'il exerçait sur l'esprit de l'empereur Napoléon III, affirmait : l'efficacité de ses eaux dans le traitement successif des fièvres intermittentes.

AXENFELD, n'hésitait jamais à prescrire une saison aux eaux *sédatives* et *calmantes* de Plombières, toutes les fois que les troubles digestifs affectaient plus particulièrement la forme douloureuse.

De nos jours, la spécification des eaux de Plombières est ainsi formulée :

1° Maladies chroniques de l'estomac et des intestins, intimement liées à des névroses.

2° Maladies des femmes (utérus et ses annexes).

3° Goutte (accès de goutte franche, accompagnée d'un état d'éréthisme nerveux).

4° Rhumatisme (les formes qui réclament une thermalité élevée, et des eaux faiblement minéralisées).

5° Maladies du système nerveux (ces eaux sont le remède par excellence des névralgies et des paralysies chez les rhumatisants).

Inutile d'ajouter que les conditions de succès résident, surtout, dans le mode d'emploi de ces eaux, dans leur précieuse gamme de thermalité, et dans l'emploi raisonné de la balnéation, de l'hydrothérapie, du massage et du vaporarium.

Au cours de la visite des établissements, M. le Dr Bottentuit, le savant auteur du *Guide de Plombières et dans les Vosges*, si riche en documents historiques, techniques et médicaux, a beaucoup intéressé les membres de la Caravane par les souvenirs du passé. Pour lui, comme pour M. E. de Bazelaires, l'étymologie de Plombières viendrait des deux mots celtiques *Plon* eau, et *ber* chaude. La découverte, dans ces derniers temps, de quelques ornements d'origine celtique, donne un degré de créance de plus à cette étymologie, et permet de supposer que les bains de Plombières avaient précédé l'invasion romaine (1).

Les vestiges de la domination des *Maîtres du monde*, recueillis sur place, se trouvent actuellement réunis dans la collection des antiques d'Epinal. On peut y admirer une statue celto-romaine, et un bon nombre de médailles à l'effigie de Jules César, de Néron, de Vespasien, de Tra-

(1) M. le Dr Liétard, dans une note philologique publiée, il y a quelques années, donne l'étymologie de *Plumbariæ*, nom latin qui rappelle que l'on croyait ces eaux chargées de plomb. Le nom patois, *Plommières* vient de *Plumariæ*, en latin vulgaire pour Plumbariæ ainsi Plombières est un nom comme Argentières, etc.

jan, de Faustine, d'Adrien, etc. Du reste, M. Jutier, en explorant les sources situées au-dessus de l'étuve de Bassompierre, a mis à jour les parois et les gradins de l'ancienne piscine romaine devenue aujourd'hui un magnifique vaporarium, une étuve des plus vastes et des plus commodes, dite *étuve romaine*.

En 1681, A. Coignard, médecin de Charles III, duc de Lorraine, écrivait à ce sujet : « que les dits bains aient été autrefois en quelque grande recommandation appert par la grande dispense qu'hom y a employée en les bastissant premièrement et depuis les rebastissant, et crois que c'est œuvre d'ingénieurs romains qui avaient pour lors une façon de bastir et cimenter fort brave et subtile, et de durée quasi perpétuelle ».

M. Bottentuit nous a rappelé, aussi, une lettre de Montaigne qui, après avoir visité, vers le milieu du XVIe siècle, presque tous les bains de l'Europe, affirmait « que ceux où il y a le plus d'aménité de lisse, commodités de logis, de vivres et de compagnies, sont en France, ceux de Bagnères et de Plombières ».

Trois siècles se sont écoulés depuis Montaigne, et ce qu'il disait alors de Plombières est encore vrai en l'an de grâce 1888 !

### Bussang (Vosges).

Le village de Bussang appartient à la partie centrale des Grandes Vosges. Il est situé à l'altitude de 670 mètres dans la vallée de la Moselle, à quelques kilomètres du point où elle prend naissance.

Les eaux de Bussang, réputées depuis longtemps comme excellentes eaux de table (1), émergent de fissures dans une sorte de grauwacke compacte et très dure qui paraît

(1) Une ordonnance de Léopold Ier, duc de Lorraine, du 2 juin 1075, porte la concession de la fontaine dite *Sawerbrünen*.

formée d'anciennes argiles durcies. Aux trois sources connues (*Salmade, les Demoiselles, Marie*) est venue s'en ajouter une quatrième, découverte en 1881 dans une fouille peu profonde exécutée entre les deux premières.

Toutes ces eaux alcalines ferrugineuses (classe III) sont groupées par M. Wilm dans les *Bicarbonatées, sodiques et calciques ferrugineuses*. Leur température native oscille entre 11 et 12 degrés centigrades. Leur débit total est évalué à 50 hectolitres par 24 heures, ce qui permet une exportation annuelle de 1,800,000 bouteilles (1).

Au point de vue chimique, les eaux de Bussang ont été étudiées en 1829 par Barral, et en 1840 par Ossian Henry. A. Chevallier et Schauefèle ont signalé la présence de l'arsenic dans les dépôts ocreux qu'elles forment à leur émergence.

En 1879, M. Wilm en a repris l'analyse pour l'*Annuaire des Eaux minérales*. Les résultats de ces analyses établissent que les trois sources de Bussang présentent de grandes analogies de composition. Résidus salins : 1gr,475 (Marie); 1gr,546 (Salmade); 1gr,560 (Demoiselles).

Dans la source Marie, il y a prédominance de carbonate terreux sur les carbonates alcalins.

Pour les *Demoiselles*, le poids résidu fixe se décompose de la manière suivante :

| | Gr. |
|---|---|
| Carbonates de sodium, de potassium et de lithium | 0.5507 |
| Carbonate de fer | 0.0029 |
| Carbonate de manganèse | 0.0029 |
| Sulfate de sodium | 0.1327 |
| Chlorure de sodium | 0.0943 |
| Silice | 0.0634 |
| Alumine | 0.0011 |
| Arséniate de fer | 0.0011 |
| Phosphate, borate et fluorure de calcium | traces. |
| Acide carbonique libre 1gr,09 à 1gr,98 par litre | |

(1) Un décret d'utilité publique du 7 avril 1866 accorde à ces sources un périmètre de protection de 11 hectares.

Aux termes de l'acte de vente de la source *Marie*, qui appartenait à la commune, la Compagnie, devenue propriétaire de toutes les sources de Bussang, s'était engagée à construire à partir de 1882 un établissement destiné à compléter la Station. Cet engagement est aujourd'hui un fait acquis, et M. le Dr Onimus a pu nous faire très gracieusement les honneurs de l'établissement modèle où sont réunies les ressources combinées de la balnéation minérale, de l'hydrothérapie, et de l'électrothérapie.

M. le Dr Zeller, médecin inspecteur, dans les notes historiques qu'il nous a fournies, rappelle les noms des médecins qui ont mis en relief les propriétés thérapeutiques des eaux de Bussang: Michel Tournay (1734), Lemaire et Didelot au commencement du siècle; plus près de nous, le Dr Grandclaude et le Dr Kinsbourg, de Remiremont.

Pour M. Zeller, l'eau de Bussang, riche en acide carbonique, et d'une conservation facile, constitue une boisson agréable et reconstituante. La parfaite dissolution de ses éléments, fer et manganèse, justifie la possibilité d'une utilisation prolongée.

En parlant des eaux minérales transportées, employées comme eaux gazeuses et toniques, Durand-Fardel inscrit sur la même ligne, Spa, Bussang, Salzbach et Saint-Pardoux.

Le Dr Onimus voit dans la présence de l'arséniate de fer la cause de l'action si manifeste des eaux de Bussang. C'est là sa caractéristique et sa supériorité, car on ne saurait assez le répéter, ce n'est pas la quantité des sels minéraux, mais leur qualité, qui est la condition importante pour l'effet thérapeutique des eaux minérales.

A côté de l'arséniate de fer, en quantité assimilable, il existe, dans l'eau de Bussang, un principe encore plus important, de fortes proportions de manganèse que le Pr Potain prescrit de préférence au fer.

En résumé, les eaux de Bussang sont essentiellement reconstituantes. Elles sont en outre apéritives et essentiellement *digestives*, parce qu'elles ne renferment du fer que dans les proportions eupeptiques réclamées par Claude Bernard pour favoriser la digestion et l'absorption.

Dans la pensée de généraliser en France les cures d'air, et les cures de lait et de petit-lait, que nous avons rencontrées un peu partout sur le sol de la Suisse, nous recommanderions, avec une entière conviction, la station de Bussang, si favorisée au double point de vue d'eaux minérales salutaires et de conditions climatologiques des plus appropriées à la convalescence, à l'enfance, et à l'épuisement, compagnon inséparable du *struggle for life*.

### Vittel (Vosges).

Le département des Vosges, dans sa partie médiane, à 20 kilomètres au sud-ouest de Mirecourt, renferme trois stations hydrominérales qui forment un petit groupe naturel fondé sur les analogies que présentent les sources qui les alimentent, tant dans leur composition chimique, que dans les circonstances de leur gîsement. Ce sont celles de Vittel, de Contrexéville et de Martigny, disposées sur un espace de 15 kilomètres aux pieds d'une ligne orientée comme les Vosges, et où se montrent les affleurements des marnes irisées.

Les analyses chimiques, anciennes ou récentes, des diverses sources de ces stations, ont établi, à quelques légères nuances près, la complète identité de leur constitution élémentaire.

Pour les géologues, les affinités ne sont pas moins évidentes. Entre Vittel et Martigny, on peut en effet suivre, sans les perdre de vue, les gros bancs de dolomie qui couronnent la formation du muschelkalk, et donnent naissance aux sources de la région.

La station de Vittel dans le vallon du Vair, à une altitude de 340 mètres, se trouve sur le versant nord des monts Faucilles, ce grand trait d'union entre les Cévennes et les monts Vosgiens.

Elle compte quatre sources : *Grande Source*, *Marie*, *Les Demoiselles*, *Salée* (1).

Ces eaux sont rangées par M. Jacquot dans la classe IV *sulfatées calciques alcalines*.

M. O. Keller fait naître les trois premières dans des fissures du muschelkalk, et la quatrième (salée) dans une couche d'argile blanchâtre, graveleuse, et assez compacte.

M. le Dr PATEZON, médecin inspecteur, nous a donné, sur place, d'intéressants détails sur la nature géologique du sol de Vittel, et sur le régime de ses eaux, qui ont incontestablement une commune origine.

La *Grande Source* est captée sur un banc de marnes imperméables, au travers desquelles elle s'est fait jour. Son griffon appartient aux eaux de profondeur et non de surface, ce qui donne l'explication de sa limpidité et de sa fraîcheur, (11°,25 C.); son débit est de 95 litres à la minute.

La *Source Salée* a son point d'émergence à plus de 3 kilomètres de l'établissement. Comme la précédente, elle est inaltérable par les changements et perturbations atmosphériques (débit de 85 litres à la minute). C'est la plus anciennement connue, et appréciée, par les habitants de la contrée, qui venaient faire sur place au printemps, « une cure de *purgation* pour *chasser la bile* amassée pendant l'hiver ».

La *Source Marie* qui, en raison de sa plus grande proportion d'acide carbonique libre, bouillonne dans une vasque au milieu de la longueur de la grande galerie, a un débit de 50 litres à la minute.

La quatrième enfin, la source des *Demoiselles*, perdue dans la verdure, dans un petit pavillon isolé, révèle sa

(1) L'exploitation de la Grande Source a été autorisée par arrêté ministériel de 1856. L'autorisation ministérielle pour la Source *Salée* date de mars 1875.

nature ferrugineuse par les dépôts ocracés qui se déposent autour de la vasque de puisement.

La première analyse chimique de l'eau de la *Grande Source* a été faite par Ossian Henry. Dans le rapport que le savant chimiste a lu à l'Académie de médecine, en avril 1855, il est arrivé à une minéralisation totale de 1gr,737. Dans ce chiffre, les sulfates figuraient pour 1gr,11, et les chlorures de sodium et de magnésie pour 0gr,220.

En comparant cette eau à celle bien connue de la source du *Pavillon* à Contrexéville, M. O. Henry la déclarait plus *magnésienne* que la dernière, et en conséquence plus purgative et plus digestible.

L'analyse de la source *Salée*, faite également au laboratoire de l'Académie de médecine en juin 1873, a donné une minéralisation totale de 2gr,9226, avec une plus forte proportion de sulfate de magnésie (0gr,821), d'où sa désignation de *source fortement laxative*.

Les analyses exécutées, en 1876, par M. Wilm pour l'*Annuaire des eaux minérales*, établissent que les trois sources de Vittel qui prennent naissance dans l'établissement (Grande Source, Marie, Demoiselles) ont, entre elles, la plus grande analogie. Elles renferment respectivement, 1gr,323 : 1gr,322 et 1gr,399 de résidu salin par litre.

Voici le groupement, sous la forme habituelle sommaire, de la *Grande Source* prise pour type.

| | |
|---|---|
| Bicarbonates de chaux, de magnésie et de fer . . . . . . . . . . . . . Gr. | 0.4219 |
| Sulfates de chaux, de magnésie et de lithine . . . . . . . . . . . . . . . | 0.8434 |
| Chlorure de magnésium . . . . . . | 0.0051 |
| Silicates de magnésie, de soude et de potasse. . . . . . . . . . . . . . . . | 0.0388 |
| Silice . . . . . . . . . . . . . . . . | 0.0022 |
| Matière organique et perte . . . . . . | 0.0015 |
| TOTAL . . . . . . . . . Gr. | 1.3229 |

Il y a des traces d'alumine, de phosphore et de fluor. La lithine n'y est qu'en quantité très faible.

Toutefois, le Pr Jacquemin, de Nancy, a dosé à 0gr,0014 la quantité de carbonate de lithine renfermée dans l'eau de la *Grande Source*.

Les maladies traitées, avec le plus de succès, à Vittel, peuvent se répartir en cinq catégories :

1° *Lithiase urinaire* (gravelle des reins, urique, oxalique ou autre);

2° *Goutte* à manifestations articulaires;

3° *Lithiase et catarrhe des voies biliaires* (calculs biliaires, coliques hépatiques);

4° *Manifestations diverses*, dites anormales, de la *diathèse urique* (glycosurie, diabète, dyspepsies).

5° *Maladies diverses de l'appareil urinaire*, et particulièrement le catarrhe vésical;

6° *Constipation.*

Dans le *Guide médical* de Vittel, rédigé avec la collaboration très compétente des Drs Patezon, Bouloumié et Rodet, nous trouvons, formulées sous forme de propositions essentiellement cliniques, les indications et contre-indications du traitement hydrominéral de Vittel, avant et après l'opération de la pierre (1).

Ce traitement parait *nécessaire:*

1° Quand le malade est un graveleux, qui continue à faire de la gravelle rénale;

2° Quand c'est un diathésique goutteux, graveleux ;

3° Quand il y a un certain degré de pyélo-néphrite, à marche chronique, qui a résisté aux moyens ordinaires;

4° Quand il y a du catarrhe vésical proprement dit;

5° Quand il y a un certain degré d'atonie vésicale, mais avec peu de stagnation chronique;

6° Quand il y a un état général que peut seul modifier

(1) Ces propositions avaient été déjà exposées, d'une manière précise, par M. Bouloumié devant la Société de Médecine de Paris.

un traitement agissant, en même temps, sur l'ensemble des fonctions, et sur la lésion ou la maladie locale.

Il parait *utile:*

1° Dans tous les cas où la réapparition de la gravelle est imminente;

2° Dans tous les cas où existent certaines formes de cystite chronique, avec reproduction facile de concrétions phosphatiques, mais sans tendance aux poussées aiguës.

3° Dans les cas où existent, à un faible degré, l'engorgement et l'irritation prostato-cystique.

Il paraît *nuisible:*

1° Dans les cas où il y a parésie vésicale, avec stagnation habituelle dépassant 60 à 80 grammes;

2° Dans les cas où il y a augmentation de volume de la prostate, élévation concomitante du col, et difficulté d'autant plus grande d'uriner que la vessie est plus stimulée;

3° Dans les cas où il y a tendance à ces reproductions faciles de dépôts phosphatiques légers autour du col vésical, et imminence constante de poussées inflammatoires et douloureuses;

4° Dans les cas où il y a polyurie simple, liée à l'excitation quelconque de l'appareil urinaire.

Dans la remarquable conférence qu'il nous a faite, sur place, M. le Dr BOULOUMIÉ a commenté avec méthodes et produits pathologiques à l'appui, la spécialisation thérapeutique des Eaux de Vittel.

Après lui M. le Dr Paul RODET, dans une brève causerie, s'est attaché à nous faire connaître certaines applications spéciales de la *Source salée*, visant principalement le traitement des coliques hépatiques, et de la constipation.

1° *Coliques hépatiques.* — Ce sont les insuccès des eaux bicarbonatées sodiques de Vichy, dans certaines conditions de la lithiase biliaire, qui ont fait le succès de l'eau sulfatée magnésienne de Vittel.

Si les eaux de Vichy, en raison de leur minéralisation spéciale, de leur thermalité, et de la modération des doses de liquide, modifient plus promptement la glande et les canaux biliaires, amenant ainsi une guérison momentanée, par *décongestion* des organes abdominaux, la *Source salée* de Vittel, par ses propriétés modérément et successivement laxatives, et par ses quantités plus considérables d'eau ingurgitée, opérant sur le foie une véritable irrigation, conduit à une guérison plus lente mais plus durable.

2° *Constipation.* — Pendant que la plupart des eaux purgatives agissent sur le symptôme constipation par déplétion, en quelque sorte mécanique, du tube gastro-intestinal, l'eau salée de Vittel ne produit ses effets laxatifs qu'au bout de quelques jours, en modifiant la tonicité de la tunique musculaire, et en réveillant ses contractions, qui se trouvaient précédemment dans un état plus ou moins parétique.

En résumé, pour M. Rodet, les effets de la *Source salée* de Vittel sont bien nets :

1° Elle fait disparaître la constipation, et par là exerce une action préventive dans la lithiase biliaire.

2° Elle exerce une action spéciale, et curative, sur cette lithiase biliaire elle-même, qui se traduit par l'évacuation de la vésicule biliaire, et le dégorgement des canaux intra-hépatiques.

### Contrexéville (Vosges).

Le village de Contrexéville (arrondissement de Mirecourt) occupe les bords du ruisseau le Vair dans un vallon ouvert du S. au N., dominé par les monts Faucilles, à une altitude de 340 mètres. L'établissement, entouré d'un très beau parc, possède quatre sources dites : du *Pavillon*, du *Quai*, du *Prince* ou des *Bains*, de la *Souveraine* (1).

---

(1) Un décret de juillet 1860 a déclaré d'intérêt public la source du Pavillon. Son périmètre de protection est de 22 hectares 62 ares.

Le Pavillon, la plus célèbre de toutes, est aussi de beaucoup la plus importante sous le rapport du débit (1,800 hectolitres par 24 heures pour un rendement total d'environ 3,000 hectolitres).

Le sol de Contrexéville est essentiellement calcaire; le griffon des sources s'y trouve à une profondeur de 5 mètres, et consiste en fissures dans le muschelkalk recouvert sur 3 mètres par un banc d'argile verte compacte, puis par de la terre molle et de la terre végétale. Les puits de captage pénètrent dans cet argile qui protège, ainsi, les eaux minérales de tout mélange avec les eaux pluviales.

La température de la source du Pavillon est invariablement de 11°,5 centigrades.

Les documents officiels du Ministère du Commerce inscrivent les eaux de Contrexéville dans la classe IV, *Sulfatées calcaires alcalines.*

Durand-Fardel, les range dans sa 3e classe (*stations bicarbonatées sulfatées*).

D'autres auteurs les disent *sulfatées calciques* et magnésiennes.

Laissant de côté les diverses analyses chimiques faites, de 1820 à 1852, par Nicolas, Fœderé, Colard de Martigny, Ossian Henri, nous rappellerons celles de Gobley et Chevallier, qui y ont reconnu la présence de l'arsenic; de Nicklès qui y signalé le *fluor;* et de M. Debray (de l'Institut) qui reste encore aujourd'hui la plus complète, et la plus exacte.

| | |
|---|---|
| Acide carbonique libre . . . . . . Gr. | 0.080 |
| Bicarbonates de chaux, de magnésie, de fer et de lithine . . . . . . . . . . | 0.448 |
| Sulfates de chaux, de soude et de magnésie. . . . . . . . . . . . . . . . | 1.831 |
| Chlorures de potassium et de sodium . | 0.010 |
| Silice . . . . . . . . . . . . . . . . | 0.015 |
| Fluorures de calcium. . . . . . . . . | traces |
| Arsenic . . . . . . . . . . . . . . . | traces |
| TOTAL. . . . . . Gr. | 2.384 |

Une analyse plus récente, de M. Wilm, a confirmé ces résultats, et constaté en outre la présence de la *lithine*.

L'analyse spectrale faite par MM. Debout et Wilm, leur a montré, entre autres, la raie jaune du sodium, la raie rouge du lithium, la raie rouge et la raie verte du calcium.

Quelles sont les propriétés thérapeutiques? Quelle est la spécialisation des eaux de Contrexéville?

Bagard, le savant médecin de Stanislas, roi de Lorraine, résumait ainsi, en 1760, les propriétés de la source du Pavillon, le prototype des eaux de Contrexéville :

« Ces eaux sont souveraines dans les maladies des reins, des uretères, de la vessie et de l'urèthre, telles que la pierre, la gravelle, les glaires, etc. Elles sont efficaces contre la pierre qu'elles détachent, et font sortir lorsqu'elle est d'une grosseur médiocre; elles ont la propriété de dissoudre en fragments celles qui sont plus grosses et d'une nature plâtreuse... Elles sont bonnes pour prévenir les retours de la goutte en rétablissant la souplesse des nerfs et des parties membraneuses desséchées par les humeurs de la maladie. Comme ces eaux contiennent des parties ferrugineuses, un acide minéral et du savon, elles seront très utiles dans les cas d'épaississement de la bile, et dans les obstructions du foie avec d'autant plus de raison que ces eaux ont la vertu purgative. »

Thouvenel, de son côté, signalait en 1774 les eaux de Contrexéville comme *éminemment diurétiques et dissolvantes*.

A part le style nosologique et médical de l'époque, n'avons-nous pas là les limites précises du domaine thérapeutique des eaux de Contrexéville?

C'est effectivement sur ce terrain que s'est placé, dans sa causerie-conférence, M. le Dr Debout d'Estrées, notre sympathique collègue de la Société, en classant dans ces cinq groupes, et par ordre de fréquence, les maladies tributaires des eaux du Pavillon : la gravelle, la goutte, le catarrhe vésical, le diabète, et la lithiase biliaire.

La première question que s'est posée le savant médecin inspecteur : « Comment agissent les eaux de Contrexéville? » se trouve, à son avis, résolue par l'accord intervenu entre la physiologie et la clinique. L'eau de Contrexéville possède une propriété *expultrice*, résultant d'une action sur la fibre lisse (du canal intestinal, comme des appareils biliaire et urinaire), et une propriété *altérante* agissant sur la crase du sang à la manière des alcalins en général.

La deuxième question était ainsi formulée : « A quelles variétés de gravelle, goutte, diabète, etc., s'adresse plus particulièrement l'eau de Contrexéville? »

Enregistrons ici fidèlement ses réponses.

*Gravelle.* « Qui dit Contrexéville dit gravelle », écrivait un ancien auteur. Les gravelles uriques, et les gravelles phosphatiques, sont toujours améliorées ou guéries ; quant à la gravelle oxalique, cette maladie des nerveux et des dyspeptiques, elle est, le plus souvent, amendée parce que pendant la cure, l'oxalate de chaux fait, peu à peu, place à l'acide urique.

*Goutte.* C'est dans les nombreuses variétés de la goutte *atonique*, que Contrexéville compte ses plus beaux succès.

*Catarrhe vésical.* L'amendement des symptômes morbides de cette maladie est un fait clinique constant : diminution du nombre des mictions, éclaircissement progressif des urines, réveil de la contractilité vésicale.

*Diabète.* Dans le diabète *goutteux*, que l'on rencontre d'ailleurs dans la proportion de 90 0/0, l'eau du Pavillon est nettement indiquée. L'opinion de Marchal, de Calvi, sur la communauté d'origine du diabète et de la diathèse urique, trouve dans la cure de Contrexéville son meilleur critérium.

*Coliques hépatiques.* Les spécimens de concrétions biliaires, aussi nombreux que variés, qui forment les collections de MM. Debout, Aymé, Boichox, Boursier, Graux,

Mabboux, Mousteu et Thierry, constituent un argument péremptoire en faveur de l'efficacité d'un traitement, qui utilise les propriétés laxatives, reconstituantes et expultrices de l'eau de Contrexéville.

M. Debout d'Estrées a résumé sa conférence en ces termes :

« Indépendamment des maladies en quelque sorte spécialisées à Contrexéville, comme le *catarrhe vésical* et la *gravelle*, toutes les fois que votre malade *goutteux*, *hépatique*, ou *diabétique*, sera suspecté d'hypoglobulie ou de tendance à l'anémie, n'hésitez pas à recourir de préférence à nos sources. »

La spécialisation nette et précise que nous venons de vous présenter, nous donne le droit de repousser les opinions des médecins, qui ne veulent voir dans le traitement par les eaux de Contrexéville que des effets de *lavage*, de *récurage*, de *lessivage*. Ce sont là, le plus souvent, des arguments *pro .domo aliena*. A ce titre, nous ne saurions accepter l'appréciation de Durand-Fardel.

« Il serait très difficile, écrit le médecin-inspecteur d'Hauterive-les-Vichy, d'attribuer aux eaux de Contrexéville aucune spécialisation déterminée d'après leur composition. Le principe dominant est le sulfate de chaux. Leurs bases sont presque exclusivement calciques. Elles renferment à peine des chlorures. Enfin elles sont dépourvues de thermalité.

» C'est donc uniquement sur les résultats cliniques qu'il faut les juger. »

La clinique a parlé ; mais, elle s'est prononcée en faveur de la doctrine physiologique et expérimentale que nous avons exposée plus haut.

En dehors des sources qui appartiennent à une Société financière puissante, il existe à Contrexéville plusieurs autres sources similaires, qui sont des propriétés privées.

Les sources *Leclerc*, *Mongeot* et *Thierry*, que nous avons visitées, ont été approuvées par l'Académie de Médecine et autorisées par l'État. Elles sont parfaitement aménagées et fructueusement exploitées.

L'analyse faite, à l'École des Mines, par M. A. Carnot, assigne, à la source Mongeot, une minéralisation totale de 2gr,0293. dont : sulfate de chaux (1gr,6595) ; chlorure de sodium (0gr,0201) ; fer (traces).

La source du Dr Thierry (avec sa buvette gratuite), possède une minéralisation totale de 3gr,5336. Les bicarbonates de soude (0gr,200), de protoxyde de fer (0gr,0054), de lithine (0gr,0012), existent dans ces eaux en proportions dosables.

La littérature médicale de la station de Contrexéville est aussi riche qu'autorisée. Consignons, ici, le nom des principaux auteurs :

*De 1760 à 1870 :* Bagard, Thouvenel, Mamelet, Haxo, Treuille, Legrand du Saule, Millet de Tours, Caillat, Baud, etc.

*De 1871 à 1888 :* Debout d'Estrées, Tamin-Despalles, Leclerc, Brongniart, Cruise, Thierry, Boichox, Mabboux, Mousteu.

### Martigny-les-Bains (Vosges).

L'établissement hydro-minéral de Martigny situé à 12 kilomètres au sud de Contrexéville, vers l'altitude de 360 mètres, est alimenté par deux sources très voisines, et à composition identique d'après les récentes analyses de M. Wilm.

Les sources n° 1 et n° 2 *la Fontaine de fer* (ou *Fontaine ducale* d'autrefois), émergent de fissures du Muschelkalk à une température de 12 et 11 degrés centigrades, avec un débit total de 190,000 hectolitres par jour, laissant sur les parois des puits et des vasques un dépôt ocracé.

M. Jacquot les comprend dans les *sulfatées calciques calcaires* (classe IV), en s'appuyant sur le groupement minéralisateur de M. Wilm.

| | |
|---|---|
| Bicarbonates de chaux, de magnésie et de fer . . . . . . . . . . . . Gr. | 0.3918 |
| Sulfates de chaux, de magnésie et de lithine . . . . . . . . . . . . . . . | 0.8641 |
| Chlorure de magnésium . . . . . . . | 0.0071 |
| Silicates de magnésie, de soude et de potasse. . . . . . . . . . . . . . . . | 0.1383 |
| Silice. . . . . . . . . . . . . . . . . . | 0.0018 |
| Matière organique et perte . . . . . . | 0.0250 |
| Total. . . Gr. | 2.3281 |

Comme à Vittel, il y a des traces de phosphore et de fluor et 0gr,0101 d'acide carbonique libre par litre.

Ces deux sources, qui appartenaient à la commune, ont été autorisées par arrêté ministériel de 1852, et sont actuellement exploitées par une Société qui n'a reculé devant aucun sacrifice pécuniaire pour assurer à l'établissement l'utilité, les appareils balnéothérapiques les plus nouveaux et le confort (1).

A notre arrivée dans la station, après la visite des sources, deux causeries-conférences ont été faites à la Caravane par M. le Pr Jacquemin, de Nancy, et par M. le Dr Huguet (de Vannes). Le premier, a traité plus spécialement la partie chimique; et le second, notre distingué collègue, s'est réservé le chapitre des applications thérapeutiques.

L'analyse de la *Fontaine au fer* a été faite pour la première fois, en 1829, par Colard; en 1858, Ossian Henry a communiqué à l'Académie de Médecine de Paris les conclusions d'un rapport qui assimilait l'eau de Martigny à celles de Contrexéville et de Vittel, appartenant comme ces dernières à la classe des *eaux salines, sulfatées calcaires, sodiques et magnésiennes.*

M. Jacquemin a refait récemment, sur place, ses analyses de 1868. Les poids de bicarbonates de chaux et de magné-

(1) Un décret postérieur a déclaré cette source minérale d'intérêt public.

sie se confondent sensiblement avec ceux indiqués par Ossian Henry, mais le poids de bicarbonate de soude est supérieur : 0gr,012 à 0gr,016. Les poids des sulfates et des chlorures se confondent, à peu de chose près, avec ceux d'Ossian Henry.

A l'exemple, et selon les méthodes de Bunsen, d'Oppermann et de Béchamp, en recherchant la lithine dans les eaux de Martigny, M. Jacquemin a reconnu que cette substance y existait en proportion notable, et il n'a pas craint d'affirmer « que c'était à la lithine qu'elles devaient en partie leur réputation si légitimement démontrée par les faits ». Nous disons en partie, car le savant chimiste fait jouer un rôle effectif à la silice « à l'état de silicates de soude et de chaux », au fluor vraisemblablement à l'état de fluo-silicate, et à l'acide borique à l'état de borate de soude. Vous savez, pertinemment, l'importance que les recherches microbiennes attribuent à la *lithine*, au *fluor*, et à l'*acide borique*, comme antiseptiques et antimicrobiens (1).

Dans le parc anglais, qui entoure l'établissement, existe une troisième source, moins minéralisée que les précédentes, mais qui tient en suspension une matière blanchâtre d'une extrême ténuité qui la rend trouble, avec des teintes parfois azurées. En brassant cette eau dans la main, on perçoit une sensation particulière de velouté, d'onctueux, et de savonneux, et comme elle déterge bien le linge, les habitants de la localité l'ont dénommée *source Savonneuse*.

L'avenir dira les avantages que l'observation clinique pourra tirer en bains, ou en applications externes, de ces propriétés physiques qui assurent a la nouvelle source de Martigny une complète analogie avec l'eau allemande de Schangenbad.

---

(1) Le Dr Huguet, en faisant le tableau des sources lithinées de France et de l'étranger, place la Source n° 1 de Martigny au second rang.

M. le Dr Huguet, dans l'exposition des applications thérapeutiques des eaux de Martigny-les-Bains, a parfaitement circonscrit ce domaine, qui ne le cède en rien à ceux de Contrexéville et de Vittel.

La *goutte (Dominorum morbus)*, principalement dans la période prophylactique, et dans ses manifestations atoniques.

La *gravelle*, la première phase de la lithiase urinaire « qui, comme la goutte, est une dystrophie, rien de plus. »

Le *catarrhe de vessie*, avec son étiologie multiple, réclame, surtout chez les vieillards, une médication à la fois tonique et excitante, sagement combinée avec des effets laxatifs.

Dans les *coliques hépatiques*, les actions immédiates et consécutives se traduisent par l'expulsion, au cours de la cure, de concrétions biliaires de tout calibre et de toutes nuances.

La *débilité générale* consécutive, trouve de précieuses ressources dans l'association méthodique de l'eau en boisson, des bains, de la douche et parfois de l'hydrothérapie.

M. le Dr C. Mousteu, dans une notice sur les eaux de Contrexéville, Martigny et Vittel, insiste beaucoup sur les résultats des recherches chimiques de M. Wilm.

En principe, il faut admettre l'identité de constitution des eaux de Martigny, de Contrexéville et de Vittel, dont les points extrêmes sont à peine à une distance de 15 kilomètres, mais cette identité ne ressort pas des analyses chimiques connues jusqu'à ce jour.

La différence principale porte sur la proportion de sulfate de calcium qui est en moyenne de :

1.580 à Martigny,
1.165 à Contrexéville,
0.640 à Vittel (Grande Source),
1.422 à Vittel (Source salée).

Le sulfate de magnésium est, à peu près, en même proportion dans les trois premières sources (0.23 à 0.27). La Source salée de Vittel offre un écart plus considérable par le sulfate de magnésium (0.82). Il est fort probable, ajoute M. Wilm, que c'est l'écart entre ces deux sulfates (chaux et magnésie) qui forme la caractéristique de chacune de ces eaux. Mais ce qui donne surtout l'avantage aux sources de Martigny sur leurs congénères et isomères, c'est « l'existence dans leur composition de la lithine et des silicates » (P[r] JACQUEOIN).

Comme à Bussang, en examinant avec attention la topographie de Martigny, en cherchant à nous rendre un compte précis de ses conditions climatériques, il nous a semblé que l'on trouverait là, les éléments essentiels d'une bonne station sanitaire à l'usage de l'enfance, de la convalescence, de la faiblesse générale, et de l'épuisement par *malaria urbana*.

Si les données météorologiques visant la température, le degré d'humidité, la quantité de pluie, l'ozonométrie, la tension électrique, font actuellement défaut, il sera très aisé de les obtenir dans un avenir prochain.

A cet effet, nous avons pris des engagements avec M. le Directeur de l'Établissement, pour rédiger un programme, simple et méthodique, d'observations météorologiques régulières qui seront faites par M. l'instituteur de la localité.

L'installation de ce très modeste observatoire restera comme un précieux et utile souvenir de la visite, à Martigny-les-Bains, de la Caravane hydrologique de 1888.

**Bourbonne-les-Bains (Haute-Marne).**

Cette petite ville du département de la Haute-Marne est située, à l'altitude de 280 mètres, au fond d'un vallon étroit, aux flancs ardus, parcouru par le ruisseau de Borne.

La station qui comprend deux bâtiments civils distincts (1re et 2me classes) (1) et un hôpital militaire, est alimentée par une dizaine de sources provenant pour la plupart de sondages placés dans les établissements mêmes, ou dans leurs dépendances. Les documents officiels classent les eaux de Bourbonne-les-Bains dans les *chlorurées sodiques* (IVe classe) (2).

Les travaux considérables exécutés dans ces derniers temps pour l'aménagement des sources, et la reconstruction des bâtiments, ont eu pour but principal d'augmenter leur débit : on y est parvenu, nous apprend M. Jacquot, en abaissant les points d'émergence, et en diminuant ainsi la charge d'eau sur leurs orifices. On a également entrepris, à cet effet, un nouveau forage sur l'emplacement du *Puits romain*.

Pour emmagasiner le produit total des sources, on a en outre construit des puisards souterrains, et de grands réservoirs étagés sur le coteau qui domine l'établissement, de façon à pouvoir administrer des douches à des pressions différentes, de façon aussi à remédier à l'insuffisance de l'eau au moment où les baigneurs affluent.

Ces travaux étaient d'autant plus urgents que, d'après le Dr Renard, le rendement des sondages qui variait de 5 à 6,000 hectolitres par jour, était descendu aux environs de 4,000 hectolitres.

Voilà bien un exemple frappant, de l'intervention indispensable de l'*art des ingénieurs !*

Les sources thermales de Bourbonne émergent sur la rive droite du ruisseau de Borne, au pied du coteau. Elles ont leur origine directe dans la nappe d'eau thermale qui circule vers la surface de contact des argiles bariolées et

---

(1) On trouve dans chaque établissement deux grandes piscines pouvant contenir 40 personnes, et divisées en trois compartiments pour permettre de donner des bains gradués.

(2) Le décret d'intérêt public de 1860 leur assigne un périmètre de protection de 2) hectares 30 ares.

des grès bigarrés, dans une zone assez restreinte vers 65 mètres de profondeur.

Leur température est toujours assez élevée : 42°,8 C.; à l'hôpital militaire; 60° dans la source des étuves romaines ; de 56° à 65°,5 dans les sondages 1, 8, 9, 10, 12 et 13.

Au point de vue de leur composition chimique, les eaux de Bourbonne ont été étudiées, successivement, par Bosc et Bezu (1808), Anthenas (1822), Desfosses et Roumier (1827), Bastien et Chevallier (1834), Mialhe et Figuier (1848).

Les nouvelles recherches de M. Wilm (1879) sur six des principales sources, tendent à établir : que les eaux de Bourbonne sont fortement minéralisées par la présence des chlorures alcalins, et notamment du chlorure de sodium.

Suivant la règle, le sulfate de chaux est associé à ce dernier.

La lithine existe en quantité exceptionnelle dans l'eau de Bourbonne (de 0gr,080 à 0gr,088 de chlorure de lithium). C'est là un résultat intéressant et tout à fait inattendu, mis pour la première fois en évidence par les recherches de M. Wilm.

Voici la composition du *Puisard-Romain* pris pour type :

| | |
|---|---|
| Acide carbonique combiné ou libre. Gr. | 0.0966 |
| Chlorures de sodium, de potassium, de lithium, de calcium, de magnésium, de rhubidium, de cœsium, etc . . . | 5.6222 |
| Bromure de sodium . . . . . . . . . . | 0.0644 |
| Sulfate de chaux . . . . . . . . . . . | 1.3980 |
| Carbonate de chaux, de magnésie, de fer et de manganèse. . . . . . . . | 0.0798 |
| Silice. . . . . . . . . . . . . . . . . . | 0.0741 |
| TOTAL. . . Gr. | 7.3351 |

Il y a des traces de fluor, d'iode, d'arsenic, d'ammoniaque, et de matière organique.

Disons, en passant, que le climat de Bourbonne rentre dans *le climat vosgien* avec ses quatre saisons bien distinctes. La température moyenne de l'année n'excède pas 10° C. Le pays est remarquable par sa salubrité.

Dans sa conférence, M. le Dr Balley, médecin inspecteur, a commencé par placer sous nos yeux la carte géologique où sont figurées les diverses formations qui se montrent aux environs de Bourbonne. Ce sont les alluvions, les grès infra-liasiques, les marnes irisées, le muschelkalk (1), le grès bigarré, les schistes et grès de transition modifiés, le granite.

Ces couches présentent un grand nombre de failles qui, pour M. Drouot comme pour M. Rigaud, jouent un grand rôle dans la distribution des eaux minérales. L'eau des sources de Bourbonne présente, à sa sortie, une température moyenne de 61°,5 C., avec un maxima de 65°. Elle est fortement minéralisée, donnant, comme nous l'a indiqué l'analyse de M. Wilm, plus de 7 grammes de résidus salins, où domine le chlorure de sodium (5gr,20).

Notre savant confrère, en s'appuyant sur l'expérience de ses collègues civils et militaires de la station (MM. Renard, Ferrat, Ballard, Magnin, Henri, Cabrol, Tamisier, Bougard, Causard, Mercier, Mutin, Goubeau, Klein, Monot, etc.), et sur son expérience personnelle, a rappelé les méthodes les plus usuelles de balnéation et de douches. Tout en constatant que le traitement thermal, tel qu'il est institué à Bourbonne, produit une certaine excitation suivie d'une dépression passagère des forces, il se refuse à reconnaître, comme une entité morbide, la *fièvre thermale*, ou *poussée thermale*.

Vous trouverez, dans la conférence imprimée, les indi-

---

(1) Le Dr Bougard définit le *muschelkalk :* « la partie moyenne du trias, se divisant en deux parties bien tranchées; l'inférieure composée de calcaires magnésiens qui ont à leur base une relation intime avec les argiles du grès bigarré; la supérieure, composée de marnes et d'argiles qui se lient aux marnes irisées qui les recouvrent. »

cations spéciales, et les contre-indications absolues des eaux de Bourbonne. Dans les premières se rangent : l'anémie avec son cortège morbide habituel, la syphilis, la cachexie paludéenne, le rhumatisme chronique, les lésions du système nerveux périphérique, et par-dessus tout les tuberculoses locales, après les poussées inflammatoires.

Les eaux sont contre-indiquées dans la tuberculose pulmonaire, et, en général, dans toutes les maladies qui sont sous les dépendances des congestions actives.

En terminant, M. Balley a fait observer que la découverte, dans les eaux de Bourbonne, de la lithine, en proportion notable (82 à 88 milligrammes), leur ouvrait un nouvel horizon dans le traitement de la glycosurie et du diabète.

Nous ne saurions passer sous silence notre très intéressante visite à l'hôpital militaire, dont MM. Mutin, Goubeau, Klein et Monot nous ont fait très gracieusement les honneurs. Tous les aménagements, et tous les perfectionnements de l'hygiène hospitalière moderne, sont réunis dans cet établissement modèle, à la grande satisfaction des médecins, et au plus grand bénéfice des malades (officiers et soldats) (1).

Vous savez tous, que la clinique thermale de nos hôpitaux militaires est des plus instructives, parce qu'il est toujours permis de suivre la maladie, avant, pendant, et après le traitement. Ce que nous avons dit, l'année dernière, en vous parlant de l'hôpital militaire de Bourbon-L'Archambault, s'applique, cette année, à celui de Bourbonne-les-Bains. Nos confrères de l'armée peuvent prendre hardiment pour devise cette trilogie : *science*, *expérience*, et *dévouement*.

A l'hôpital militaire de Bourbonne, le nombre des baigneurs a baissé depuis la guerre de 1870-71. Cette dimi-

(1) M. A. Larivière, de Bourbonne, a publié un intéressant petit volume sous ce titre : *Notes historiques sur l'hôpital royal militaire.*

nution, qui ne porte que sur la catégorie des soldats, tient à deux causes. La principale est la réduction du service militaire qui a entraîné la disparition des vieux soldats parmi lesquels se trouvaient de nombreux rhumatisants ou blessés; la seconde est la réduction du nombre des saisons militaires de trois à deux.

M. le Dr Balley a représenté par des courbes, dans un tableau qu'il nous a présenté au cours de sa conférence, cette intéressante statistique.

Il n'entre pas dans notre cadre, d'énumérer ici les ouvrages, les livres et monographies, qui ont été publiés sur Bourbonne au cours des dernières années, mais nous ne pouvons nous dispenser de citer les plus importants, avec leurs conclusions.

M. le Dr Bougard, notre collègue de la Société, écrit dans sa brochure, *La Cure thermale* : « En somme, les eaux thermales chlorurées sodiques fortes, bromo-iodurées, lithinées et silicatées de Bourbonne-les-Bains, constituen une médication très énergique, excitante. »

M. le Dr Pierre J. Mercier, dans ses *Notes thérapeutiques sur les maladies infantiles*, insiste sur la spécialisation les eaux de Bourbonne dans leur traitement « parce que le type lymphatico-nerveux est beaucoup plus fréquent que le type strumeux confirmé. »

M. le Dr Auguste Causard, dans son volume, *Bourbonne et ses eaux minérales*, après avoir énuméré les diathèses qui rentrent plus directement dans la thérapeutique thermo-minérale de la station, à savoir : l'arthritisme, la scrofule, l'herpétisme et la syphilis, conseille leur application *hygiénique*.

« Les sels, de nature variée, qui entrent dans la composition de l'eau minérale de Bourbonne, pourraient être employés en *cuisine* au lieu du sel commun. On aurait ainsi un médicament précieux, et un condiment agréable. »

Tous nos confrères de Bourbonne utilisent avec profit

comme médication complémentaire, deux sources minérales situées à quelques kilomètres de la ville.

1° La source *Larivière* qui est carbonatée ferrugineuse froide.

2° La source *Maynard* sulfatée calcique et carbonatée magnésienne.

### Sermaize (Marne).

A 2 kilomètres à l'est du bourg champenois de Sermaize (sur la rive gauche de la Saulx), l'une des stations de Paris à Avricourt, et vers l'altitude de 120 mètres, existe la source minérale dite des *Sarrazins*, « qui émerge des assises supérieures du terrain jurassique. Elle est en relation directe avec une faille qui met en contact le gault avec l'étage néocomien inférieur » (O. KELLER) (1).

Le nom qu'elle porte indique *a priori* que sa découverte remonte aux temps les plus reculés, et les nombreuses médailles romaines, de Néron, de Trajan, de Domitien, d'Antonin le Pieux, de Constantin le Grand, etc., retrouvées sur place, démontrent aisément qu'elle était connue et appréciée par les vainqueurs des Gaules (RÉMY, *Recherches historiques*).

Pendant que Durand-Fardel classe l'eau de Sermaize dans les *bicarbonatées sulfatées*, M. Jacquot la range avec plus de raison dans les eaux carbonatées ferrugineuses (classe III). C'est en réalité une eau *calcaire, magnésienne et ferrugineuse*. La température à l'émergence est de 11 degrés centigrades, et le débit de la source de 24 litres à la minute (2). Calloud, dans une première

(1) « Les environs de la *Fontaine*, écrit de son côté M. Drouet, placés à l'étage inférieur du terrain crétacé, contiennent les grès et les sables verts qui sont employés pour les hauts fourneaux, et les argiles grises utilisées pour les Tuileries, les fossiles y sont nombreux. »

(2) La source des Sarrazins a été déclarée d'utilité publique par décret du 2 octobre 18[illegible]5.

analyse en 1851, avait trouvé dans un litre d'eau : 1gr,557 de principes fixes, dont 0,527 de bicarbonates alcalins, 0,700 de sulfate de magnésie, 0,010 de bicarbonate de fer.

D'après l'analyse officielle d'Ossian Henry (1859), la source des Sarrazins renferme 1gr,533 de principes fixes se répartissant ainsi :

| | |
|---|---|
| Sulfates de chaux de magnésie et de soude . . . . . . . . . . . . . . Gr. | 0.80 |
| Bicarbonate de chaux, magnésie, strontiane et soude. . . . . . . . . . . | 0.63 |
| Chlorures de calcium et de magnésium . | 0.04 |
| Silicates d'alumine et de chaux. . . . . | 0.05 |
| Crénate d'oxyde de fer. . . . . . . . . | 0.013 |

Dans le poids total des principes fixes, le sulfate de magnésie entre pour 0gr,68 et le bicarbonate de magnésie pour 0gr,04, de telle sorte, ajoute Ossian Henry, que ces sels en forment à peu près la moitié. Aussi la source des Sarrazins est-elle légèrement purgative.

M. le Dr Damourette, le savant et modeste médecin inspecteur, après avoir rappelé les observations des Drs Chevillion, Prin et M. Faure pharmacien, nous a fait suivre pas à pas les phénomènes physiologiques de l'administration de l'eau des Sarrazins à doses progressives jusqu'à 12 verres. En raison de son action énergique sur l'appareil digestif et sur l'appareil urinaire, elle est contre-indiquée :

1° Dans les phlegmasies aiguës du tube digestif, de reins, et de la vessie ;

2° Dans les congestions viscérales survenant chez des personnes à tempérament sanguin ;

3° Dans les affections organiques du cœur et des gros vaisseaux.

Par contre, en raison de ses propriétés purgatives, diurétiques, toniques et reconstituantes, l'eau des Sarrazins trouve des indications efficaces :

1° Dans les maladies chroniques des voies digestives, et des voies urinaires ;

2° Dans les maladies dues à la perversion de la nutrition (goutte et rhumastisme, gravelle, calculs hépatiques);

3° Dans les maladies résultant de la diminution de la nutrition (chloro-anémie et ses dérivés).

En admirant les belles collines, à riche végétation, qui entourent et circonscrivent la station de Sermaize, en constatant d'une part les heureuses conditions climatériques de la contrée, et d'autre part les avantages de cette source des Sarrazins à minéralisation faiblement ferrugineuse, nous nous sommes demandé : s'il n'y avait pas là les éléments d'une station médicale de premier ordre, pour les enfants faibles et lymphatiques, pour les personnes fatiguées, pour les névropathes aux débuts de la maladie.

Dans cet ordre d'idées, il serait très désirable d'appeler l'attention des organisateurs parisiens des Colonies de vacances, sur cette charmante localité de la Marne qui se trouve en somme à quatre heures de la grande capitale.

Disons, en terminant, que de belles promenades et d'intéressantes excursions viennent rompre la monotonie de l'existence journalière en reportant la pensée vers les souvenirs du passé. Ruines du monastère de l'ordre de Cîteaux dans la forêt de Trois-Fontaines; abbaye des Prémontrés à Jean-d'Heurs; église, superbe monument de la Renaissance, à Révigny.

# CHAPITRE II

## LES STATIONS SANITAIRES

« Changer de climat, c'est naître à une vie nouvelle. »
(MICHEL LÉVY.)

Cette pensée de l'illustre hygiéniste résume, d'une manière très heureuse, le but final de l'influence salutaire du climat sur l'organisme humain.

Avant lui, Rochoux avait dit que « de tous les modificateurs dont l'homme puisse éprouver les effets, le climat est sans contredit le plus puissant ».

Cabanis, de son côté, regardait l'influence des climats et des lieux « comme un fait tyrannique, omnipotent, hautement attesté par les êtres animés et par les plantes ».

Rochoux, comme Michel Lévy, s'inspiraient ainsi de l'affirmation catégorique des savants auteurs de l'*Annuaire météorologique* (Bérigny et Hoeghens) : « Le jour où l'hygiène sera assez avancée pour indiquer à chacun le pays qu'il doit préférer, la puissance de la médecine sera pour ainsi dire doublée ».

La plupart des stations climatériques, fréquentées par les convalescents et par les malades, se trouvent dans les climats tempérés et chauds.

En égard à leurs caractères atmosphériques, et aux qualités thérapeutiques qui en sont le corollaire, Lombard de Genève distingue *les climats toniques*, et *les climats à influence sédative.*

En envisageant plus spécialement leur position géographique, il les divise en trois groupes :

1° Les climats *marins* situés au bord de la mer;

2° Les climats *continentaux* dans l'intérieur des continents;

3° Les climats *de montagnes* sur les flancs ou sur les sommets des montagnes.

C'est sur ces derniers, tant en Suisse que dans la région des Vosges, que doit porter cette étude, qu'il nous paraît opportun de faire précéder de quelques considérations d'ensemble.

Les physiologistes et les physiciens modernes rendent parfaitement compte des phénomènes vitaux produits par l'air des montagnes.

Dans ces conditions, d'une manière générale, la raréfaction de l'air, par conséquent, la diminution de la pression atmosphérique, imprime de l'activité aux fonctions primordiales de la respiration et de la circulation; l'évaporation cutanée est augmentée dans les mêmes conditions que l'évaporation pulmonaire, pendant que le mouvement périphérique imprimé à la masse sanguine exerce sur le système musculaire et sur le système nerveux une action bienfaisante qui se traduit immédiatement par un dégagement, ou mieux par une déplétion des viscères abdominaux. Comme conséquences, les premiers effets ressentis par l'organisme sont : une plus grande facilité de locomotion, un sentiment de bien-être général, comme une sorte d'allégement, un appétit plus vif, des digestions plus faciles et plus régulières, et enfin, ce qui est toujours d'un prix inestimable, un sommeil calme et réparateur.

Avant d'adapter ces résultats généraux aux conditions diverses de tempérament, de sexe, d'âge, de maladie, ou même de santé normale, il importe d'être fixés, avec la plus grande précision possible : d'une part, sur les caractéristiques de cet air des montagnes (A), de l'autre, sur ses effets physiologiques (B).

L'observation clinique ne peut aboutir à une thérapeutique intelligente et rationnelle, qu'à la condition de connaître, dans leurs moindres détails, ces modalités extérieures aussi variées que les individus d'une même race.

A. Le Dr Hermann Weber, dans son récent ouvrage (Climatothérapie), formule ainsi les caractéristiques des climats de montagnes :

1° Pression atmosphérique moindre, raréfaction de l'air;

2° Air plus frais, avec une très grande chaleur au soleil, qui dépasse de beaucoup en hiver celle des régions inférieures, sans que l'air soit sensiblement échauffé par les rayons solaires. Basse température à l'ombre, et très basse température nocturne surtout pendant l'hiver;

3° Sécheresse très caractérisée de l'air malgré des pluies abondantes;

4° Forte agitation de l'air en été, moins grande en hiver;

5° Grande pureté de l'air par rapport aux miasmes et aux mélanges organiques et inorganiques (air aseptique);

6° Augmentation de l'influence de la lumière;

7° Grande quantité d'ozone;

8° Proportion d'électricité positive probablement plus considérable;

9° Humidité moindre du sol.

Ces caractéristiques sont formelles, si l'on envisage le climat des montagnes, dans sa généralité, sans tenir aucun compte des diverses altitudes. Toutefois, plusieurs d'entre elles, comme les phénomènes : sécheresse et humidité, se modifient du tout au tout, selon qu'on examine un climat *alpestre*, c'est-à-dire au-dessous de 2,000 mètres d'altitude, ou un climat *alpin*, au delà de cette limite entre 2,500 et 3,500 mètres par exemple.

Cela est si vrai, que les auteurs les plus autorisés se sont trouvés dans l'obligation d'établir trois catégories d'altitude (au-dessous de 1,000 mètres; 1,000 à 2,000 mètres; au delà de 2,000 mètres), correspondant à trois diversités de climats de montagnes 1° climats *doux*, 2° climats *toniques*, 3° climats *excitants*.

Il va sans dire que c'est dans la partie *alpestre* que l'on trouve les stations sanitaires proprement dites. Les plus favorables, les plus fréquentées, sont situées dans les régions montueuses moyennes aux environs de 1000 mètres.

Dans une étude sur l'*Influence de l'air des Pyrénées dans les affections chroniques de la poitrine*, en nous cantonnant sur le terrain des Eaux-Bonnes. à une altitude moyenne de 800 mètres, nous avions formulé les caractéristiques de cette atmosphère de la manière suivante:

1° Air plus léger (les poumons sous des volumes identiques et pour des ampliations thoraciques égales, reçoivent un air qui a perdu un huitième de sa densité et de son poids normaux);

2° Cet air contient (à volume égal) une proportion moindre d'oxygène;

3° Il est imprégné d'une quantité plus considérable de vapeur d'eau (1);

4° Il renferme beaucoup d'ozone, c'est-à-dire de l'oxygène à un état particulier d'électrisation (2).

D'où cette conclusion : « une atmosphère ainsi constituée exerce, incontestablement, une heureuse influence sur les personnes qui ont besoin, avant tout, d'un certain repos des poumons, et d'une moindre quantité de gaz comburant. »

Pour rendre plus manifeste encore la constitution particulière de l'atmosphère des montagnes, rappelons ici

---

(1) Pendant une période de six années, de juin à fin septembre, nos courbes hygrométriques se sont maintenues régulièrement aux deux tiers de leur hauteur.

(2) Nous avons reconnu à la station des Eaux-Bonnes; que la quantité d'ozone répandue dans l'atmosphère suivait la même progression que l'humidité relative de l'air, et que par conséquent la courbe de l'ozone (teintes violettes très foncées des bandelettes James de Sedan) se trouvait en raison directe de la courbe formée par les constatations successives de l'hygromètre. (*Comptes rendus de l'Académie des Sciences*, 1861.)

les caractéristiques de l'atmosphère maritime, telles qu'elles sont indiquées dans notre *Essai de climatologie théorique et pratique* (1865).

1° Sa pureté plus considérable.

(Elle n'est pas chargée de miasmes ou émanations délétères (on dirait aujourd'hui de germes et de microbes); elle est constamment renouvelée par les courants qui, à heure fixe, se produisent sous les noms de *brise de mer*, et de *brise de terre*.)

2° Sa plus grande oxygénation.

(A volume égal, sous une pression atmosphérique plus constante, l'air contient une proportion plus élevée d'oxygène *(pabulum vitæ)*.

3° Son odeur particulière.

(Elle est due aux plantes marines qui couvrent le rivage; ces plantes sont chargées de brome et d'iode, éléments reconnus utiles dans les affections lymphatiques de toutes sortes.)

4° Sa composition spéciale.

(Elle est imprégnée de sel marin. Ces légers dépôts proviennent des particules d'eau de mer qui, soulevées par les vents, se vaporisent à la surface des corps extérieurs en y déposant des cristaux imperceptibles de chlorure de sodium.)

B. Les effets physiologiques des climats de montagnes, doivent être analysés, en tenant compte, de toute nécessité, des conditions d'altitude qui constituent, comme nous venons de le voir plus haut, des catégories distinctes: climats *doux*, *toniques*, ou *excitants*. Bornons-nous à les envisager ici dans leur ensemble, et énumérons les moins incontestés, que l'on peut, avec Hermann Weber, résumer dans neuf propositions ou axiomes:

1° Une augmentation de l'activité de la peau, une amélioration de la nutrition et de la vigueur de cet organe.

(La peau éprouve, surtout en raison de la diminution de la pression atmosphérique et de l'augmentation de la chaleur solaire, un accroissement de l'afflux sanguin; la nutrition des vaisseaux, des nerfs et des tissus élastiques s'améliore, et toute l'enveloppe tégumentaire est fortifiée par un long séjour dans les régions de montagnes. Les personnes y acquièrent en outre une plus grande force de résistance contre les refroidissements.)

2° Probablement, une énergie plus prononcée du cœur et des fibres contractiles du système vasculaire, avec augmentation, au début, du nombre des contractions cardiaques. Mais, après un long séjour, un retour au chiffre normal avec une plus grande force de contraction et, par conséquent, augmentation de l'activité de tout l'appareil circulatoire.

(Les contractions du cœur sont plus ou moins accélérées en quittant la plaine pour la montagne; mais elles reviennent bientôt à leur état normal. Quant aux hémorrhagies, qui sont sous la dépendance de l'activité musculaire du cœur lui-même, elles ne sont pas plus fréquentes sur la montagne que dans la plaine.)

3° Un accroissement des mouvements respiratoires au début du séjour. Les muscles respiratoires, et sans doute les fibres élastiques des ramifications les plus fines des bronches, deviennent plus vigoureuses. Le sang est du reste plus abondant dans les poumons (WALDENBURG et BOUER).

On admet généralement que le nombre des respirations est plus considérable sur les hauteurs (de 2 à 5 en plus).

En ce qui concerne la quantité d'air inspiré, les opinions sont divergentes, parce que les observateurs tirent des conséquences des constatations faites à des altitudes diverses, variant souvent de 1,000 et 1,500 mètres.

Léon Coindet, dans ses *Etudes médicales sur le Mexique*, estime « que la quantité d'air inspiré est à Mexico (à 2,227 mètres d'altitude) de 6 litres, alors qu'elle se réduit à 5 litres à la Vera-Cruz, sur les bords de la mer ».

La quantité d'oxygène contenue dans ce volume d'air varie nécessairement avec la hauteur, et Lombard admet qu'à Mexico un homme absorbe journellement 348 grammes d'oxygène de moins que sur les rivages de l'Atlantique. (Diète respiratoire de Jourdanet) » (1).

En se basant sur des constatations analogues, Frankland et Tyndall professent « que dans les stations d'altitude la combustion respiratoire est plus complète, et l'activité des molécules d'oxygène plus considérable ».

En dernier lieu, la diminution de la quantité de vapeur d'eau contenue dans l'air des hauteurs (à plus de 2,000 mètres) paraît avoir une grande influence sur les fonctions de la peau et des poumons.

4° En général, élimination d'une plus grande quantité de vapeur d'eau par les poumons, et élimination d'acide carbonique plus facile et plus abondante.

(Marcet a constaté qu'il expirait plus d'acide carbonique (1,2 0/0) dans les deux stations plus élevées du pic Ténériffe, à une hauteur de 3,400 mètres, qu'à une hauteur d'environ 2,200 mètres, et au bord de la mer. Cette élimination plus abondante de l'acide carbonique sur le pic Ténériffe et sur le mont Blanc (4,000 mètres), constitue d'après lui un fait essentiellement important pour l'explication des effets thérapeutiques.)

5° Dans la plupart des cas, augmentation passagère ou durable de l'appétit; par suite augmentation de la quantité de nourriture absorbée.

(A 2,000 mètres d'altitude l'appétit augmente invariablement pour revenir au bout de quelques jours à son état normal.)

(1) Jourdanet explique l'influence prophylactique et thérapeutique des altitudes à l'égard de la phtisie pulmonaire « par l'insuffisance de l'oxygène par suite de la dilatation de l'atmosphère en raison directe de l'altitude ». Le savant physiologiste désigne sous le nom d'*anoxhémie* l'état qui se développe sous l'influence d'une oxygénation insuffisante du sang.

6° Comme conséquence immédiate: l'amélioration de l'hématopoïèse et de la nutrition des organes.

7° Énergie plus grande de l'activité nerveuse et musculaire.

8° Sommeil en général meilleur.

(C'est dans les premières journées que se manifeste d'une manière très accentuée le phénomène d'un sommeil réparateur.)

9° Probablement, augmentation des échanges nutritifs chez les personnes en bonne santé et les malades.

(C'est là le corollaire logique des modifications organiques que nous venons d'énumérer avec soin. De là aussi découlent les indications et les contre-indications de l'emploi thérapeutique desdits climats.)

Voulant serrer actuellement, de plus près, la question de l'influence bienfaisante des climats des montagnes de la Suisse, nous passerons des généralités aux applications pratiques, et à cet effet, nous prendrons, pour guides, d'une part, Laussedat dans son énumération des climats *doux, toniques et stimulants;* d'autre part, Lombard dans sa double catégorisation : 1° de stations plus *sédatives que toniques;* 2° de stations plus *toniques que sédatives.*

*Climats doux.* — La première catégorie de climats, servant de transition naturelle entre la plaine et la montagne, comprend généralement : les bords des lacs avec les localités qui les avoisinent, et les vallées bien exposées, bien abritées, dont l'altitude reste au-dessous de 1,000 mètres, ou les dépasse à peine.

Le séjour de ces stations sanitaires convient particulièrement aux constitutions faibles dont la fibre est irritable, disposée à certaines formes d'éréthisme nerveux :

Lac des Quatre-Cantons : Lucerne et ses environs ; Brunnen;

Lacs de Thun et de Brienz; Interlaken qui sépare ces deux lacs;

Lac de Genève avec ses innombrables villas, véritables sanatoria;

Lac de Vevey (Montreux, Veytaux);

Les lacs de Neufchâtel, de Bienne, de Zurich, de Constance, offrent, de même, autour de leurs rives, de riants villages, mais présentent parfois des variations de température un peu accusées qui réclament des précautions minutieuses pour les convalescents et les malades.

*Climats toniques.* — Cette deuxième catégorie convient aux tempéraments qui accusent une sorte de torpeur de l'économie, aux personnes à fibre molle, débilitées à la suite d'affections nerveuses, aux chloro-anémiques, aux enfants lymphatiques ou scrofuleux.

Ces stations sont situées aux environs de 1,000 mètres d'altitude.

La température y est plus basse que dans les vallées inférieures.

Cet abaissement de température est surtout notable après les pluies.

En règle générale, le séjour dans les climats toniques doit être précédé d'une halte, plus ou moins prolongée, dans les climats doux.

Les plus renommées sont celles de :

Uetliberg près de Zurich, à l'altitude de 847 mètres;

Engelberg dans l'Unterwald (1,033 mètres) ;

Abendberg dans l'Oberland bernois (1,105 mètres);

Saint-Beatemberg au-dessus du lac de Thun (1,147 m.);

Frénière et Griou dans la vallée du Rhône (1,120 et 1,235 mètres) ;

La Chaux-de-Fonds (Neufchâtel) à 1,034 mètres.

*Climats stimulants.* — Parmi les stations très élevées dont le séjour, plus ou moins prolongé, ne peut convenir qu'à un très petit nombre de personnes, citons:

La Jungfrau à 2,487 mètres d'altitude;

Le Faulhorn (2,620 mètres);

Le sommet du Pilate (2,222 mètres) ;

Le sommet du Righi (1,810 mètres).

D'autres stations, d'une élévation moindre (entre 1,500 et 1,800 mètres) conviennent parfaitement à des personnes débilitées, dont le système nerveux plus ou moins atteint réclame un stimulant énergique, comme l'est assurément un air vif et incessamment renouvelé. Le plus souvent, dans ces stations élevées, l'action sanitaire de l'air est secondée par celle des eaux minérales qu'elles possèdent presque partout.

Dans l'Engadine, on trouve Saint-Moritz (1,786 m.), Pontresina (1,808 m.), Silva-Plana (1,793 m.), Davos (1,558 m.).

Le Valais et le Tessin possèdent un certain nombre de stations sanitaires analogues.

C'est précisément dans ces régions que l'observation clinique a révélé le double fait de leur immunité par rapport à la phtisie, et de leur efficacité par rapport aux phtisiques immigrés; chez ces malades, en raison de la *diète respiratoire* due à la raréfaction de l'air, les hémoptysies disparaissent, et il se produit, par contre, une sorte d'emphysème pulmonaire capable d'arrêter la marche de la tuberculose.

Il n'entre pas dans notre programme d'approfondir ici la question, encore très discutée, de l'influence des climats de montagnes, ou mieux d'altitudes, dans le traitement de la tuberculose. Nous partageons en tous points l'avis de Lebert, de Zurich « avant de recommander les stations élevées des montagnes, comme stations médicales appropriées aux maladies de poitrine, la question doit être examinée d'une manière plus scientifique qu'elle ne l'a été jusqu'ici ».

Hirtz, de son côté, n'ose pas se prononcer d'une manière formelle :

« Quant au séjour des malades (phtisiques) sur les hautes montagnes en hiver, notre opinion n'est point absolue quant à présent. Cette pratique extrême est une réaction contre les climats trop chauds; conduite par le bon sens, éclairée par la physiologie pathologique, dirigée par une clinique sévère, elle peut compter des indications précises pour le choix des sujets *qui peuvent être encouragés à des tentatives.* »

Enfin Meyer-Ahrens, le climatologiste classique de la Suisse, dit en parlant de Davos : « qu'il ne peut encore se permettre de jugement sur ce point (1) ».

Imitant la réserve de Meyer-Ahrens, nous attendrons de nouvelles recherches pour envoyer dans les hautes montagnes de la Suisse, nos chers compatriotes pendant la saison d'hiver.

Vous n'ignorez pas, Messieurs, que cette question du traitement de la phtisie pulmonaire par les climats d'altitude a été discutée au sein de la Société française d'Hygiène, avec une certaine ampleur, à l'occasion des intéressantes communications de M. le Dr Deligny, de Saint-Gervais.

A ce moment, ont été énumérées, avec soin, les influences diverses qui caractérisent ces stations sanitaires spéciales.

— La végétation modifie essentiellement la composition de l'air qu'on y respire nuit et jour. — Les plantes aromatiques, les arbres résineux répandent dans l'atmosphère, avec leurs senteurs stimulantes, des effluves qui impressionnent favorablement les organes de la respiration. — Les lacs, traversés par les grands courants de rivières, forment d'immenses réservoirs d'où l'action solaire fait surgir l'eau vaporisée ; les torrents, les cascades, brisent et divisent à l'infini le produit des fontes des neiges en reportant dans l'air de nouveaux agents modificateurs. — La lumière solaire répandue à profusion dans les régions élevées, et la tension électrique qui augmente avec l'altitude, deviennent de même deux éléments actifs et puis-

(1) L'impartialité nous fait un devoir de reconnaître que la station a été visitée en 1888 par 6,208 personnes (dont 1,415 Anglais et 306 Français et Belges). Le nombre des hôtes qui y séjournent toute l'année est de 1,300 environ.

sants, imprimant l'activité et l'énergie aux organes, comme aux fonctions vitales.

Comme légère ombre à ce brillant tableau, nous parlerons du *Le Fœhn* ou *Föhn*, ce vent de provenance africaine, qui envahit parfois brusquement certaines parties de la Suisse, les couvre de son haleine étouffante, jette le désordre partout, et détermine un état d'énervement chez l'homme et même chez les animaux. Sa durée fort heureusement n'est pas longue; le vent d'ouest lui succède d'ordinaire, et résout en pluies abondantes les masses de vapeurs produites par le vent d'Afrique.

### Stations plus sédatives que toniques.

Cette première catégorie, de Lombard, des climats de la Suisse, comprend à peu près tous les climats doux et toniques entre 500 mètres et 1,100 mètres d'altitude énumérés plus haut. Ils produisent d'excellents résultats sur les malades (appétit, forces, sommeil) après un séjour de quelques semaines dans une atmosphère plus ou moins raréfiée, à l'abri des grandes chaleurs de la plaine et des régions méridionales, assez loin des villes pour oublier les préoccupations habituelles de l'existence, et calmer les surexcitations nerveuses.

Collines du lac de Genève: dans la vallée de l'Aar, Mornex et Monnetier sur le mont Salève; Saint-Gervais près de Chamounix; les environs de Vevey et de Montreux; en remontant le Rhône, l'Aigle et Bex; dans la Gruyère vaudoise, Rossinières et Rougemont; dans la longue vallée du Simmenthal à l'ouest de l'Oberland bernois, Weissenbourg et la Lenk. Les environs du lac des Quatre-Cantons; aux pieds du Righi-Weggis, en face du célèbre pic, Seelisberg et Sonnenberg. C'est ici que se placent les stations sanitaires de Thusis, d'Ilanz, de Disentis, de Parpan que nous avons visitées.

**Stations plus toniques que sédatives.**

Ces stations, généralement plus élevées que les précédentes, se trouvent dans une position moins abritée contre les courants d'air et les vents du nord. Il en résulte naturellement une température plus modérée, un air plus vivifiant. L'atmosphère plus complètement renouvelée suscite sur l'organisme une action tonique par excellence.

Comme de raison, ces stations alpines sont contre-indiquées pour les malades atteints de lésions organiques du cœur et des gros vaisseaux, pour les pléthoriques disposés aux congestions, pour les rhumatismes aigus.

Près de Genève, l'hôtel des Voirons, non loin du Pralaire (à 1,406 mètres);

Le Chaumont qui domine Neufchâtel (1,099 mètres);

Weissenstein (1,282 mètres), sur une sommité du Jura près de Soleure.

Dans le Valais, Morgins à 1,411 mètres.

En remontant le cours du Rhône, Zermatt (1,625 mètres).

Dans les Alpes bernoises, Rosenlani (1,357 mètres).

Sur le Righi, dans une atmosphère essentiellement tonique, à des altitudes variant de 1,441 à 1,648 mètres, sont installés des hôtels très confortables.

La haute Engadine, avec ses stations de Saint-Moritz (1,855 mètres), de Schulz-Tharasp (1,407 mètres), de Pontresina (1808 mètres), de Samaden (1,742 mètres), justifie sa réputation européenne comme station estivale pour les personnes anémiques, hystériques, hypocondriaques et pour les convalescents très débilités.

Au cours de ces dernières années, les médecins allemands, dans la louable pensée d'affranchir leurs nationaux du séjour à l'étranger (Suisse, rives de la Méditerranée, Égypte, Madère, etc.), ont voulu enrichir la phtisiothérapie moderne d'une troisième méthode de traitement. Aux deux méthodes classiques, pour ainsi dire : 1° la climatothérapie dans le Midi, avec séjour en été dans les stations ouvertes ; 2° le traitement dans les montagnes ; ils ont ajouté le traitement rigoureusement clinique dans les *établissements fermés*.

Les Drs Dettweiler et Meissen se louent beaucoup des résultats surprenants qu'ils ont obtenus dans leur *sanatorium* de Falkenstein. 30 0/0 de guérisons complètes, 11 0/0 d'améliorations. Voilà certes des chiffres qui contrastent, singulièrement, avec la légende de l'incurabilité, et de la fatalité de la tuberculose.

Leur thérapeutique est du reste des plus simples :

Air frais, nourriture libérale, et alcool.

« Le traitement *hygiéno-diététique*, écrit le Dr Dettweiler, repose sur une conception particulière de la maladie, d'après laquelle l'organisme a un combat à soutenir, et le rôle du médecin est de lui venir en aide dans tous les points où il le sent menacé. »

C'est là, à vrai dire, un axiome thérapeutique bien général et que peuvent revendiquer, à bon droit, les partisans de toutes les méthodes de traitement anti-phtisiothérapique.

Quoi qu'il en soit, voici l'énumération des principaux détails de la cure permanente à l'air libre *(Dauerlufteur)*.

1° Faire l'éducation morale de son malade ; lui faire connaître la vérité tout entière ; faire appel à son énergie pour devenir son propre médecin ;

2° Réglementer l'usage de l'air ; arriver peu à peu à un certain acclimatement, car la *lumière* et l'*air libre* sont pour ceux qui en ont été privés de puissants excitants ;

3° Le meilleur moyen d'habituer le malade à l'air est de l'y exposer étant *couché*. (Les malades affaiblis resteront à l'air libre étendus dans leur lit, tant que les forces ne seront pas revenues ; les fébricitants, jusqu'au moment de la disparition de la fièvre.)

4° Le séjour quotidien à l'air, le *jour médical* de Falkenstein peut durer de 7 à 10 heures, malgré les pluies, les brouillards, les vents et la neige, malgré un froid dépassant parfois — 12°, sans soleil;

5° La chambre à coucher doit être constamment aérée, les fenêtres en restant entr'ouvertes, même la nuit.

Avant de nous prononcer sur les bienfaits que comporte la nouvelle méthode, attendons sa généralisation d'une part, le contrôle de cliniciens désintéressés de l'autre.

En attendant, méditons cette déclaration franche et dépouillée d'artifices du Dr Dettweiler :

« Le traitement que nous employons à Falkenstein ne s'applique qu'aux riches; mais il est possible d'entrevoir un traitement convenant à la classe pauvre doublement malheureuse. La question si importante des *Sanatoria nationaux* trouverait peut-être une solution facile. Il suffirait de simples constructions avec le confort désirable pour la nuit, d'une bonne cuisine, de halles en bois largement ouvertes, de jardins boisés et du voisinage de la forêt. »

Pour terminer ce chapitre de climatologie, il nous reste à vous présenter quelques détails plus circonstanciés sur les stations sanitaires, et sur les stations d'altitude que nous avons visitées pendant notre rapide excursion en Suisse.

Ce sont par ordre de date : le Bürgenstock, Andermatt, Disentis, Ilanz, Thusis, Parpan, Uetliberg.

## § 1. — SUISSE.

### Burgenstock.

Le massif le *Bürgenstock* s'élève sur la rive méridionale du lac des Quatre-Cantons, en face de Lucerne, comme un trait d'union, disent les géologues, entre les deux célèbres montagnes du Pilate et du Righi.

Sur les flancs de ces rochers abruptes, couverts de forêts, à une altitude de 870 mètres, s'étagent de larges terrasses transformées en parcs ravissants, au milieu desquels se dressent l'hôtel et ses dépendances.

Tout y est aménagé de la façon la plus confortable, avec tous les accessoires désirables de balnéation, d'hydrothérapie, de gymnastique méthodique, de cure de lait et de petit-lait, de promenades (le *Honneg*, *Stansstad*), d'excursions (l'*Hammetschwand*, le plus haut point de Bürgen, à 1,134 mètres au-dessus du niveau de la mer).

L'air pur, frais et fortifiant, que l'on respire dans ce séjour calme, et paisible, est relativement doux à cause de l'échange continuel des brises et courants de terre avec les brises et courants du lac de Lucerne.

La température moyenne, peu variable pendant la saison d'été, oscille autour de 21°,25 C., c'est-à-dire d'un degré plus basse que celle de la vallée.

Bien qu'à cette altitude l'insolation soit forte et prolongée, ses inconvénients calorifiques sont tempérés : en partie, par les mouvements réguliers des courants dans les régions supérieures de l'atmosphère; en partie, par le voisinage de forêts étendues ; en partie enfin, par l'évaporation continuelle du lac.

Comme vous le voyez, nous trouvons réunis à Bürgenstock tous les facteurs dont l'action combinée produit un climat tempéré, à la fois sédatif et tonique :

Situation élevée et découverte, à une altitude alpestre moyenne; température modérée; évaporation sur une grande surface; environs ombragés par des essences résineuses; position de l'hôtel défendu par les sommets voisins contre les brises froides du nord, et contre les baisses subites du baromètre.

Le Dr W. Curbasch, de Stansstad, médecin de la station sanitaire, était donc autorisé à écrire :

« C'est bien en un lieu pareil, au milieu des senteurs de la forêt, loin du bruit et du mouvement du monde agité, et au sein d'une grandiose nature, que malades et bien portants peuvent venir se rafraîchir aux sources éternelles des plus pures jouissances, celles que procurent seules les merveilles de la création ; et l'hôte momentané de Bürgenstock ne quittera pas sans regret et sans reconnaissance ce petit paradis, où il aura puisé de nouvelles forces pour l'âme et pour le corps. »

### Andermatt.

« Suis-moi donc, ami, écrit A. Rumpf, dans la région des sommités, dans la romantique contrée des Grisons ! Je veux te conduire aux sites les plus beaux de cette terre privilégiée, plus riche que nulle autre en beautés naturelles, et où cette existence calme au milieu des champs et des bois, peu à peu, rassérénera ton âme... L'air doux, embaumé et en même temps si fortifiant qu'on y respire, te donnera une vigueur nouvelle que tu augmenteras encore journellement par des courses dans les forêts de sapins avoisinantes. »

La route, qui de Goeschenen s'élève au col de l'Oberalp (2,060 mètres d'altitude), vous conduit à la station climatérique d'Andermatt. Le petit village, distant d'une demi-heure du fameux pont du Diable, est situé dans une vallée parfaitement abritée.

L'hôtel de Bellevue qui forme à lui seul la station (à 1,441 mètres), renferme toutes les ressources de vie matérielle, de distractions, et de thérapeutique, qui sont l'apanage indispensable d'une station d'altitude à effets toniques et stimulants.

### Disentis.

Cette station du canton des Grisons, à 1,150 mètres d'altitude, forme pour ainsi dire l'intermédiaire entre la station sanitaire (cure d'air), et la station climatérique (cure d'altitude). Le bourg, célèbre par son ancienne abbaye de Bénédictins, est protégé des avalanches par une épaisse forêt ; au milieu d'une vallée où s'opère la jonction du Rhin antérieur et du Rhin moyen, se dessine l'hôtel qui donne abri aux malades et aux convalescents. La vue se reporte, avec plaisir, sur les versants verdoyants de ces montagnes que couronnent des neiges éternelles. Nous avons trouvé à Disentis un nombre assez considérable de jeunes adolescents des deux sexes, qui tous venaient demander à cette atmosphère vivifiante et tonique des forces nouvelles pour supporter les fatigues d'une éducation plus ou moins surmenée.

### Ilanz.

L'ancienne capitale de la Ligue des Grisons, la première ville des bords du Rhin, présente un site magnifique : La vue s'étend en amont et en aval de la vallée du Rhin, embrassant au sud la large vallée de la Lugnetz.

L'hôtel de l'Oberalp, qui forme la station sanitaire, s'élève à 718 mètres d'altitude, offrant aux malades tous les avantages d'un climat doux et tonique, avec les ressources obligatoires tirées de l'hydrothérapie et de la cure de petit-lait.

D'après le groupement de Lombard, Ilanz doit figurer dans les stations plus sédatives que toniques.

### Thusis.

Trois grandes routes aboutissent à cette jolie petite ville qui respire, de toute part, la propreté et le confort; celle d'*Andermatt* en passant par l'Oberalp que nous avons suivie; celle qui vient du *Splügen* en passant par la *Via-Mala*; et la nouvelle route du *Schyn* que nous avons parcourue en rentrant à Coire.

Thusis, située à une altitude moyenne de 720 mètres, se trouve entièrement protégée du vent du nord. L'ombre fraîche des forêts aux abords mêmes de la ville, ses promenades ensoleillées, la douceur de son climat en font aussi bien une station sanitaire qu'un séjour d'été.

Aux excellentes conditions climatériques de la première catégorie des climats (climats doux de Laussedat), viennent s'ajouter de bonnes conditions hygiéniques de l'habitation et de la rue, et ces avantages réunis justifient les préférences qu'accordent à cette station les malades qui vont à Davos pendant l'hiver, ou qui font un séjour d'été dans l'Engadine.

Même à l'époque la plus chaude de l'année, les soirées et les matinées y sont d'une fraîcheur agréable, en raison des courants d'air qui arrivent des gorges de la Via Mala et du Piz Béverin. Le printemps et l'automne sont en général des plus beaux; dans les hivers ordinaires la température ne descend pas au-dessous de — 7° C.

Les excursions autour de Thusis peuvent être aussi nombreuses que variées et intéressantes.

### Parpan.

Sur la route du Schyn, de Thusis à Coire, nous avons rencontré à diverses altitudes des hôtels bien aménagés en stations sanitaires *Kurhaus*. L'une des mieux situées à 1,511 mètres, occupe le centre du petit bourg de Parpan. Elle rentre naturellement dans les stationsplutôt toniques que sédatives de Lombard.

### Coire.

Cette ville peut être considérée comme une station intermédiaire entre le séjour de collines et les altitudes de montagnes.

### Uetliberg.

Cette station sanitaire qui, à 847 mètres d'altitude, surplombe le beau lac de Zurich, peut être à juste titre considérée comme un type des climats toniques.

L'installation de l'hôtel et de ses dépendances, au milieu d'un parc anglais, ne laisse absolument rien à désirer au point de vue des malades, des convalescents, et surtout des enfants débilités ou souffreteux, qui viennent là-haut réclamer le bénéfice d'un air pur frais et renouvelé, avec les médications accessoires, par l'hydrothérapie, la cure de lait et de petit-lait, la gymnastique raisonnée, les exercices corporels modérés et réconfortants.

Rien de plus admirable que le panorama qui, de toutes parts, se déroule à vos yeux sur les terrasses conquises sur les flancs de l'Uetli.

En face, et à vos pieds, la ville de Zurich, la vallée de la Limmat qui l'alimente, la chaîne des Alpes depuis le Sentis jusqu'à la Jungfrau; au premier plan, le Righi et le Pilate. A l'ouest, la chaîne du Jura par-dessus laquelle apparaissent encore quelques sommets des Vosges. Au nord, le Feldberg, et le Belchen dans la forêt Noire, et les cônes volcaniques de Hohentwiel et de Hohenstauffen.

Les dévoués confrères de Zurich, qui avaient bien voulu nous faire les honneurs de leur *Sanatorium*, se montraient très heureux de cette calme contemplation de la grande nature, qui immobilisait nos corps sur place, pendant que les yeux émerveillés erraient de point en point, et que l'esprit se complaisait dans des pensées de gratitude et de reconnaissance!

## § 2. — FRANCE

### Gérardmer (Vosges).

En inscrivant la station de Gérardmer sur le programme-itinéraire de la Caravane hydrologique, nous savions parfaitement qu'elle ne nous offrirait à l'étude aucune source d'eau minérale naturelle, mais nous désirions nous rendre compte de l'importance de son établissement hydrothérapique, et de sa valeur comme station sanitaire proprement dite.

A ce double point de vue, nous n'avons qu'à nous féliciter de notre excursion. Sous l'habile direction de M. le Dr Greuell, l'hydrothérapie prend, de jour en jour, plus d'extension, par cela même que l'installation des divers appareils se complète et se perfectionne. Pour ce qui concerne les conditions climatériques de cette délicieuse contrée, nous pouvons affirmer hautement que la station sanitaire des Vosges n'a rien à envier aux stations similaires de la Suisse. C'est là le seul secret de cette immigration annuelle de 12 à 13,000 personnes, dont un grand nombre installées à poste fixe pendant toute la belle saison.

Le bourg important de Gérardmer compte environ 6,000 habitants, parsemés dans des maisons, ou maisonnettes, occupant un périmètre assez étendu dans la vallée de la Jamagne.

Le lac, qui semble baigner leurs murs, présente une surface de 116 hectares aux eaux limpides et profondes.

Les nombreux cottages, et les élégantes villas, qui bordent le lac de Gérardmer, ont pour horizon de hautes montagnes couvertes, de la base à leur cime, d'une végétation luxuriante d'essences résineuses.

Dans des conditions topographiques aussi favorables,

l'atmosphère ambiante devait offrir aux fatigués et aux surmenés de nos grandes villes, des conditions salutaires, de calme, de chaleur et de vivification.

Dans une causerie de quelques minutes, M. Greuell, n'a pas eu de peine à nous faire apprécier tous les avantages de Gérardmer au triple point de vue: de la cure d'air, de la cure de lait, et du traitement hydrothérapique. Il a bien voulu nous initier à ses projets d'avenir pour l'organisation complète de la station médicale.

Nous laisserons à M. Joltrain le soin de vous raconter nos charmantes excursions aux lacs de Longemer et de Retournemer, sans oublier le fameux Saut-des-Cuves, où la Vologne se jette écumante entre deux hautes murailles de roches noirâtres.

Disons, en terminant, que nos chers compatriotes trouveraient aisément à Bussang, à Martigny, à Gérardmer, et surtout à Sermaize, les heureuses et salutaires conditions des stations sanitaires de premier ordre.

Et maintenant, sans craindre de nous répéter, laissez-nous vous engager à persévérer dans la réalisation de ces Caravanes hydrologiques, où nous sommes tous assurés de retrouver ces trois biens précieux : la santé du corps, la culture de l'esprit, et les douces émotions du cœur, par la bienveillance et la sympathie réciproques.

Dr P. de Pietra Santa.

# DEUXIÈME PARTIE

## RÉCIT DE L'EXCURSION

Lorsque la Société Française d'Hygiène prit l'initiative de l'organisation des Caravanes hydrologiques, quelques personnes purent se demander à quel besoin répondait cette création.

Tous n'en comprirent pas d'abord le but essentiellement pratique. Le succès de la Caravane de 1887 démontra bientôt l'utilité des excursions de ce genre. Après celle de l'année 1888, il n'y a plus de doute possible, et l'on peut dire, aujourd'hui, des Caravanes hydrologiques ce qu'un grand philosophe disait de l'Être suprême : Si elles n'existaient point, il faudrait les inventer.

La Société française d'Hygiène peut être fière de son œuvre ! L'arbre qu'elle a planté il y a deux années a déjà porté d'excellents fruits, et nous promet des récoltes de plus en plus abondantes.

### Départ de Paris.

Le 15 août, à 8 heures et demie du matin, les membres de la Caravane qui devaient partir de Paris, se trouvaient réunis, à la gare de Strasbourg, pour prendre le train express de 8 h. 40 m. La Compagnie des Chemins de fer de l'Est, qui avait bien voulu accorder une réduction de

50, 0/0 avait mis, en outre, des compartiments spéciaux à notre disposition.

Étaient présents : MM. les docteurs Tolosa-Latour et Rubio, de Madrid; Gyoux, de Bordeaux; Baronnet, de Mantes; Boisgard, d'Issy; Carnet d'Orni; E. Duval, Erambert, Le Baron, Péchin, et de Pietra Santa, de Paris; MM. Cabanès, Jules Guillaud, Joltrain, Margis, Raffard. Rollin, Jules Sottas, étudiant en médecine, et Jacques Sottas, de Paris; Coillot, d'Aubervilliers; Delaistre, de Versailles; Salmeron, de Madrid; M$^{me}$ Boisgard et sa fille; M$^{lle}$ Maria Morel; MM$^{mes}$ Cabanès et Carnet d'Orni; M$^{lles}$ Berthe et Marguerite Duval.

Au moment du départ, une mauvaise nouvelle nous est apportée par nos collègues de Madrid. M. le D$^{r}$ Vincent Cabello qui était parti d'Espagne avec eux pour prendre part à la Caravane, est tombé malade en arrivant à Paris, et a dû renoncer au voyage.

A 11 heures 17 minutes, nous arrivons en gare de Troyes, où un arrêt de trente minutes nous permet de déjeuner au buffet. Lors du départ de Paris, plusieurs membres de la Caravane ne se connaissaient point, ou se connaissaient à peine. Le déjeuner qui a lieu à une table réservée, permet un échange de joyeuses conversations, et un lien de sympathie ne tarde pas à s'établir entre tous.

Cette sympathie devient de l'intimité, au dîner qui a lieu à 8 heures du soir au buffet de Bâle.

A 10 heures nous arrivons à Lucerne, et nous trouvons à la gare ceux de nos collègues qui nous ont devancés; MM. les D$^{rs}$ d'Ancona, de Padoue (Italie); Roussel, de Paris; Henrot, maire de Reims, et professeur d'hygiène à l'École de Médecine; Émile Goubert et M$^{me}$ Goubert.

---

# CHAPITRE PREMIER

## SUISSE

Lorsque la Société française d'Hygiène décidait, au commencement de l'année 1888, que la seconde Caravane hydrologique visiterait les Stations thermales de la région des Vosges, notre ami le Dr Goubert avait insisté vivement pour qu'on visitât, en même temps, les Stations de la Suisse comprises entre Lucerne et les frontières du duché de Bade et d'Alsace-Lorraine.

Il s'était chargé d'organiser lui-même tous les détails de cette partie de l'excursion; et nous devons reconnaître qu'il s'est acquitté de cette tâche à la plus grande satisfaction de tous. Parti de Paris quelques jours à l'avance, il avait préparé avec un soin et un zèle au-dessus de tout éloge, les moindres détails du voyage, et les magnifiques réceptions qui nous ont été faites dans chaque localité. C'est un devoir pour nous, de nous faire ici l'écho des sentiments de reconnaissance qui lui ont été témoignés, à différentes reprises, par tous les membres de la Caravane.

Aussitôt descendus de chemin de fer, nous nous rendons à l'hôtel de l'Europe, où des chambres ont été retenues à l'avance.

### Le Bürgenstock.

Le lendemain, 16 août, à 7 heures du matin, nous nous trouvons réunis sur le quai de la Gare et nous nous embarquons sur le bateau qui doit nous conduire à Khersiten.

C'est à cette station du lac des Quatre-Cantons que se trouve le chemin de fer funiculaire inauguré le mois précédent, et qui conduit par une pente excessivement rapide jusqu'à l'hôtel de Bürgenstock, situé à une altitude de 870 mètres.

Nous partons! Et lorsque le bateau quitte la rive, nos yeux se portent immédiatement sur le beau panorama que nous offre la ville de Lucerne, bâtie en amphithéâtre sur le lac et dominée par le Gutsch (525 mètres), que nous apercevons à l'extrémité N. O. de la ville.

Nous admirons la Reuss dont les eaux limpides, et d'un vert d'émeraude, sortent du lac avec l'impétuosité d'un torrent. En face de nous, le Pilate d'un côté, le Rigi de l'autre, dressent leurs sommets majestueux et grandioses!

Quelques minutes se sont écoulées! Déjà nous avons franchi la baie de Lucerne, et nous arrivons à Khersiten après avoir laissé sur notre droite Stansstadt et le golfe d'Alpnach.

Nous envahissons les voitures du chemin de fer funiculaire.

Ces voitures sont mises en mouvement par des accumulateurs qui, pendant le jour, servent à leur traction, et le soir alimentent l'éclairage électrique. Le trajet est court, et une demi-heure après, nous nous trouvons réunis sur la terrasse du restaurant de l'hôtel Bürgenstock.

Pauvre Suisse! Comme on tend à dépoétiser maintenant l'aspect sauvage de tes belles montagnes! Le progrès et la main de l'homme ne respectent plus rien!

Depuis longtemps déjà le Rigi possédait son chemin de fer funiculaire qui transporte les touristes jusqu'au sommet le plus élevé. La pioche et la dynamite ont éventré les flancs escarpés du Bürgenstock, pour la construction d'un chemin de fer semblable. Et l'on nous annonce qu'il en sera bientôt de même du Pilate, dont il faut encore aujourd'hui faire l'ascension à pied ou à dos de mulet. Il ne faut pas désespérer de voir un jour les touristes gravir en chemin de fer les sommets du mont Blanc! Les ascensions sont ainsi plus faciles, plus rapides et moins fatigantes, mais combien elles perdent au point de vue pittoresque!

Deux heures nous séparent du moment de nous mettre à table pour le déjeuner. Nous en profitons pour faire à pied l'ascension de la Hammetschwand (1,134$^{m}$), sommet le plus élevé du Bürgen.

Deux cent soixante mètres à gravir! C'est l'affaire de quelques instants, disons-nous, et nous nous mettons gaiement en route, sans même prendre la précaution de nous munir du bâton ferré traditionnel. Imprudents que nous sommes! Nous avons compté sans les pluies qui ont détrempé les sentiers escarpés! Nous suivons ces sentiers tracés sous bois, et nous respirons à pleins poumons les doux parfums des plantes aromatiques et des essences résineuses! On glisse fréquemment, on fait quelques chutes; mais nul ne songe à se plaindre.

Combien nous sommes récompensés de nos peines quand nous arrivons enfin au sommet! Un magnifique panorama se déroule sous nos yeux! La montagne se termine presque à pic au-dessus du lac des Quatre-Cantons, et pour les personnes sujettes au vertige, il ne serait pas prudent de s'avancer jusqu'à la limite extrême.

En face, se dresse le Rigi, dont le sommet est complètement enveloppé par les nuages, tandis que nous sommes caressés au contraire par les gais rayons du soleil! La vue embrasse presque entièrement le lac des Quatre-Cantons, et nous apercevons en même temps les lacs voisins de Sarnen, Sempach, Baldegg, Hallwyl et Zug. Autour de nous, l'horizon est borné par les sommets neigeux de hautes montagnes : le Pilate, les Mythen, les Weissenstein, les Alpes de Glaris, d'Unterwalden, et une partie de l'Oberland jusqu'à la Jungfrau.

Après avoir contemplé pendant quelques instants ce spectacle grandiose, nous reprenons le chemin du res taurant, pour nous mettre immédiatement à table, car l'air de la montagne a aiguisé tous les appétits.

Après le déjeuner nous visitons l'hôtel de Bürgenstock, station climatérique importante, très fréquentée pendant la saison, non seulement par les malades, mais aussi par les touristes et de nombreuses personnes qui viennent là pour jouir du repos, dans un site pittoresque et enchanteur.

A 3 heures, nous nous mettons en route pour Stansstadt, où s'arrête le bateau, qui nous ramènera à Lucerne. De Bürgenstock à Stansstadt, la route descend au milieu d'une délicieuse vallée, traversant tantôt de beaux bois de sapins et de hêtres, tantôt de magnifiques et verdoyants pâturages.

### Lucerne.

A 4 heures, nous rentrons à Lucerne, et nous visitons successivement le Diorama Meyer, la promenade du Lion, le jardin des Glaciers, le pont de la Chapelle, etc.

Le Diorama Meyer mérite certainement une visite des touristes qui se rendent à Lucerne. C'est une sorte de petit théâtre qui n'offre rien d'attrayant à première vue. Mais, dès que la toile se lève, le spectateur est absolument ravi, en présence des tableaux qui se déroulent sous ses yeux, et qui, éclairés de différentes façons, représentent d'une manière saisissante les différentes montagnes de la Suisse: le Pilate, le Rigi, avec ses hôtels, son chemin de fer funiculaire, la chaîne des Alpes et de l'Oberland, etc.

Le Lion de Lucerne, situé à la porte de Weggis, rappelle un souvenir historique. Ce monument a été élevé, en 1821, à la mémoire des 26 officiers et 760 soldats de la garde suisse qui furent tués à Paris, le 10 août 1792, en défendant les Tuileries. Il est sculpté en relief dans une grotte taillée dans la paroi d'un rocher, et entouré d'arbres et de plantes grimpantes d'un effet pittoresque. Dans une chapelle voisine se trouvent les armoiries des officiers.

Le jardin des Glaciers fait suite à la promenade du Lion. On y admire les restes d'un ancien glacier découvert en 1872, avec 32 entonnoirs dont le principal a 8 mètres de diamètre et $9^m,50$ de profondeur.

En nous embarquant le matin au quai de la Gare, nous avions remarqué une sorte de construction en planches, jetée au-dessus de la Reuss, à l'endroit où elle sort du lac. Cette construction était le pont de la Chapelle (Kappellbrücke), qui, de l'extérieur, paraît assez bizarre, mais mérite cependant d'être visité. Ce pont, ouvert sur les côtés, est abrité par un toit que décorent 154 peintures remarquables, représentant quelques épisodes des vies de saint Léger et de saint Maurice, patrons de la ville.

A 7 heures du soir, nous rentrons à l'hôtel de l'Europe, pour nous mettre à table. C'est le premier dîner où la Caravane tout entière se trouve réunie.

Adoptant un usage suivi aux dîners de la Réunion amicale de la Presse scientifique de Paris, le Secrétaire, pendant que l'on sert le potage, fait le tour de la table, nommant à haute voix chacun des membres de la Caravane. C'est en quelque sorte la présentation qui permet à chacun de se connaître. Puis, après avoir fait part des regrets exprimés par le Président de la Société française d'Hygiène, de n'avoir pu prendre part à l'excursion, il propose de nommer de suite le bureau de la Caravane hydrologique. A l'unanimité, M. le D^r^ de Pietra Santa est acclamé président, et M. le D^r^ Henrot vice-président. M. Joltrain est maintenu dans les fonctions de secrétaire.

Au dessert on apporte des bouteilles de champagne. M. de Pietra Santa annonce qu'elles sont offertes par l'un des vice-présidents de la Société française d'Hygiène, M. le D^r^ Bonnafont qui, empêché au dernier moment, de prendre part à l'excursion, a voulu au moins se faire représenter. On applaudit, et l'on décide, par acclamation, d'envoyer immédiatement à M. Bonnafont, une dépêche télégraphique pour lui exprimer nos remerciements et nos sentiments sympathiques.

Puis, en quelques mots, notre Président rappelle le but que s'est proposé la Société française d'Hygiène en instituant les Caravanes hydrologiques, ainsi que les excellents résultats de l'excursion précédente dans les Stations minérales du centre de la France.

A 10 heures on se sépare. Les uns gagnent leurs chambres, pendant que les plus intrépides vont achever la soirée au théâtre du Kursaal.

### Le lac des Quatre-Cantons.

Le lendemain à 7 heures 35 m. du matin, sur le quai du Schweizerhof, nous nous embarquons pour Fluëlen, situé à l'autre extrémité du lac des Quatre-Cantons, à 37 kilomètres de Lucerne.

Ce lac (Vierwaldstætter See) est certainement l'un des plus beaux et des plus grandioses de la Suisse. Il présente à peu près la forme d'une croix, dont la baie de Lucerne serait le sommet, les golfes de Kussnacht et d'Alpnach les bras, et le lac d'Uri le pied et la base. Pendant les trois heures de trajet de Lucerne à Fluëlen, les yeux du voyageur se portent à chaque instant sur un panorama toujours nouveau et de plus en plus merveilleux.

Nous passons d'abord devant le Rigi, dont la partie inférieure couverte de splendides jardins et de villas, contraste singulièrement avec les pics nus et déchirés du Pilate situé derrière nous. Sur notre droite, nous apercevons le Bürgenstock et la Hammetschwand dont nous avons fait la veille l'ascension. Après avoir dépassé la station de Weggis, et le viaduc de Schnurtobel, nous arrivons au village de Witznau, où se trouve le point de départ du chemin de fer à crémaillère conduisant au sommet du Rigi. Nous sommes à peu près au milieu du lac des Quatre-Cantons.

Déjà l'on n'aperçoit plus la ville de Lucerne, et le décor que nous offrent les montagnes qui entourent le lac, se transforme complètement. Les sommets couverts de bois et de verts pâturages ont fait place aux glaciers et aux pics neigeux. Tous ces pics sont dominés au sud-est par la pyramide du Tœdi ou Piz Rusein (3,623$^{m}$); plus loin, à gauche, dans la direction de Brünnen, par le Pragel (1,554$^{m}$) et le Glœrnisch avec ses quatre cimes de 2,331 à 2,920$^{m}$.

Après avoir passé devant la chapelle de Kindlimord, le bateau se dirige sur Treil, à droite, et Brunnen à gauche, pour entrer dans la partie du lac désignée sous le nom de lac d'Uri. Les rives deviennent plus étroites, l'aspect des montagnes est plus sauvage; dans chaque gorge se dressent des cimes couvertes de neige.

A Brunnen, on aperçoit la ligne ferrée du Saint-Gothard qui longe le lac d'Uri jusqu'à Fluëlen. Nous saluons en passant le monument élevé par un des cantons primitifs à Schiller en 1859. C'est une pyramide rocheuse de 25 mètres de hauteur, située sur la rive droite en face de Brunnen.

Un peu plus loin, sur l'autre rive, on nous fait remarquer également la chapelle de Tell, située au milieu des arbres, au pied de l'Axemberg. C'est en cet endroit que, selon la tradition, Guillaume Tell aurait sauté du bateau de Gessler pendant une tempête.

Quelques minutes après, nous débarquons à Fluëlen, et nous nous dirigeons immédiatement vers la station du chemin de fer du Saint-Gothard, où nous prenons le train qui va nous conduire à Gœschenen.

### Gœschenen.

Des wagons-balcons nous ont été réservés. Nous ne tardons pas à apprécier les avantages de cette délicate attention de la Compagnie du Chemin de fer. Le trajet de

Fluëlen à Gœschenen s'effectue en effet au milieu des décors les plus grandioses et les plus pittoresques. La voie ferrée suit la vallée de la Reuss, bordée à droite et à gauche de rochers taillés à pic, et de montagnes boisées. De temps en temps, apparaissent de magnifiques cascades qui descendent des glaciers, bondissent et rebondissent à travers les rochers avec des sauts prodigieux, et viennent ensuite grossir les eaux de la Reuss.

A quelques kilomètres de Fluëlen, nous passons près de la ville d'Altorf, chef-lieu du canton d'Uri. C'est là que, d'après la légende, Guillaume Tell ajusta la pomme placée sur la tête de son enfant.

Plus loin, nous apercevons les glaciers du Schlossberg et du Bristenstock, le chateau de Gessler, situé sur une colline rocheuse près de la station d'Amsteg.

De Gurtnellen à Gœschenen, on suit la partie la plus curieuse de la ligne du Saint-Gothard. A diverses reprises, nous nous étonnons de retrouver sur notre gauche les sites que déjà quelques minutes auparavant nous avons admirés sur notre droite. Il semble que l'on repasse plusieurs fois aux mêmes endroits. C'est en effet la vérité.

De Gurtnellen à Gœschenen, la distance est courte, mais cette dernière station (1,109 mètres d'altitude) est de 409 mètres plus élevée que la précédente. Pour gravir cette pente, le chemin de fer traverse plusieurs tunnels en spirale. Le premier est celui du Pfaffensprung, dont l'entrée se trouve à une altitude de 774 mètres et la sortie à 809 mètres. Viennent ensuite les tunnels de Wattingen, et de Leggistein, construits dans les mêmes conditions.

C'est ainsi que, en quittant la station de Wasen, on peut apercevoir au-dessous de soi, à des niveaux différents, les deux sections de voie ferrée que l'on vient de parcourir précédemment.

A 11 h. 35 m., nous arrivons à Gœschenen. Après une visite à l'entrée du tunnel du Saint-Gothard, qui se trouve à quelques pas de la station, nous déjeunons au buffet de la gare, en attendant les voitures qui doivent nous conduire à Coire.

### Le Pont du Diable. — Andermatt.

A 1 heure, nous montons en voitures. Après avoir traversé la Reuss, sur le pont de Vordere, nous entrons dans la gorge des Schœllenen bordée de rochers à pic. Nous montons la route en suivant de nombreuses courbes. Au bout d'une demi-heure, nous arrivons au PONT DU DIABLE, et nos voitures s'arrêtent quelques instants pour nous permettre d'admirer le magnifique paysage qui s'offre à nos yeux.

Quelques jours avant notre passage, l'ancien pont situé à quelques mètres au-dessous du nouveau, a été emporté par le courant impétueux de la Reuss, dont les eaux avaient été grossies par des pluies exceptionnelles. Nous n'en apercevons plus que les ruines encore couvertes de mousse.

A trente mètres, au-dessous de nous, le fleuve se précipite, à une grande profondeur, dans une gorge étroite, et sa chute produit un bruit qui couvre nos voix, et que répercute l'écho des rochers qui nous entourent.

Tout ce qui porte le nom du Diable doit nécessairement avoir sa légende. Le pont sur lequel nous nous trouvons a donc la sienne. Les habitants de la vallée disent que ce pont est, de temps immémorial, hanté par un lutin, le Hutschelm, qui ne permet pas qu'on reste coiffé. C'est à ce fait que le pont du Diable devrait l'origine de son nom. Il est vrai que le vent souffle en cet endroit, avec une violence qui justifie cette légende.

M^lle^ Maria Morel, Bretonne de naissance, nous en raconte une autre beaucoup plus poétique, que nous reproduisons, en regrettant de n'y pouvoir joindre le charme de son récit :

« Près de Gœschenen existaient deux villages qui n'avaient jamais pu établir de communication entre eux, car ils étaient séparés par un torrent d'une profondeur et d'une rapidité telles, que tous les ponts que l'on essayait de construire étaient immédiatement emportés. Le curé de l'un de ces villages voulut de nouveau tenter le sort, et dans ce but, il se rendit à la maison commune, un jour d'élection, pour tâcher d'obtenir qu'un nouveau pont fût construit.

» Comme il allait entrer, un jeune homme l'arrêta sur le seuil.

» — N'allez pas plus loin, monsieur le curé, lui dit-il, je sais ce que vous venez chercher. Je puis, moi, vous construire un pont d'une grande résistance; et pour ce travail, je ne vous demande que huit jours et dix hommes.

» Après beaucoup d'hésitation, le curé céda, et, à l'expiration du terme fixé, s'élevait au-dessus du torrent, un magnifique pont qui semblait pouvoir résister à toutes les épreuves.

» Ce fut un grand succès, et les habitants ne savaient comment manifester leur joie. Les deux municipalités convinrent entre elles que, pour remercier le curé et son jeune ingénieur, un banquet monstre leur serait offert au presbytère, sur les bords mêmes du torrent. Au dessert on leur porterait un toast, avec du kirsch, la liqueur du pays.

» Le banquet eut lieu, mais à la fin du repas, au moment où, le kirsch versé dans les verres, chacun des convives approcha la liqueur de ses lèvres, il se passa une chose étrange.

» Le jeune ingénieur poussa tout à coup un cri qui glaça d'effroi tous les assistants. Puis on le vit disparaître, et d'un bond prodigieux s'élancer dans le torrent. En même temps, des éclairs sillonnèrent les nues, et l'on entendit un bruit épouvantable. Tous se précipitèrent au dehors, et quel ne fut pas leur étonnement, en apercevant dans un cercle de feu, le jeune homme qui, sous les traits du diable, commandait à toute une armée de lutins! Ceux-ci faisaient rouler du haut de la montagne des quartiers de roche énormes qui venaient s'abattre sur le pont.

» Le curé fit signe à tous ceux qui l'entouraient, de se mettre à genoux, et d'invoquer le Ciel, pour déjouer la puissance du mauvais esprit. Et, malgré tous leurs efforts, les diablotins ne purent que consolider l'œuvre de leur maître.

» On s'aperçut alors qu'au lieu de kirsch, c'était de l'eau bénite qu'on avait versée dans les verres. Depuis lors le pont fut baptisé par les gens du pays : *Le pont du Diable.* »

Le temps presse, car il nous faut gagner Disentis avant la nuit, pour pouvoir admirer le splendide panorama dont nous allons jouir tout à l'heure, en passant le col de l'Oberalp. Nous regagnons nos voitures, et après avoir traversé le trou d'Uri, magnifique galerie de 64 mètres de longueur taillée dans le roc, nous faisons un nouvel arrêt de quelques minutes à Andermatt.

Ce petit village, de sept à huit cents habitants, est la localité principale de la vallée de la Reuss. Son excellente situation, dans un endroit très abrité, son altitude (1,444 mètres au-dessus du niveau de la mer), en font une station climatologique très fréquentée par les malades. Les touristes y sont également en grand nombre, car c'est le point de départ d'excursions très intéressantes au glacier du Rhône, au Six-Madun, et au Gurschenstock.

De Gœschenen à Andermatt, nous avons suivi notre route en montant sans cesse. Il nous faut monter encore pendant deux heures avant d'atteindre le sommet de l'Oberalp (2,046 mètres d'altitude). Nous y arrivons après avoir suivi la rive nord du lac de l'Oberalp dont la décharge à l'ouest forme l'une des principales sources de la Reuss.

Nous suivons notre route à travers des amoncellements de neige, et la température nous oblige à nous couvrir de nos manteaux.

Mais on songe bien au froid, quand on a l'esprit absorbé par le magnifique spectacle qui s'offre à notre vue!

A trois cents mètres au-dessus de nous se trouve le lac Toma, où le Rhin antérieur prend sa source pour descendre les flancs escarpés du Badus, en formant une série de cascades imposantes.

Nous traversons encore plusieurs villages composés de quelques maisons pauvres, et à 6 heures du soir, nous arrivons enfin à Disentis, où nous nous arrêtons pour souper et passer la nuit.

### Disentis.

Le village de Disentis est situé à une altitude un peu moins élevée (1,150m) que celui d'Andermatt. C'est une station climatérique également très fréquentée. De nombreux hôtels fort confortables y reçoivent une foule d'étrangers. A Disentiser-Hof où nous sommes descendus, on a peine à nous loger.

De l'hôtel on jouit d'une vue magnifique sur le glacier du Medels. Tout respire ici le calme et la tranquillité.

Tout près de Disentis, le Rhin antérieur et le Rhin moyen opèrent leur jonction.

Après le souper, les dames, qui sont en séjour à Disentiser-Hof, nous font prier de passer au salon de l'Hôtel, où elles nous offrent un agréable concert. La musique invite à la danse, et bientôt un bal improvisé s'organise.

Pouvoir suprême des Caravanes! on y oublie la fatigue! La valse est entraînante; on se couche tard, et cependant il faut se lever de bonne heure!

### Ilanz.

Le 18 août, à 7 heures du matin, heure fixée pour le départ, nous montons en voiture.

Le lecteur me pardonnera de ne point continuer la description de la magnifique route que nous suivons de Disentis à Ilanz et à Thusis. La tâche serait au-dessus de mes forces, et, en me répétant sans cesse, je craindrais de devenir monotone ! Toujours des montagnes couvertes de neiges éternelles ! toujours des cascades bondissant et rebondissant au milieu des rochers ! toujours le fleuve bouillonnant, avec son courant impétueux, au fond du précipice qui s'ouvre sous nos pas ! Et cependant, les dispositions du décor se modifient continuellement, et le spectacle qui s'offre à nos yeux émerveillés nous paraît toujours nouveau.

A midi, nous arrivons à Ilanz. Pendant qu'on prépare notre déjeuner à l'hôtel Oberalp et Poste, nous faisons une promenade dans la ville, et nous visitons quelques-unes des vieilles maisons qui y sont encore conservées.

L'ancienne capitale des Grisons est en effet considérée comme l'une des premières villes des bords du Rhin. Son origine remonte au VIIIe siècle. Dans les rues étroites et tortueuses de la partie de la ville située sur la rive droite du fleuve, la plupart des maisons sont encore ornées des armoiries de leurs anciens propriétaires.

### Thusis. — La Via Mala.

En sortant d'Ilanz, nous quittons la route qui conduit à Coire. Ici, nouveau changement de décor ! Plus de prairies ! Plus de ces gazons verdoyants ! Plus de ces gigantesques sapins qui tout à l'heure faisaient notre admiration !

C'est le sol aride ! ce ne sont partout que rochers nus et pentes abruptes ! c'est la nature sauvage dans toute l'acception du mot !

Nous arrivons à Thusis à quatre heures du soir, et nous allons immédiatement à pied visiter la Via Mala, en suivant la route de Splugen qui conduit à la frontière italienne.

« *Lasciate ogni speranza.* »

Ces mots que Dante place sur les portes de l'Enfer, me revenaient à la mémoire en pénétrant dans ce défilé étroit, sévère et grandiose, que l'on appelle la Via Mala.

Les gais rayons du soleil disparaissent tout à coup, et l'on se trouve surpris du passage subit du grand jour à une ombre fraîche.

Je ne sais si mes collègues de la Caravane hydrologique ont éprouvé les mêmes impressions que moi. Mais, en suivant ce chemin qui semble taillé au milieu des rochers à pic, en entendant le murmure du torrent impétueux qui se fraie un passage dans ce précipice de 88 mètres de profondeur, il me semblait que je quittais notre monde terrestre pour entrer dans un royaume inconnu!

En admirant ces rochers qui s'élèvent perpendiculairement, et se resserrent de temps à autre au point que leurs parois semblent se toucher, au milieu de ce grand calme que troublent seules nos voix répercutées par l'écho, l'âme est envahie par une sombre mélancolie; on se sent écrasé comme sous le poids de ces immenses blocs de granit, de ces masses cyclopéennes, en présence desquelles l'homme paraît si petit!

Mais, ce sont là des impressions toutes personnelles! Que le lecteur me pardonne de les avoir traduites!

Le troisième pont de la Via Mala était le terme de notre excursion. C'est là que cessent en effet les sombres gorges, et que commence la vallée de Schams, plus riante et plus gaie, grâce à ses jolies habitations et à ses vertes prairies.

Il fait presque nuit quand nous revenons sur nos pas. La lune éclaire les sommets des rochers qui nous apparaissent couverts d'un diadème d'argent, et laisse tomber sur notre route sa lueur blafarde.

A 7 heures, nous rentrons à l'hôtel Via Mala, pour nous mettre à table. Pendant tout le repas, un orchestre italien nous fait entendre une excellente musique.

## Parpan.

Le 19 août est notre dernière journée de voiture. Nous quittons Thusis à 6 h. 30 m. du matin, pour nous rendre à Coire, en suivant la route de Schyn qui mène au Julier.

Cette route, ouverte en 1867, franchit d'abord le Rhin, puis se dirige vers le village de Sils dont on aperçoit de loin le haut clocher.

On incline ensuite à droite, pour s'élever par une pente très rapide. Après avoir dépassé quelques ruines, entre autres celles du Castel de Campi qui dominent la belle gorge où l'Albula roule ses flots, on s'engage dans le défilé du Schyn.

Le chemin, en cet endroit, est pour ainsi dire suspendu au-dessus de vertigineux abîmes, au fond desquels l'œil plonge avec effroi. Peu après, on franchit une série de galeries, pour arriver, après un parcours des plus intéressants, au bureau de poste qui dessert Solis et les chalets de la montagne.

La route, à peu de distance de ce bureau, franchit le ravin sur un pont jeté hardiment à 80 mètres au-dessus de l'Albula.

Ce pont est la merveille d'art de la route du Schyn. A 10 heures nous arrivons à Parpan, où nous faisons un arrêt pour permettre à nos chevaux de se reposer.

Nous descendons dans un hôtel du village. Un salon nous est ouvert, et nous prions M. Sottas et Mlle Morel de se mettre au piano. Aussitôt commence un bal improvisé! Mais, déjà, la nouvelle s'est répandue dans le pays que des médecins français se sont arrêtés ici quelques instants, et de nombreux habitants viennent nous apporter l'expression de leurs sentiments sympathiques à la France.

Quand nous nous remettons en route, et au moment où nous passons devant une des dernières maisons du village, une pluie de fleurs tombe sur nos voitures. C'est l'un des habitants de la ville, qui était venu nous saluer quelques instants auparavant, et qui a trouvé cette façon gracieuse de nous adresser ses adieux.

### Coire.

Il est près d'une heure quand nous arrivons à Coire.

Le chef-lieu du canton des Grisons, la *Curia Rætorum* des Romains de la décadence, est la ville la plus importante de toutes les localités que nous avons traversées depuis notre départ de Lucerne. Elle est pittoresquement située à 590 mètres d'altitude sur les bords de la Plessur. Sa population est de près de dix mille habitants. Du haut des montagnes qui l'entourent, et notamment de la colline du Rosenhugel, que nous descendons avant d'entrer dans la ville, la vue embrasse un magnifique panorama de la vallée du Rhin.

Nous nous arrêtons à l'hôtel Steinbock où notre déjeuner est préparé. Cet hôtel situé près du pont qui traverse la Plessur, offre tout le confortable des plus beaux hôtels des grandes villes.

Au moment où nous nous mettons à table, une délicate attention du propriétaire de l'établissement nous cause une agréable surprise. Les menus, les bouquets de fleurs placés sur la table, les desserts eux-mêmes, sont entourés de rubans tricolores. Depuis notre départ de Paris, c'est la première fois que nous retrouvons les couleurs françaises !

**Ragaz-Pfæfers.**

A 2 heures 30 minutes, nous montons en chemin de fer pour nous rendre à Ragaz.

C'est la première station d'eaux minérales inscrite dans le programme de la Caravane. Nos premières journées

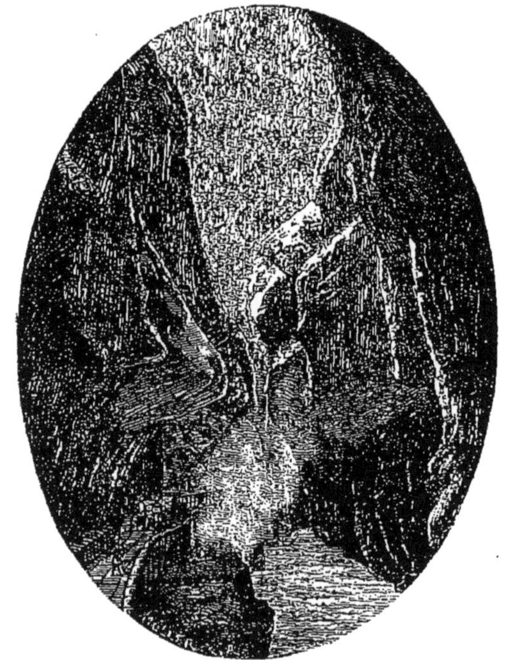

Gorges de la Tamina.

avaient été consacrées, en dehors des agréments d'un voyage pittoresque, à la visite des stations climatériques.

Ces stations n'offrent rien de bien remarquable au point

de vue scientifique. Ce sont des hôtels très confortables, situés à une altitude variant entre 800 et 1,500 mètres. Les touristes y viennent en grand nombre, attirés par les excursions intéressantes qu'ils peuvent faire dans les environs. Quant aux malades, généralement des phtisiques ou des personnes atteintes de maladies nerveuses et d'affections des voies respiratoires, ils se trouvent également bien d'un séjour plus ou moins prolongé, dans ces *kurhauss*, où les médicaments sont remplacés par l'air pur des montagnes.

En France, on pourrait installer avec succès des stations semblables dans les Alpes dauphinoises ou dans les Pyrénées. Les montagnes du midi de la France pourraient même offrir, à ce point de vue, des avantages supérieurs.

En arrivant à Ragaz, nous sommes reçus sur le quai de la gare, par tout le corps médical de la station, MM. les docteurs Jaëger, Hirschfeld, Dorman, Norström, Schaedler et Michel-Dansac de Paris, notre collègue de la Société d'Hygiène, qui nous souhaitent la bienvenue en termes chaleureux.

Ragaz est situé au confluent de la Tamina et du Rhin, à 521 mètres au-dessus du niveau de la mer, dans la partie sud-est du canton de Saint-Gall, qui touche aux Grisons, et confine à la principauté de Lichtenstein. C'est un des endroits les plus fréquentés de la Suisse, grâce non seulement à ses eaux et à ses bains, mais aussi à sa charmante situation dans une vallée luxuriante, au milieu de montagnes boisées et de coteaux ensoleillés.

A peine arrivés, nous nous rendons aux gorges de la Tamina, situées près de Pfæfers, à 4 kilomètres de Ragaz. La route qui conduit de Ragaz à Pfæfers monte en serpentant le long de la rive gauche de la Tamina entre deux hautes parois de rochers à pic.

C'est l'une des promenades les plus pittoresques que l'on puisse rêver ! Dans le fond du ravin, le torrent se précipite avec des tourbillons et des mugissements qui rappellent parfois le roulement du tonnerre. A chaque pas, se déroulent d'imposantes scènes de la nature, les roches escarpées, tantôt blanches, tantôt grisâtres, présentent les formes les plus variées et les plus bizarres. A droite et à gauche de la route, de nombreuses cascades s'échappent du sommet des rochers, et leurs eaux rejaillissent en poussière argentée.

Après avoir dépassé le restaurant Schwattenfall, qui appartient à l'établissement de Pfæfers, et se trouve situé au milieu de frais ombrages, on arrive en quelques minutes à une porte pratiquée dans le rocher qui barrait autrefois la route. De l'autre côté de cette porte se trouve une paroi calcaire, toujours humide, et que, pour cette raison, l'on a surnommée Thrænenfels, ou la Roche qui pleure.

Bientôt la route fait un brusque contour, et l'on découvre la blanche façade des bains de Pfæfers.

L'origine des eaux de Pfæfers remonte, dit-on, au XIe siècle.

Mais, ce n'est guère qu'en 1812 qu'elles furent mises au service des malades. Les installations balnéaires étaient alors bien primitives; elles consistaient uniquement en piscines naturelles établies dans une caverne étroite et sombre.

Comme l'accès des bains était des plus difficiles, on avait l'habitude de séjourner dans les piscines pendant 168 heures consécutives, d'y manger, et même d'y dormir.

La première maison de bains fut construite vers le milieu du XIVe siècle, mais, si nous en croyons la description que nous en fait le Dr Kaiser, le confortable y laissait bien à désirer :

« Le seul accès dans ces lieux inspirait l'effroi, attendu que, pour y parvenir, il fallait descendre en partie par des échelles suspendues dans le vide, en partie au moyen de cordes. Quant à ceux qui étaient sujets au vertige, on leur bandait les yeux, et après les avoir attachés à un fauteuil, on les descendait par une ouverture pratiquée dans la maison. Il faisait si sombre à l'intérieur qu'en plein midi on avait besoin de lumière. Or en dépit de tous ces dangers et de ces inconvénients, les sources de Pfæfers étaient fréquentées par une foule de malades venus de près ou de loin. »

Combien de personnes, parmi celles qui fréquentent aujourd'hui le plus assidûment nos stations balnéaires, consentiraient à suivre un traitement hydrothérapique dans ces conditions?

L'établissement qui existe aujourd'hui a été construit en 1704; il s'élève entre des parois de rochers de 200 mètres de hauteur, et a l'aspect d'un vaste couvent. Il était en effet à cette époque la propriété de l'abbaye de Pfæfers. Il renferme 140 chambres; et les bains se prennent dans de grands bassins revêtus de carreaux de faïence, où l'eau se renouvelle sans cesse.

Il ne faut pas chercher dans cet établissement les distractions bruyantes des grandes stations balnéaires. On n'y trouve que le calme et le repos; et les baigneurs y vivent pour ainsi dire de la vie de famille. On y a installé cependant des salles de billard et de lecture, une Trinkhalle, des salons de conversation, et de jolis parterres de fleurs qui s'étendent devant les batiments de bains, et servent de lieu de réunion.

Les sources de Pfæfers sont situées à dix minutes de l'établissement, dans une gorge sombre de 8 à 14 mètres de largeur, où bouillonne la Tamina. On s'y rend par une galerie en bois soutenue par de forts madriers à une hauteur de 15 mètres au-dessus du cours impétueux du ruisseau.

On trouverait difficilement en Europe quelque lieu d'un aspect aussi grandiose que les gorges des sources de Pfæfers. Les gorges du Fier, situées près d'Annecy, nous paraissent seules pouvoir leur être comparées. La galerie passe entre deux murailles de rochers dont l'écar tement ne mesure que 6 mètres. A 86 mètres environ au dessus de la galerie, les rochers semblent se rejoindre, formant une espèce de dôme, et le ciel n'apparaît, de temps à autre, qu'à travers d'étroites fissures.

A l'extrémité de la galerie se trouve le réservoir qui recueille les eaux de la source. En cet endroit, les rochers s'écartent davantage, et le soleil reparaît, éclairant les branches et les buissons suspendus au-dessus de la gorge.

La galerie dans laquelle se trouvent les sources a 30 mètres de longueur. Avant d'y pénétrer, il faut prendre soin de se débarrasser de tout vêtement superflu. On est, en effet, immédiatement enveloppé par de chaudes vapeurs qui s'exhalent sans cesse. A quelques pas de l'entrée, une barrière en bois sépare le visiteur d'un profond entonnoir au fond duquel jaillit la source.

Ce sont les eaux de cette source qui desservent également les établissements balnéaires de Ragaz. Elles y sont amenées par une conduite, formant aqueduc, la différence d'altitude entre les deux stations étant de 160 mètres environ. Sur leur parcours, elles ne perdent que deux degrés de leur température.

Le rendez-vous des baigneurs est aux grands établissements dits Quellenhof et Hof-Ragaz qui ont des bains à eux avec lesquels ils sont en communication par des galeries couvertes.

Le nouvel établissement de bains, et la Trinkhalle (Dorf bad) ont été construits et aménagés avec un luxe et un confortable qui ne laissent rien à désirer. Un avant-portique donnant sur la principale rue de la ville y donne accès. On y remarque deux belles fontaines de bronze alimentées par les eaux thermales. Une grande galerie couverte sert de promenoir pendant les mauvais temps. Dix-sept baignoires en faïence, et trois grands bassins, servent pour les bains, et sont installés dans des cabinets spacieux et bien aérés.

La station de Ragaz offre toutes les distractions que l'on peut rechercher dans les villes balnéaires. Il y a concert matin et soir dans le *kürgarten* derrière l'hôtel Quellenhof, et de cet endroit l'on jouit d'une vue magnifique sur la vallée du Rhin.

Derrière l'établissement s'étend un vaste parc ombragé par de grands arbres, et agrémenté d'une jolie pièce d'eau. On y remarque plusieurs élégants chalets, dépendances des hôtels Quellenhof et Hof-Ragaz.

Les malades qui ne dédaignent pas de joindre à leur traitement les distractions mondaines, se trouveront bien d'un séjour à Ragaz, tandis que ceux qui préfèrent le calme et la solitude choisiront l'établissement de Pfæfers.

Après avoir visité l'établissement et le parc, nous nous rendons à l'hôtel Quellenhof, où a lieu le dîner auquel assistent les médecins de la station.

Au dessert, notre Président, M. le Dr de Pietra Santa, prend la parole pour remercier, au nom de la Caravane, nos confrères de Ragaz et de Pfæfers de leur excellent accueil, et il boit à la prospérité des deux stations.

Au moment où l'on sert le café, M. Arago, ambassadeur de la République Française à Berne, vient nous rejoindre, et nous témoigne la satisfaction qu'il a éprouvée, en apprenant que des médecins français avaient formé le projet de venir étudier sur place les belles stations thermales de la Suisse.

« Il m'est doux, dit-il, d'entendre la voix de compatriotes qui viennent apporter ici le témoignage de leur sympathie à la Suisse.

» J'ajoute que je suis très heureux de représenter la France, dans ce pays où les Français sont toujours sûrs de rencontrer un accueil cordial, et l'hospitalité la plus large.

» Mais puisque vous êtes à Ragaz et que vous y êtes

venus pour étudier ses eaux, c'est de Ragaz que je dois vous parler.

» Voilà quatre années que j'y viens parce que c'est un pays excellent, et que, à l'âge où je suis, il me semble que je rajeunis à chaque séjour que j'y fais. Je dois certainement ce résultat aux eaux et au climat, mais je le dois aussi et surtout aux bons soins dont je suis entouré.

» Dites à nos compatriotes qu'ils trouveront ici non seulement des eaux salutaires, mais des conseils éclairés de la part de nos docteurs. Dites-leur encore que Ragaz est fréquenté chaque année par les Français qui y viennent en grand nombre, et qui forment la majorité des baigneurs de la station.»

Notre Vice-président, M. le Dr Henrot, remercie en quelques mots très applaudis M. Arago, et lui donne, au nom de tous, l'assurance que les membres de la Caravane ne perdront jamais le souvenir de leur trop court séjour à Ragaz.

Il est 10 heures; il serait sage d'aller se coucher, car le lendemain, il faut se lever à 4 heures pour prendre le train de Zurich. Mais voilà qu'on nous annonce qu'un bal nous est offert par les médecins de la station à Hof-Ragaz! Comment résister à une aussi gracieuse invitation? Tous ensemble nous nous rendons à l'hôtel, où nous sommes gracieusement accueillis par un grand nombre de dames françaises en toilettes très élégantes. Les danses commencent, et la soirée est si charmante, que malgré l'heure matinale du lever, il est très tard quand nous regagnons nos chambres!

### Zurich.

Le 20 août, à 8 h. 50 m. du matin, nous arrivons à Zurich, après avoir suivi, en chemin de fer, les rives du lac de Wallenstadt. En descendant du train, nous sommes salués par le Secrétaire Général de la Ville, le Directeur du musée d'hygiène, les médecins, le Président et les membres du Bureau officiel des étrangers (MM. Ulrich, Ustéri, O. de Wyss, Burkli-Ziegler, Jænicke-Labhardt, Kundig, M. Alpiger, Dr Seitz, A. Schweizer, etc.) Après nous avoir souhaité la bienvenue en termes chaleureux, ces Messieurs nous communiquent le programme de notre journée, et se mettent gracieusement à notre disposition pour nous faire visiter la ville et les établissements scientifiques.

A notre sortie de la gare, de superbes landaus nous attendent. Nous nous rendons immédiatement à l'hôtel Bellevue, au Lac, où nous déjeunons en compagnie des membres de la Commission municipale et du Bureau des étrangers, ainsi que des représentants des journaux de la localité. Le Consul de France, M. Frémonteil, ayant été informé de notre arrivée, vient gracieusement nous présenter ses compliments et s'asseoir à notre table.

L'hôtel Bellevue est situé dans l'un des plus élégants quartiers de la ville, à l'extrémité du *Sonnenquai*, et à l'endroit où la Limmat sort du lac, en flots rapides et argentés.

Aussitôt que le déjeuner est terminé, nous remontons en voitures, et nous visitons successivement l'École Polytechnique, le Laboratoire de chimie, l'Exposition scolaire du Rüden, l'usine hydraulique, les bâtiments du filtrage des eaux, et le jardin botanique. L'itinéraire que nous suivons a d'ailleurs été préparé de façon à nous faire admirer sur notre passage toutes les curiosités, les monuments les plus remarquables et les plus beaux quartiers de la ville.

Pour donner une idée de la façon dont les habitants de Zurich entendent l'hospitalité, nous devons dire quelques mots d'une Institution qui a précisément pour but de rendre aux étrangers le séjour de cette ville aussi agréable que possible.

Il y a quelques années, se constituait une Association privée dont le programme consistait à seconder les efforts

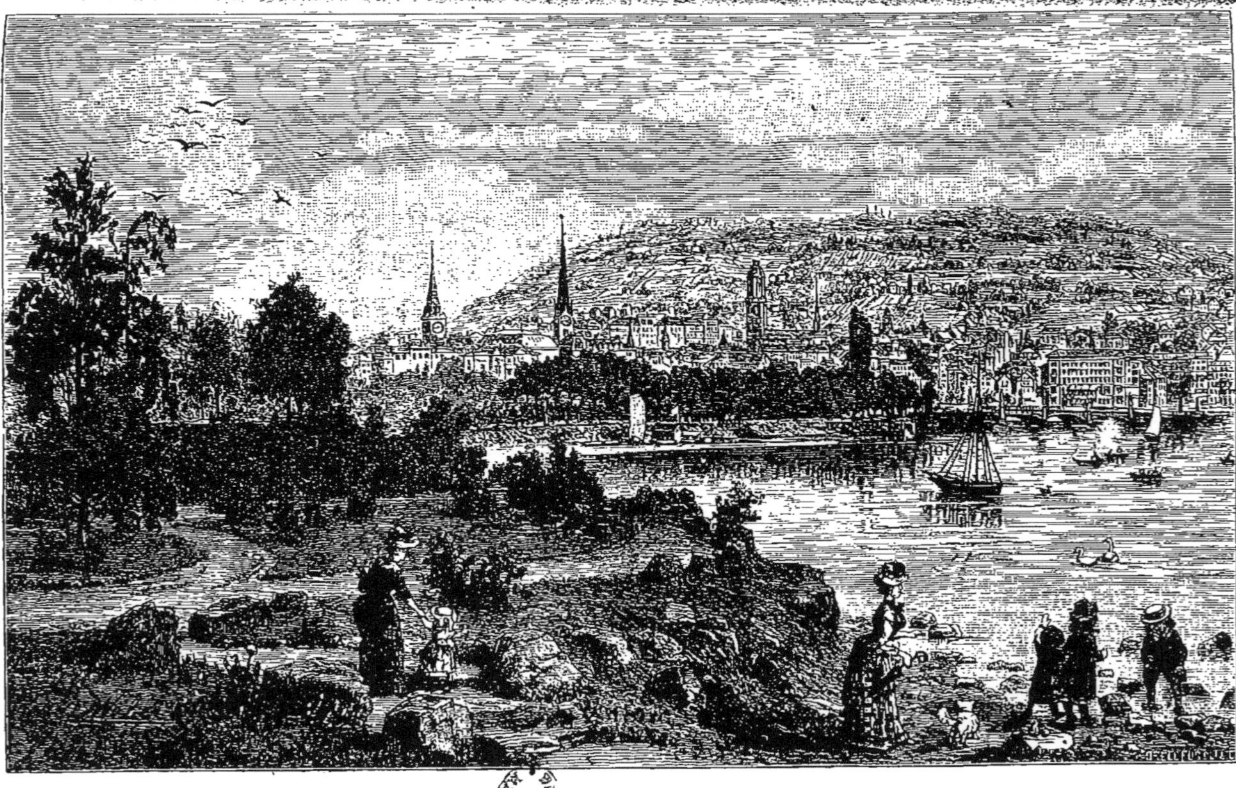

Zurich.

du Conseil municipal pour l'assainissement et l'embellissement de Zurich, et à faire de cette ville le rendez-vous des touristes de tous les pays.

Comprenant aujourd'hui cinq cents membres qui versent une cotisation annuelle, cette association est en outre subventionnée par les communes et les Compagnies de chemins de fer. Son Conseil d'administration est composé de représentants de la municipalité, des maisons de banque, d'industrie et de commerce, et des Compagnies de chemins de fer. Un bureau désigné sous le nom de *Bureau officiel des étrangers*, est chargé spécialement d'organiser des concerts, des fêtes et toutes sortes de divertissements pendant l'été; de plus il fournit gratuitement aux étrangers tous les renseignements qui peuvent leur être nécessaires.

C'est ce Bureau qui, en apprenant notre passage à Zurich, avait tenu à préparer le programme de notre journée, de concert avec notre ami Goubert, le Conseil municipal et la Société des médecins.

Nous ne saurions trop les remercier de leur charmante réception et de leur généreuse hospitalité!

La ville de Zurich est une des plus agréables de la Suisse pour un séjour prolongé. On y compte près de 91.000 habitants, en comprenant les faubourgs. Elle est située à l'extrémité du lac du même nom, au versant nord des Alpes, sur la grande voie naturelle qui, dès l'antiquité, mettait en communication la plaine lombarde avec les campagnes rhénanes, en franchissant les défilés de la Rhétie. Le charme de sa position, son activité industrielle et commerciale, le nombre et la valeur de ses établissements scientifiques sont autant d'avantages qui lui donnent une supériorité marquée sur les autres villes de l'Helvétie. La Limmat la partage en deux parties : la Grande Ville sur la rive droite, et la Petite Ville sur la rive gauche.

A l'est et au nord, la ville est protégée par de riantes collines, tandis qu'à l'ouest, la vallée est fermée par l'abrupt Uto, que soutiennent des contreforts boisés, entre lesquels s'étagent de luxuriantes prairies.

Mais c'est surtout à sa haute culture intellectuelle et à ses établissements scientifiques, que Zurich doit une grande partie de son importance cosmopolite. Quand il s'agit de l'instruction publique, la Confédération, le Canton et le Conseil communal ne reculent devant aucun sacrifice. Ils n'hésitent jamais à voter tous les crédits nécessaires pour maintenir les établissements littéraires et scientifiques de Zurich, à la hauteur de la réputation européenne qu'ils ont si justement acquise.

Aussi le goût des études est-il traditionnel dans cette ville. Il se maintient dans la population, grâce aux excellentes écoles publiques, installées dans de véritables palais, et à toute une série d'institutions secondaires et supérieures qui aboutissent à une Université richement dotée et au Polytechnicum fédéral.

L'École polytechnique, en France, est une école toute spéciale. Les élèves en sortent tous avec le grade d'officier dans l'armée, ou le diplôme d'ingénieur. Il n'en est pas de même de l'École polytechnique fédérale de Zurich. Tous les jeunes gens qui se destinent à une branche quelconque de la littérature, de la science, ou de l'industrie, y suivent des cours spéciaux, et dans toutes les langues.

Le Polytechnicum est une grande et belle construction élevée en 1861, sur les plans de Semper.

Il renferme de fait l'Université et l'École Polytechnique fédérale, la première fondée en 1832, et la seconde en 1855. L'École compte environ 800 élèves, l'Université 400 et 88 professeurs.

Le corps de bâtiment central, avec la grande entrée en style de la renaissance italienne, quoique simple, est d'un grand effet. De la terrasse qui s'étend devant la façade, on jouit d'une vue magnifique sur la ville, le lac et la vallée de la Limmat.

Le Polytechnicum contient le plus vaste musée collectif de toute la Suisse. On y remarque de splendides collections de minéralogie, de pétrographie, de géologie et paléontologie, de paléophytologie, de zoologie et d'entomologie, de mécanique et de technologie. Des salles spéciales renferment tout ce qui se rapporte à l'art de l'ingénieur et à la construction.

Parmi les dépendances du Polytechnicum, se trouve le laboratoire de chimie, qui passe pour l'un des mieux aménagés de l'Europe.

Au moment où nous nous arrêtons devant cet établissement, nous sommes reçus par les professeurs.

Ces Messieurs nous guident dans la visite des salles, des amphithéâtres et des laboratoires; et nous donnent gracieusement, toutes les explications et tous les renseignements qui peuvent nous être utiles.

Le laboratoire de chimie de la ville de Zurich est destiné aux hautes études , et doit servir bientôt de laboratoire municipal. Les salles y sont spacieuses, bien aérées et d'une propreté irréprochable.

Les laboratoires sont disposés de telle sorte que, grâce à un système parfait d'évacuation des gaz, on peut y faire toutes les opérations qui, auparavant, ne pouvaient être faites qu'à l'air libre.

Un magnifique musée renferme tous les instruments et les produits nécessaires à l'étude de la chimie.

La salle des cours peut contenir 160 étudiants, qui tous, quelle que soit la place occupée, voient et entendent parfaitement le professeur. Dans la construction de cette salle, toutes les mesures nécessaires ont été prises pour briser les ondes sonores, de telle sorte que le professeur, si bas qu'il parle, est entendu de tous les élèves.

Dans une conférence très applaudie, M. le professeur Lunge nous fait l'historique de la fondation de cet établissement.

« Lorsqu'il s'est agi de construire l'École de chimie de Zurich, nous dit-il, le Conseil fédéral nous avait envoyés dans toutes les grandes villes de l'Europe, afin d'étudier les institutions de ce genre. Il nous avait recommandé de ne rien négliger pour faire de cet établissement le plus beau laboratoire du monde, mais aussi de ne rien dépenser pour le luxe. »

Ceux qui visitent l'Ecole de chimie de Zurich, sont obligés de reconnaître que cet intelligent programme a été exécuté à la lettre.

Ici tout est simple, sobre d'ornementation, comme il convient à un monument scientifique. Mais aussi tout est parfaitement compris et approprié au but à atteindre.

En quittant l'École de chimie, nous passons devant l'hôpital cantonal, et ses annexes : l'Institut pathologique, le pavillon d'isolement et la Maternité. Puis, après avoir parcouru le haut plateau que domine le Polytechnicum, nous rentrons en ville. et, en quelques instants, nous arrivons au Rüden, ancienne abbaye des nobles restaurée dans le style de la renaissance allemande. C'est au Rüden que se trouvent l'exposition scolaire et le cabinet de Pestalozzi, le célèbre instituteur suisse, l'immortel auteur de *Liénard et Gertrude.*

A l'exposition scolaire, on trouve réunis tous les objets qui touchent à l'instruction de la jeunesse, depuis les bancs d'école, le matériel indispensable de l'enseignement pratique, les appareils de gymnastique, les instruments de physique et de chimie, jusqu'aux échantillons de minéraux, de végétaux, de matières premières, etc., dont la collection constitue ce que l'on est convenu de désigner sous le nom de « leçons de choses ».

Il est inutile d'insister sur l'intérêt que présentent pour les jeunes gens les exhibitions de ce genre.

En visitant l'exposition de Rüden, nous ne pouvions nous empêcher de songer aux tentatives faites depuis plusieurs années par le Dr Ch. Saffray, pour créer chez nous des institutions analogues, et de regretter que, malgré les persévérants efforts de notre savant collègue et ami, la France ne possède encore que le musée pédagogique de Paris !

A 1 heure et demie, nous quittons le Rüden, et nous faisons une nouvelle promenade à travers la ville. Nous suivons d'abord le Sonnenquai, et, au moment où nous passons devant l'hôtel Bellevue, on arbore le drapeau tricolore pour saluer notre passage ! Nous traversons ensuite le Quaibrucke jusqu'à la gare Enge, et par le Bleicherweg, nons arrivons à Parade-Platz ; puis, tournant sur notre gauche, nous suivons la Banhofstrasse, un véritable boulevard de plus d'un kilomètre de longueur, traversant la plus belle partie de la ville.

Quelques instants après, nous arrivons à l'Usine hydraulique, et à l'établissement où s'opère le filtrage des eaux.

La ville de Zurich est une des villes privilégiées au point de vue du service des eaux. A l'Usine hydraulique, M. Ulrich, directeur des travaux de la ville, place sous nos yeux des tableaux statistiques qui démontrent que, depuis l'installation et le fonctionnement du nouveau service, la mortalité a diminué dans de grandes proportions.

La canalisation s'étend non seulement dans toute la ville, mais encore à l'extrémité des quartiers neufs de la banlieue. Elle a son point de départ à 20 minutes en aval de Zurich. Les machines installées, avec un soin tout particulier, à l'usine hydraulique de Letten, élèvent l'eau du lac, qui, après un premier filtrage, est amenée dans les immenses réservoirs établis sur le Zurichberg. Les eaux séjournent pendant quelque temps dans ces réservoirs, d'où elles ne sortent qu'après avoir traversé une épaisse couche de sable et de grès périodiquement renouvelée ; puis, à l'aide de pompes, elles sont ensuite distribuées à toute la ville pour les usages industriels et domestiques.

8

D'un autre côté, des eaux de source très saines, descendant des montagnes voisines, alimentent environ 600 fontaines publiques.

Ainsi, pendant qu'à Paris, un grand nombre de maisons sont encore desservies par les eaux infectes de la Seine et de l'Ourcq, contenant des milliers de bactéries par centimètre cube, nous voyons une ville de la Suisse, Zurich, entièrement desservie par des eaux de source ou des eaux filtrées! Et ces dernières peuvent y être fournies en telle abondance qu'elles servent non seulement à l'alimentation, et aux usages domestiques, mais aussi à l'arrosage des voies publiques!

Après avoir visité l'Usine hydraulique et le Filtrage, nous allons nous reposer pendant quelques instants sous les frais ombrages du jardin botanique. Ce jardin est surtout riche en plantes des Alpes. Il renferme les bustes de A. P. de Candolle, de Conrad Gessner et du botaniste Henri Zollinger. Au milieu est le Katz, ancien bastion dominant la ville.

A 3 heures, nous nous dirigeons vers la gare d'Uetliberg où un train spécial, commandé par la commission municipale et le Bureau des étrangers, nous attend pour nous conduire jusqu'au sommet de l'Uetli.

La ligne du chemin de fer de l'Uetliberg a une longueur de 9 kilomètres, avec une pente de 7 0/0 au maximum. Elle est construite d'après le système ordinaire, mais la locomotive est placée derrière les wagons de voyageurs.

La voie longe tout d'abord la Sihl pour arriver à la halte de Wiédikon. C'est là qu'elle commence à monter, en offrant un joli coup d'œil sur Zurich et la vallée de la Limmat.

L'Uetli ($873^{m}$), la dernière cîme de la chaîne de l'Albis, est, de toutes les hauteurs qui environnent Zurich, la plus intéressante à visiter. Du sommet, la vue embrasse la ville, le lac, la vallée, et la chaîne des Alpes depuis le Sentis jusqu'à la Jungfrau et au Stockhorn, près du lac de Thoune.

Au premier plan, on aperçoit le Rigi et le Pilate; à l'ouest, la chaîne du Jura depuis le Chasseral jusqu'aux dernières croupes de cette chaîne, au-dessus desquelles apparaissent encore quelques sommets des Vosges.

Nous montons à pied jusqu'à l'Uto-Kulm, où se trouve le monument élevé à Jacques Dubs, ancien président de la Confédération, puis redescendant à travers le bois et le parc, nous arrivons à l'Hôtel Uetliberg où a lieu le banquet.

Au moment de nous mettre à table, nous assistons à un magnifique coucher de soleil sur les sommets neigeux des Alpes.

A huit heures nous rentrons à Zurich, et nous nous rendons immédiatement à la Tonhalle, où nous sommes attendus par les membres de la Société de Médecine (M. Wyss président), le chef du bureau de statistique (M. le D^r Goll), les praticiens et les étudiants de Zurich, qui nous font le plus charmant accueil.

La Tonhalle, située au bord du lac, est un établissement consacré à des solennités musicales qui ont acquis une certaine renommée dans le monde des artistes. A notre arrivée, le pavillon est entièrement pavoisé aux couleurs françaises et suisses; le jardin est éclairé à giorno; l'orchestre exécute les meilleurs morceaux de son répertoire.

De la terrasse, nous assistons à une magnifique fête vénitienne donnée en notre honneur. Quel admirable décor de féerie que celui qui se développe sous nos yeux! Le quai du lac et le pont du quai, qui traverse la Limmat, sont ornés de mâts supportant des oriflammes et des girandoles dont les feux de couleurs variées se reflètent dans les eaux azurées; de nombreux bateaux éclairés par des lanternes vénitiennes s'entre-croisent sur le lac. C'est un merveilleux spectacle!

A dix heures, des fusées s'élançant de toutes parts nous annoncent le commencement d'un feu d'artifice, qui se prolonge jusqu'à minuit, au milieu des applaudissements unanimes.

**Schinznach.**

Le 21 août, à 7 h. 45 m. du matin, nous quittons Zurich. A la gare nous retrouvons les membres de la Commission municipale et du Bureau des Étrangers, ainsi que plusieurs médecins, professeurs et étudiants qui ont tenu à venir nous faire leurs adieux avant notre départ.

Deux heures après, nous arrivons à Schinznach, où nous sommes gracieusement accueillis par le Directeur de l'établissement, M. Hans Amsler, et les médecins consultants de la station, MM. les Docteurs A. Hemmann, Amsler père et fils; et de Tymowski, notre cher collègue de la Société française d'Hygiène.

L'établissement est situé dans le canton d'Argovie, au bord de la rivière de l'Aar et au pied du Wulpelsberg, dont le sommet est couronné par les ruines du château de Habsbourg, berceau de la maison impériale d'Autriche, construit au commencement du XI^e^ siècle. C'est en raison de ce voisinage que les bains de Schinznach sont quelquefois également désignés sous le nom de « Bains de Habsbourg ».

On n'est pas bien fixé sur l'époque précise à laquelle furent appliquées pour la première fois les vertus curatives des eaux sulfureuses de Schinznach. On sait seulement que vers le milieu du XVII^e^ siècle, un débordement exceptionnel de l'Aar fit disparaître complètement la source, et que celle-ci ne fut découverte de nouveau qu'en 1692, par l'architecte Jenner, dans une petite île qui s'était formée au milieu de la rivière. Des travaux considérables furent alors entrepris; le lit du fleuve fut détourné, et de grands sacrifices furent faits pour établir les digues destinées à protéger à l'avenir la source contre de nouveaux débordements.

C'est à cette époque que l'on construisit le premier

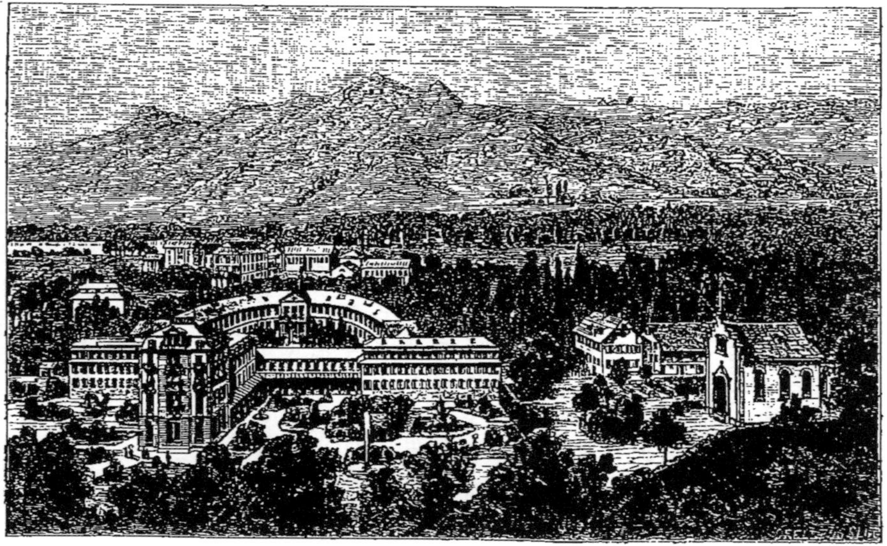

Schinznach

établissement désigné actuellement sous le nom de « vieux bains » et où se prennent aujourd'hui les bains de 2e classe. Depuis cette époque, de grandes transformations ont été apportées, et rien n'a été négligé pour donner à l'établissement actuel tout le luxe et le confortable des grandes stations.

Les constructions s'élèvent au milieu d'un vaste parc dessiné avec beaucoup de goût, et suivi d'une belle forêt de hêtres. De nombreux pavillons entourés de jardins servent de logements. Ils sont reliés par des galeries couvertes, à une vaste et élégante rotonde située au centre, et au rez-de-chaussée de laquelle se trouvent les cabines de bains, la salle d'inhalation et les douches. De cette façon les baigneurs peuvent regagner leurs chambres sans s'exposer à l'air extérieur.

C'est dans cette rotonde que sont installés les bains de première classe, composés de 120 cabinets voûtés, très éclairés et confortablement aménagés. Les baignoires, enfoncées dans le sol, à l'instar des anciens bains romains, sont garnies de briques en faïence. Des robinets y distribuent l'eau chaude naturelle et l'eau chauffée artificiellement. Un appareil de ventilation renouvelle l'air des cabinets, lorsqu'il y a un trop grand dégagement d'hydrogène sulfuré.

Le service des douches a été réorganisé d'après les perfectionnements hydrothérapiques les plus récents, et de manière à répondre à toutes les indications.

A une très courte distance de la rotonde, est situé l'ancien établissement dont nous avons parlé plus haut, et qui sert aujourd'hui pour les bains de deuxième classe. Les baignoires en briques de faïence y sont remplacées par des cuves en bois; mais l'eau y est distribuée de la même façon que pour les premiers. C'est là que se trouvent les deux buvettes et la salle d'inhalation, au milieu de laquelle s'élève une fontaine qui sert à la pulvérisation de l'eau. Grâce au système de ventilation de cette salle, l'air est constamment renouvelé, tout en restant chargé des émanations du gaz sulfhydrique naturel.

Il existe également à Schinznach, et dans les dépendances mêmes de l'établissement, un petit hôpital, dont la construction et l'entretien ont été imposés à la Direction, par le Gouvernement, au moment de la concession. On y soigne les malades envoyés de toutes les parties de la Suisse. Toutefois, le traitement et le service de l'hôpital sont entièrement séparés de l'établissement proprement dit, et aucun contact ne peut avoir lieu entre ses pensionnaires et les baigneurs,

La source est située à l'extrémité ouest du bâtiment des bains de seconde classe. Elle jaillit d'un rocher calcaire dans un puits de captage parfaitement étanche. L'eau thermale est élevée à l'aide d'une pompe dans des réservoirs, d'où elle est dirigée vers les cabinets de bains.

En parcourant la liste des étrangers, qui viennent chaque année demander la santé aux eaux salutaires de Schinznach, on peut voir que la clientèle française constitue la majeure partie des baigneurs. Cette station mérite bien d'ailleurs d'être considérée comme une station française, en raison de l'hospitalité qu'y reçoivent nos compatriotes, et des excellents soins qui y furent prodigués à nos soldats pendant la terrible guerre de 1870-1871.

Dans la cour de l'Établissement, on remarque en effet une grande plaque commémorative, en marbre noir, sur laquelle on lit l'inscription suivante :

**Témoignage de reconnaissance**
**Des baigneurs français**
**De Schinznach, à la Suisse**
**Et à tous ceux qui ont**
**Prodigué leurs soins aux 186 soldats français**
**En cet établissement**
**1870-1871**
**Schinznach-les-Bains le 25 juillet**
**1874**

Après avoir visité, dans tous leurs détails, les bains de première et de deuxième classe, les buvettes, les sources, l'hôpital, etc., nous sommes invités à prendre part à un excellent déjeuner qui nous est offert par la Direction de l'Établissement.

La table est servie avec un luxe tout particulier. La nappe disparaît entièrement sous un véritable tapis de roses.

Sur les menus nous voyons figurer : le saumon de l'Aar à l'hydrologie; les entrecôtes à la Caravane médicale; les perdreaux balnéaires, etc.

Pendant tout le temps du déjeuner, l'excellent orchestre de la station se fait entendre sous les fenêtres de la salle à manger.

Au dessert, on nous présente un album qui est conservé avec soin à l'Établissement, et dont les feuillets sont remplis de pensées signées de noms illustres dans la politique, les sciences et la littérature.

Nous tenons à laisser nous-mêmes sur cet album un souvenir de notre passage, et, sur la proposition du Dr Tolosa Latour, nous y inscrivons ces quelques lignes :

» La Caravane hydrologique organisée par la Société française d'Hygiène, pour visiter en 1888 les stations thermo-minérales de la Suisse et des Vosges, remercie chaleureusement la Direction de l'Établissement de Schinznach et MM. les Médecins de la station, de l'accueil cordial qui lui a été fait.

» Elle emporte la meilleure impression de son trop court séjour à Schinznach, et fait des vœux chaleureux pour le succès et la prospérité de cette belle station. »

Après le déjeuner nous prenons le café dans le parc, et ensuite nous assistons à la conférence qui nous est faite par M. le Dr de Tymowski, dans la salle de lecture. A l'issue de la conférence, le photographe de l'Établissement nous prie de nous grouper, et prend une photographie de la Caravane, avant notre départ.

Mais l'heure s'avance! Il nous faut bientôt rejoindre la station du chemin de fer où nous sommes reconduits en voiture, et à trois heures du soir nous arrivons à Baden.

**Baden.**

A notre arrivée en gare de Baden, nous sommes reçus par de nombreuses députations du Conseil municipal, du Corps médical, des Maîtres d'hôtel, et du Comité municipal des eaux thermales. Nous retrouvons également notre collègue M. le Dr Muller, de Mulhouse, qui, devant prendre part avec nous à toute l'excursion, avait été retenu au dernier moment par une maladie grave de son beau-frère.

Ces Messieurs, après nous avoir souhaité la bienvenue dans les termes les plus chaleureux, nous distribuent le programme imprimé de la réception et des fêtes qui nous sont offertes par le Comité municipal et la ville de Baden. Puis, ils nous conduisent immédiatement au Casino qu'ils nous font visiter. Nous nous réunissons ensuite dans le salon de lecture, pour entendre la conférence très intéressante qui nous est faite par M. le Dr Wagner.

L'élégante ville de Baden est d'origine très ancienne. Elle était déjà connue des Romains par ses eaux thermales qui lui avaient fait donner le nom d'*Aquæ Helvetiæ*. Elle est située à une altitude de 388 mètres au milieu de deux chaînes parallèles du Jura, reliées par des contreforts transversaux. Ces deux chaînes sont interrompues par la Limmat qui, après s'être échappée du bassin du lac de Zurich, traverse la contrée en y répandant l'abondance et la fertilité.

Sur les bords de cette rivière se trouvent de nombreuses et agréables promenades, et les chemins qui conduisent à la gare et sur les hauteurs environnantes sont ombragés par de magnifiques allées de marronniers.

Baden était, pendant la période romaine, le chef-lieu de

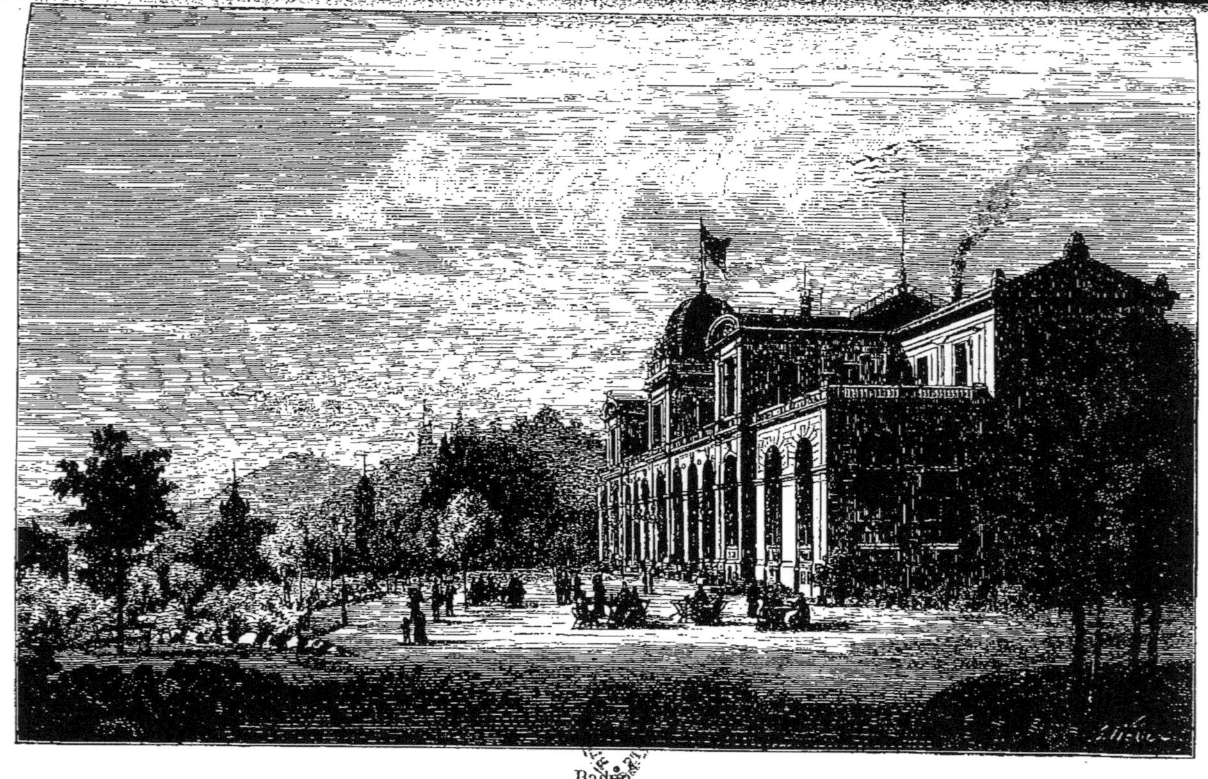

Baden.

la Vindonissa; pendant la domination des Habsbourg, elle servait de résidence aux archiducs d'Autriche et, après la conquête de l'Argovie par les Confédérés, elle a joué un rôle comme siège de la Diète helvétique.

On y remarque un grand nombre de monuments qui rappellent les souvenirs glorieux du passé : nous citerons seulement la tour de Brugg, les ruines considérables du manoir féodal de Stein-in-Baden, qui dominent la vallée; le château de plaisance, le Schartenfels; l'Hôtel de Ville, avec sa belle salle de la Diète; le vieux château Baillival, etc,.

Le climat de Baden est relativement doux, agréable, et extrêmement sain. Grâce aux montagnes élevées qui entourent la ville et l'abritent, les brusques variations des vents ne peuvent s'y faire sentir aisément. Ce qui le prouve, c'est la culture que l'on y fait de nombreuses plantes méditerranéennes, et de lépidoptères d'origine méridionale. Il en résulte que les baigneurs peuvent y suivre leur traitement non seulement pendant quelques mois privilégiés, mais pendant la plus grande partie de l'année.

Ce qui distingue tout particulièrement cette station, c'est qu'il n'y existe pas d'établissement de bains proprement dit.

Les sources thermales sont situées à l'est de la ville, dans le fond de la vallée, des deux côtés de la Limmat. C'est là que l'eau surgit de terre, et s'écoule par vingt canaux, à raison de 700 litres par minute, ce qui donne une quantité de plus d'un million de litres en 24 heures.

Les eaux thermales sont ainsi distribuées dans vingt hôtels situés sur les rives de la Limmat, dans le voisinage des sources. C'est dans ces hôtels mêmes que sont installés, avec tout le confortable nécessaire, les cabinets de bains, les piscines, les salles de douches et d'inhalations, les bains de vapeur, etc. Il en résulte que les baigneurs, par quelque temps qu'il fasse, et quelle que soit la température, peuvent, sans mettre le pied dehors, et dans le costume qui leur convient, se rendre de leurs chambres à leurs bains, et *vice versa*. De plus, grâce à la chaleur qui se dégage des réservoirs établis sous le sol des hôtels mêmes, l'atmosphère des cabinets aussi bien que des corridors et des escaliers reste toujours égale, et les malades n'y sont jamais exposés à de brusques variations de température.

Le casino de Baden est situé entre la ville et les Thermes, au milieu d'un beau parc anglais, sur un plateau dégagé et magnifiquement situé. C'est un édifice élégant et monumental, riche en sculpture et en ornements. La construction en fut commencée au printemps de 1872, et terminée pour le commencement de la saison thermale de l'année 1875. Les quatre terrasses des ailes sont ouvertes et reliées entre elles par des galeries d'où l'on jouit d'une vue étendue sur la ville, le fond de la vallée et une partie de la chaîne des Alpes.

Le casino possède une salle de lecture, un salon de conversation, un restaurant, un fumoir, un salon réservé aux dames, un petit musée d'antiquités et un grand théâtre. Comme annexes de l'établissement, il faut aussi citer la chapelle évangélique destinée au service protestant de langue française et allemande, le théâtre d'été et un élégant pavillon de musique.

Les distractions ne manquent pas à Baden. Deux ou trois fois par jour, des concerts sont donnés devant les étuves et dans le parc; le soir, il y a représentation dans la salle du théâtre.

Le parc du casino est dessiné avec un goût parfait. Ce ne sont partout que parterres de fleurs odorantes, bouquets d'arbustes, collines artificielles, sur lesquelles sont disposés des lieux de repos masqués par d'épais buissons de verdure. Des arbres majestueux procurent, par les grandes chaleurs, un agréable ombrage. Les enfants n'ont pas été oubliés, car il existe plusieurs endroits spécialement réservés à leurs jeux.

Au milieu du parc quelques antiques monuments, des colonnes de villas romaines, entourent un étang dont l'eau est toujours agitée par une jolie cascade.

Après avoir visité le casino et le parc, et applaudi la conférence du Dr Wagner, nous descendons dans la ville, et nous allons admirer les monuments dont nous avons parlé plus haut.

A 8 heures du soir a lieu, dans la grande et splendide salle à manger du kurhaus, le banquet officiel offert à la Caravane hydrologique par la ville de Baden. Nous prenons place à une table luxueusement servie. Les membres du Conseil municipal et du Comité des eaux thermales, ainsi que les médecins de la station, MM. les Drs Barth, Borsinger, Keller, Minnich, Rothpletz, Schnebli, V. Schmid, Wagner et Zehnder, assistent au banquet.

Au dessert, M. Borsinger prend le premier la parole pour nous adresser les souhaits de bienvenue du Comité municipal des eaux.

Il s'exprime en ces termes :

« Messieurs, je suis chargé par M. Baldinger, conseiller national, de vous présenter ses regrets de ne pouvoir se trouver ce soir au milieu de nous. Retenu à une assemblée à laquelle sa présence était indispensable, il n'a pu être de retour aujourd'hui comme il l'espérait.

» En son absence, je me permettrai, comme membre du Comité, d'adresser à la Caravane hydrologique française nos souhaits de bienvenue.

» Nous vous remercions sincèrement, Messieurs, d'avoir bien voulu profiter de votre séjour en Suisse, pour venir jusqu'à nous visiter notre belle station. Nous espérons que les impressions que vous avez éprouvées aujourd'hui en parcourant nos établissements, en vous rendant compte de leurs aménagements spéciaux, laisseront dans votre esprit un bon souvenir de notre beau pays et de ses eaux bienfaisantes. Ici vous ne trouverez pas seulement des malades venus pour chercher la santé ; de nombreux étrangers de toutes les nations, y viennent aussi passer un agréable séjour de repos.

» Permettez-moi, Messieurs, de boire à la santé des nombreux amis de nos bains, et spécialement à l'avenir de la Société française d'hygiène qui a bien voulu nous honorer d'une visite ! »

Ce discours est salué par des applaudissements unanimes. M. le Dr de Pietra Santa y répond en remerciant en notre nom le Conseil municipal, le Corps médical, le Comité des Eaux, et les Maîtres d'hôtel, de leur gracieux et sympathique accueil. Il termine en rappelant que c'est à Baden qu'ont été faites les études hydrologiques les plus sérieuses.

« C'est ici, dit-il, qu'on a appris d'où venaient les eaux minérales, d'où venaient leurs principes régénérateurs. C'est ici que l'hydrologie médicale a pris naissance !

» En France, nous avons, il est vrai, une richesse extraordinaire en eaux minérales, mais c'est chez vous que nous avons appris l'application qui pouvait en être faite. Je bois donc au succès et à la prospérité de la station de Baden, parce qu'elle a été l'initiatrice de l'hydrologie médicale ! »

Après M. le Dr de Pietra Santa, le vice-président de la Caravane, M. le Dr Henrot, se lève à son tour, et, en quelques paroles chaleureuses, remercie la Municipalité de Baden des soins qu'elle a donnés aux soldats de la France, dans la malheureuse campagne de 1870-71 (c'est après la bataille de Belfort que l'armée du général Bourbaki est entrée en Suisse).

« Je suis heureux, dit-il, de saisir cette occasion pour rappeler ici des circonstances que les Français n'oublieront jamais. »

Après le banquet, nous sommes invités à prendre le café sur la terrasse, devant le théâtre d'été, où a lieu une représentation spéciale donnée en notre honneur. Les excellents artistes de l'orchestre des bains et du théâtre de Baden rivalisent de zèle et de talent, et les applaudissements ne leur sont pas ménagés.

A dix heures, le concert est terminé, les lumières du théâtre d'été s'éteignent tout à coup, et nous assistons alors à une représentation d'un autre genre.

En face de la terrasse sur laquelle nous nous trouvons, s'élève une montagne couronnée par un château de plaisance, le Schartenfels. Au moment même où finit le concert, de brillantes illuminations éclairent la montagne tout entière, pendant que de tous les côtés s'élèvent des fusées dont les feux viennent tomber en gerbes tricolores sur les tourelles du château. On entend dans le lointain des roulements de tambours battant la charge et des détonations imitant le bruit de la fusillade. Nous assistons à un simulacre de bombardement et de prise d'assaut du Schartenfels!

Ce spectacle est d'un effet grandiose, et nous ne pouvons retenir un cri d'admiration. Au bout d'une demi-heure la montagne est embrasée par des flammes de Bengale rouges, et les murs du château apparaissent comme au milieu d'un immense incendie, présentant un aspect réellement féerique.

Malgré l'heure tardive à laquelle nous allons nous coucher, la plupart se lèvent tôt le lendemain pour aller visiter les environs de Baden.

Conduits par les membres du Comité municipal, les uns se rendent au couvent de Wettingen, où se trouvent de véritables trésors artistiques, de superbes peintures sur verre du XIII^e^ au XIV^e^ siècle, et une église dont le chœur renferme des sièges sculptés, qui sont de vrais chefs-d'œuvre.

D'autres, poussant plus loin leur excursion matinale, vont jusqu'à Brugg, où les médecins de Schinznach leur ont donné rendez-vous pour leur faire visiter l'hospice des aliénés de Konigsfelden.

A neuf heures du matin, nous nous trouvons de nouveau réunis. Ne pouvant parcourir tous les hôtels desservis par les eaux de Baden, nous nous bornons à la visite des bains des hôtels situés sur la rive gauche de la Limmat. Ainsi que nous l'avons fait remarquer plus haut, ces bains sont installés dans les hôtels mêmes avec tout le confortable nécessaire, et les appareils les plus modernes pour les douches, les inhalations, les bains de vapeurs minéralisées naturelles.

A 10 heures, nous quittons Baden, et nous prenons le chemin de fer pour Rheinfelden, où nous arrivons à 11 heures 45 minutes.

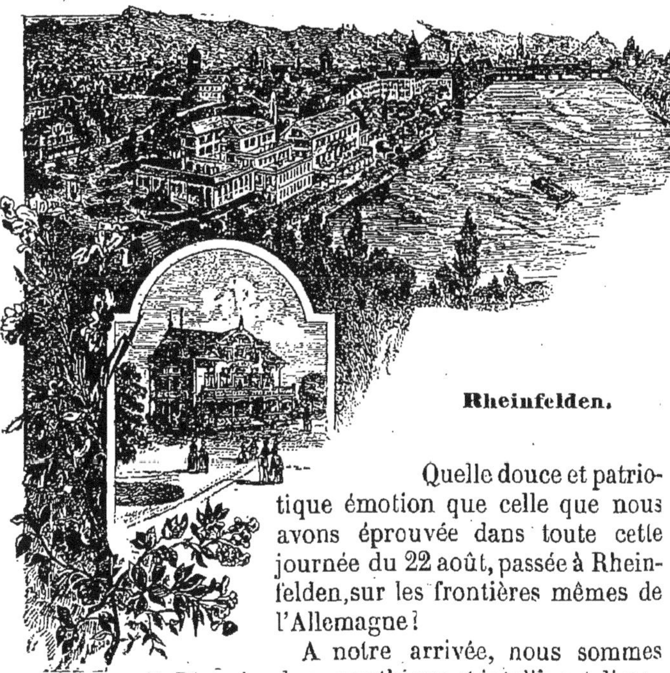

**Rheinfelden.**

Quelle douce et patriotique émotion que celle que nous avons éprouvée dans toute cette journée du 22 août, passée à Rheinfelden, sur les frontières mêmes de l'Allemagne!

A notre arrivée, nous sommes salués par M. Dietschy, le sympathique et intelligent directeur du Kurhaus, entouré des médecins de la station: MM. les Drs Bossard-Geigy, Keller et Wieland. Des voitures nous attendent et nous conduisent immédiatement à l'hôtel de M. Dietschy où un splendide déjeuner nous est servi par des jeunes filles vêtues de l'élégant costume du canton d'Argovie.

Au moment de nous mettre à table, nous recevons une nouvelle qui nous attriste. Notre ami, le Dr Goubert, qui avait dû nous quitter à Ragaz, rappelé à Paris par une dépêche télégraphique, nous apprend qu'à son arrivée, il a trouvé son père à la dernière extrémité, et que deux jours après il recevait son dernier soupir. Nous décidons aussitôt que des compliments de condoléance seront immédiatement transmis au nom de tous à notre infortuné collègue.

Après le déjeuner, auquel prennent part les médecins de la station, M. Dietschy prend la parole pour nous souhaiter la bienvenue en termes chaleureux :

« Lorsque j'ai appris, dit-il, que vous aviez décidé, Messieurs, de vous arrêter ici, pour visiter nos salines et nos bains, j'ai éprouvé un sentiment de joie et de reconnaissance. Je me suis informé des autres stations voisines où vous deviez également vous arrêter et j'ai su que dans toutes les localités on vous réservait une réception digne de vous.

» Ici vous trouverez certainement des repas plus modestes, des fêtes moins grandioses, mais un accueil très cordial.

» Dans quelques instants nous vous ferons visiter notre beau pays, nos salines, nos établissements de bains. Nous avions eu l'intention tout d'abord de vous reconduire ce soir en voiture jusqu'à Bâle, en vous faisant suivre les bords du Rhin. Malheureusement le temps ne nous permet pas d'accomplir cette partie de notre programme. Nous espérons toutefois que vous passerez ici une journée agréable et utile pour les études que vous poursuivez.

» En vous remerciant de nouveau de l'honneur que vous avez bien voulu nous faire, je bois, Messieurs, à votre santé à tous ! »

M. le Dr de Pietra Santa répond à M. Dietschy, en le remerciant de son excellent accueil, puis il ajoute :

« Nous sommes ici, Monsieur, sur un terrain créé par vous. Nous regrettons de ne pas voir au milieu de nous notre collègue, le Dr Goubert, qui a été votre dévoué collaborateur, mais nous sommes heureux de boire à la prospérité de Rheinfelden, qui serait encore inconnu sans votre intelligence et votre activité. »

Nous prenons ensuite le café sur la terrasse de l'hôtel, situé au bord du Rhin, pendant qu'un excellent orchestre exécute quelques morceaux choisis.

A 2 heures nous montons en voiture.

Rheinfelden est une petite ville de 2,243 habitants, située à une altitude de 264 mètres, sur la rive gauche du Rhin, qui sert en cet endroit de frontière entre la Suisse et le duché de Bade. Ancienne place forte de l'Empire, elle possède encore une partie de ses murs et de ses tours. Elle appartient à la Suisse depuis le commencement du siècle.

De la terrasse de l'hôtel Dietschy, le fleuve présente un caractère pittoresque. Il se précipite en flots impétueux, écumant par-dessus les rochers, en formant un remous que, dans le pays, on désigne sous le nom de *Hœllenhaken*.

Après avoir suivi la rue principale de la ville, nos voitures traversent un vieux pont de bois, et nous pénétrons sur le territoire du duché de Bade. Nous sommes en Allemagne ! mais nous y restons quelques instants à peine et nous rentrons à Rheinfelden, pour arriver bientôt sur le sommet de la plaine qui domine la ville. Nous découvrons alors un merveilleux panorama qui s'étend depuis les Vosges et l'Alsace-Lorraine jusqu'aux confins de la Forêt Noire.

A trois heures, nous mettons pied à terre pour visiter les importantes salines, d'où l'on extrait chaque jour des quantités considérables de sel, et où sont puisées les eaux saturées de chlorure de sodium qui servent pour les bains.

Il y a quarante quatre ans que les salines de Rheinfelden ont été exploitées pour la première fois. Au mois de mai 1844, des ingénieurs eurent l'idée de pratiquer des sondages sur les bords du Rhin et trouvèrent une solution très concentrée de chlorure de sodium mélangé à des chlorures de magnésie et de chaux, et à une petite quantité de sulfite de magnésie. Les études entreprises alors permirent de reconnaître qu'il existait en cet endroit, à une profondeur de 120 mètres au-dessous du sol, une couche très abondante de sel gemme.

Les eaux du fleuve pénètrent par infiltration jusqu'à cette couche, et se saturent entièrement de chlorure de sodium. Elles sont puisées dans quatre puits forés à l'aide de pompes puissantes qui les refoulent ensuite dans d'immenses chaudières-réservoirs, où elles séjournent jusqu'à complète évaporation. Ces réservoirs ont chacun une capacité de 2,000 hectolitres.

Après l'évaporation, le sel est jeté sur le *manteau* où il finit de s'égoutter, pendant une période de 48 heures environ. On appelle *manteau* les planches qui recouvrent les chaudières et qui sont destinées à régler l'action de la vapeur, ainsi qu'à faire sécher le sel frais. Le sel est ensuite transporté dans des étuves, où s'opère la dessiccation complète. Il est enfin trié avec soin et livré au commerce.

Les trois salines de Rheinfelden, Riburg et Augst produisent chaque année une quantité de 230,000 quintaux métriques de sel, dont 45,000 environ trouvent leur emploi dans l'industrie ou l'agriculture.

Dès les premiers temps de l'exploitation, on avait songé à employer uniquement pour l'alimentation le sel ainsi obtenu. Mais quelques années plus tard on reconnut que la soole ou eau saline naturelle pourrait être utilisée pour la thérapeutique. C'est alors que l'on songea à construire les établissements de bains qui sont aujourd'hui fréquentés par un grand nombre de malades. Les résultats qui ont été obtenus depuis quelques années dans le traitement de certaines maladies, confirment les espérances qu'on avait fondées.

Sur la façade de l'un des bâtiments situés à l'entrée des salines, on remarque l'inscription suivante : « *In sale salus!* » qui pourrait former la devise de la ville de Rheinfelden.

Après avoir terminé notre visite, nous sommes invités à pénétrer sous un hangar construit en planches, où nous est réservée une agréable surprise.

A l'intérieur, les murs sont complètement couverts de rubans tricolores. Sur une table est dressé un tonneau de bière. D'élégantes jeunes filles, en costume national bernois d'une exquise fraîcheur, nous offrent des rafraîchissements, des gâteaux, des bouquets de roses, et de petits écrins renfermant des cristaux recueillis dans les salines à notre intention. L'une de ces jeunes filles se distingue des autres. Elle porte le costume alsacien, délicate attention dont nous nous montrons très touchés.

Sur l'invitation de notre Président, M. le Dr Keller improvise une conférence dans laquelle il nous fait l'historique des salines et nous expose avec beaucoup de netteté et de précision les applications thérapeutiques des eaux de Rheinfelden.

Nous remontons ensuite en voiture, portant à la boutonnière les fleurs qui nous ont été offertes, et nous continuons notre promenade.

En passant devant l'une des tours de la ville, M. Dietschy nous fait remarquer un nid de cigognes dont il nous raconte l'histoire en ces termes :

« Depuis le xv$^{e}$ siècle jusqu'à nos jours, le toit arqué de la Tour aux cigognes est le support de la grande roue qui sert à ces oiseaux pour y établir leur nid... Pendant ce long espace de temps, ces fidèles oiseaux ont été et sont toujours les protégés et les pensionnaires de la ville, les favoris de la jeunesse, ayant fourni matière à des centaines de proverbes, à encore plus de contes d'enfants et de quatrains plus ou moins rimés.

» Voici un ou deux dictons :

» La cigogne est pieuse, elle peut prier; elle est sage, car elle sait compter; elle connaît son devoir, car elle tient l'assemblée du peuple, et rend la justice là-bas dans la campagne de Mœhlin; c'est l'amie de l'homme, puisqu'elle apporte les bébés retirés des ruisseaux.

» Et comme elle est la messagère du printemps, son retour devait être annoncé par le guet à son de trompette; et, pour l'école, qui du reste ne se tenait qu'en hiver, c'était l'indice des agréables vacances de Pâques. »

Bientôt nous arrivons devant les murs du vieux cimetière de Rheinfelden. Nous sommes invités à descendre de voiture, et à nous arrêter quelques instants.

C'est là en effet que reposent, dans leur dernier sommeil, quelques braves soldats français, réfugiés en Suisse, pendant la campagne de 1870, et morts des suites de leurs fatigues ou de leurs blessures. La ville de Rheinfelden a voulu rendre hommage à leur courage patriotique, et leur a élevé un petit monument qui se trouve adossé à l'un des murs de de l'église.

C'est avec une émotion profonde et indescriptible que nous suivons, la tête découverte, les allées de ce petit cimetière. Pas une parole n'est prononcée; mais, sans qu'aucun signe ait été fait entre nous, et d'un commun accord, nous portons spontanément la main à la boutonnière, et nous en détachons pour les déposer sur le monument de nos compatriotes, les fleurs que nous y avions attachées tout à l'heure. Nos collègues étrangers (Espagnols, Italiens et Suisses) imitent notre exemple et partagent notre émotion.

Sur ce petit coin de terre étrangère, mais sympathique, d'où nous apercevons en face de nous la frontière d'Allemagne, combien nous sentons dans nos cœurs vibrer le sentiment patriotique! Pas une parole amère ne sort de notre bouche! Ah! certes, le mot de revanche n'est même pas sur nos lèvres! Notre âme est trop pleine du passé pour que nous pensions à l'avenir! Mais, dans notre mémoire viennent se retracer les terribles événements de 1870-1871; nous songeons à ces frères qui reposent sous nos pieds, à tous ceux qui sont tombés sur les champs de bataille, impuissants à sauver la patrie, malgré leur héroïque courage et leur sang noblement versé!

Sur le monument, nous copions l'inscription suivante :

« *Ici reposent les soldats français morts loin de leur patrie : Jean Pierre* SIFFRE, *de Rodôme (Aude); Joseph* LABOUBE, *de Saulvais (Vosges); Joseph* BABY, *de Saint-Jean de Verge (Ariège); Jean-Louis* ROBERT, *de Roussemingeon (Ariège)*. R. I. P. »

La lecture de ces quelques lignes fait couler les larmes de tous les yeux. Nos collègues étrangers pleurent avec nous, puis se jettent dans nos bras, pour mieux nous faire comprendre leurs sentiments de profonde et affectueuse sympathie.

A ce moment, notre Président, s'inspirant de la gravité du lieu et du sentiment de douleur qui vient d'éclater dans l'assistance, prononce ces courtes paroles :

« Mesdames, Messieurs, après le plaisir, le devoir ... »

L'émotion l'empêche d'en dire davantage; il s'incline respectueusement et nous faisons de même.

C'est le salut aux glorieux morts! C'est le salut à la France!

Après cette pieuse et touchante cérémonie, nous regagnons nos voitures, et nous nous dirigeons vers l'Hôtel des Salines, où un banquet nous est offert par M. Dietschy.

L'Hôtel des Salines est merveilleusement situé dans un parc agréablement dessiné, et au milieu d'une forêt de plus de mille hectares, faisant partie de la propriété. C'est là que se trouve l'établissement de bains le plus important de Rheinfelden, installé non seulement avec tout le confortable nécessaire, mais aussi avec un certain luxe.

De même qu'à Baden, les cabinets sont situés dans l'hôtel même; les malades n'ont qu'à descendre l'escalier qui, de leurs chambres, les y conduit directement. Une place a été faite également au traitement par l'électricité. Dans un cabinet spécial sont placés tous les appareils les plus nouveaux et les plus perfectionnés. En outre, des bains électriques sont fréquemment administrés, sous le contrôle et la surveillance des médecins.

Après avoir visité les bains et le vaste parc de l'Hôtel des Salines, nous sommes conviés au banquet.

Ici nous attend encore une nouvelle surprise!

Au moment de nous mettre à table, une gracieuse jeune fille de Rheinfelden d'origine française, Mlle Olympe Waldmeier, vient à nous, vêtue d'une robe blanche, la taille entourée d'une large ceinture tricolore. Un homme la suit, portant une magnifique couronne, de un mètre de diamètre, en fleurs naturelles, ornée de plusieurs rubans aux couleurs françaises.

Qu'elle est charmante dans son costume! Les chères couleurs dont elle est parée rehaussent encore à nos yeux l'éclat de sa beauté!

— Vous êtes encore bien jeune, Mademoiselle, mais déjà

vous pouvez dire qu'en un instant vous avez fait battre bien des cœurs!

Nous ne saurions, en effet, décrire l'émotion dont nous sommes remplis quand nous voyons cette jeune compatriote, s'avancer vers notre Président, le saluer, et réciter d'une voix émue le discours suivant :

« Messieurs, la Colonie française de passage dans notre petite ville m'a fait l'honneur de me déléguer auprès de vous, qui avez entrepris ce lointain voyage, pour venir consacrer par la science les bienfaits de notre sol si généreusement doué par la nature elle-même.

» Au nom des habitants de Rheinfelden, au nom de tous les baigneurs, acceptez cette couronne qui témoigne de toute notre gratitude et de nos sentiments si sympathiques à la France. Acceptez-la en souvenir de votre visite qui sera, pour Rheinfelden, l'espoir d'une prospérité future! »

Ces paroles sont accueillies par des acclamations prolongées. Les applaudissements redoublent quand notre Président, après avoir embrassé au nom de tous Mlle Olympe Waldmeier, la remercie en ces termes :

« L'émotion que nous éprouvons en ce moment, ne nous permet pas d'exprimer comme nous le voudrions nos remerciements, pour vous, pour la Colonie française et pour les habitants de Rheinfelden. Soyez notre gracieuse interprète, Mademoiselle, auprès de tous ceux qui vous ont déléguée pour nous offrir cette magnifique couronne. Dites-leur que nous l'acceptons avec reconnaissance, et que jamais nous n'oublierons le précieux témoignage de sympathie que nous venons de recevoir. »

Sur la proposition de M. le Dr de Pietra Santa, les membres de la Caravane hydrologique décident, à l'unanimité, que la couronne sera déposée sur le monument élevé dans le cimetière de la ville à la mémoire de nos compatriotes. Elle restera là comme un souvenir de notre passage, et en même temps comme un hommage rendu par des Français au courage de concitoyens morts pour la patrie!

M^lle^ Olympe Waldmeier prend place à la droite de notre Président, pendant que sa mère s'asseoit en face, près de M. le D^r^ Henrot. Et le dîner commence!

Au dessert, M. le D^r^ Wieland ouvre la série des toasts, en portant la santé de la Caravane hydrologique et des membres de la Société française d'Hygiène.

M. le D^r^ Henrot prend ensuite la parole :

« Notre Président, dit-il, a dépensé sa voix pour être aimable à tous, pour remercier les municipalités, les directeurs des établissements balnéaires, et les médecins qui nous ont partout si cordialement accueillis. Il vient de me prier de le remplacer pour dire, au nom de tous nos collègues, combien nous sommes touchés de l'amicale réception qui nous a été faite ici. C'est une mission que je suis heureux de remplir en remerciant bien sincèrement M. Dietschy, et nos confrères de Rheinfelden. Il semble qu'ils aient voulu tout faire pour rendre impérissable en nous le souvenir de cette belle journée; et nous pouvons dire qu'ils ont réussi.

» Ce matin, quand nous sommes arrivés à Rheinfelden, le temps était menaçant, le ciel était couvert d'épais nuages. Tout à l'heure, quand Mademoiselle est entrée, les nuages se sont dissipés comme par enchantement et le soleil a fait tout à coup son apparition, nous envoyant ses gais rayons, pour saluer nos couleurs nationales.

» Voilà dix jours que nous voyageons en Suisse, et pendant ces dix journées nous avons été reçus partout avec une grâce charmante. C'est aujourd'hui notre dernière étape. Demain nous rentrerons en France. Mais avant de quitter ce sol hospitalier, je traduirai, j'en suis convaincu, la pensée de tous mes collègues en vous proposant de boire : A la Suisse et à la France ! »

Après que notre vice-président a prononcé ces paroles, Melle Waldmeier détache l'écharpe qui entoure sa taille. Elle demande des ciseaux, et distribue à chacun de nous un morceau de ruban tricolore que nous promettons de conserver comme une précieuse relique.

Mais il n'est si belle journée qui ne doive prendre fin ! A huit heures il faut regagner la gare où nous sommes accompagnés de M. Dietschy, et MM. les Drs Wieland, Keller, et Bossard, auxquels viennent se joindre les nombreux habitants de Rheinfelden. Nous montons en chemin de fer. Au moment où le train se met en marche, deux acclamations poussées par les membres de la Caravane et les personnes restées sur le quai de la gare, retentissent simultanément : Vive la France ! Vive la Suisse !

**Bâle.**

A 9 heures nous arrivons à Bâle. Nous nous rendons à l'hôtel des Trois-Rois, où nous nous couchons immédiatement.

Le lendemain 23 août, on se lève tôt pour pouvoir visiter la ville, avant le départ fixé à 9 heures 45 du matin.

La ville de Bâle, qui compte environ 70,000 habitants, est l'une des plus anciennes de la Suisse. Elle a été construite par les Romains qui lui avaient donné le nom de Basiléa. Elle appartient à la Confédération helvétique depuis le commencement du XVIe siècle. La partie la plus importante de la ville est située sur la rive gauche du Rhin ; sur la rive droite se trouve le faubourg du Petit-Bâle.

Trois ponts, d'où l'on jouit d'une fort belle vue, relient

la ville au faubourg. Le plus intéressant est le vieux pont du Rhin, au milieu duquel se trouvent une chapelle du XVIe siècle et une pyramide moderne.

Nous visitons successivement la Cathédrale, monument de style gothique, dont les deux belles tours en grès rouge apparaissent de tous les points de la ville; le Cloître, belle construction du XVe siècle, situé au sud du chœur de la cathédrale; l'Hôtel de ville, construit dans le style ogival bourguignon; puis plusieurs autres monuments du moyen âge : la fontaine du marché au poisson; la fontaine Saint-Paul, avec son joueur de cornemuse; les arcades byzantines de l'ancien Cloître Saint-Alban, les églises des Cordeliers et Saint-Martin, etc.

Enfin, après avoir salué le monument de Saint-Jacques élevé en mémoire de la lutte héroïque soutenue par les Suisses contre les Armagnacs en 1844, nous regagnons la gare, et nous quittons Bâle pour repasser la frontière.

---

## CHAPITRE II

## FRANCE

*(Haute-Saône. — Vosges. — Haute-Marne. — Marne.)*

### Belfort.

A 10 heures nous arrivons à Belfort. Il faut attendre une heure et demie avant de prendre le train qui doit nous conduire à Luxeuil. Cet arrêt nous permet de déjeuner au buffet de la gare. Au dessert, nos collègues associés étrangers, MM. d'Ancona, de Padoue; Rubio, Tolosa-Latour et Salmeron, de Madrid, font servir quelques bouteilles de champagne, et notre ami le Dr d'Ancona, prenant la parole en leur nom, s'exprime en ces termes :

« Au moment où nous mettons le pied sur le sol français, nous avons voulu porter les premiers un toast à la France. Depuis plus de dix jours que nous voyageons ensemble, nous avons pour ainsi dire vécu en famille; ayant appris à nous aimer les uns les autres, nous avons senti se développer nos sentiments de sympathie pour votre pays.

» Hier lorsque, dans le cimetière de Rheinfelden, vous avez pleuré sur la tombe de vos compatriotes, nous avons pleuré comme vous. Comprenant, en effet, le patriotisme qui vous animait, nous partagions vos impressions, parce que le patriotisme est de toutes les nations.

» Nous vous remercions, chers collègues, du bon

accueil que vous nous avez fait pendant ce charmant voyage. Nous en conserverons toujours le plus agréable souvenir. Unis déjà sur le terrain de la science, nous le sommes aujourd'hui par un lien plus indissoluble : celui d'une sincère amitié.

« Recevez l'expression des vœux que nous formons pour la prospérité de votre patrie, et buvons tous ensemble : A la France ! »

Une triple salve d'applaudissements répond à ces nobles paroles. Toutes les mains se serrent dans une cordiale étreinte, et, comme le propose notre Président, nous réunissons dans un même toast la France, l'Italie et l'Espagne, « ces trois nations latines qui doivent toujours rester unies ».

Nous prenons ensuite le train pour Luxeuil où nous arrivons à 1 heure 16 m.

### Luxeuil.

Sur le quai de la gare, MM. Chauvet et Genoux représentant la Compagnie fermière ; MM. Odeph et Luzet adjoints au maire, délégués par la Municipalité ; M. le Dr Tillot, médecin inspecteur ; MM. Paris et Chuquet, médecins consultants, nous attendent pour nous souhaiter la bienvenue.

Nous trouvons également nos collègues les Drs Huguet et E. Monin qui, n'ayant pu faire tout le voyage, ont dû se borner à la partie française de l'excursion, ainsi que Mme Baronnet qui est venue rejoindre son mari.

Nous sommes immédiatement conduits au Grand-Hôtel des Thermes, et à l'hôtel du Lion Vert, où les propriétaires de ces établissements nous offrent gracieusement l'hospitalité. De son côté, M. Chauvet offre des chambres à quelques-uns d'entre nous dans la charmante villa qui porte son nom. M. le Dr Tillot nous donne rendez-vous à quatre heures à l'Établissement Thermal pour la visite des bains et des sources.

Pendant cet intervalle, nous parcourons la ville sous la conduite de MM. les adjoints au maire, qui nous font visiter les monuments les plus intéressants, en nous donnant des renseignements très complets sur leur origine et leur histoire.

Luxeuil, l'antique *Lixovium* des Romains, est située sur une colline ondulée, dernière ramification des Vosges, à une altitude de 300 mètres. Sa population est de 4,376 habitants. Au nord, de vastes forêts la protègent contre la brise et la brume des montagnes.

Les rues, bien que bordées généralement de vieilles maisons, sont propres et bien entretenues. La Municipalité comprend d'ailleurs que la prospérité d'un pays qui a le privilège de posséder des eaux minérales, est intimement liée à celle de l'Établissement thermal lui-même. Elle fait les plus louables efforts pour embellir la ville et en rendre le séjour agréable aux étrangers.

Ainsi MM. Odeph et Luzet nous expliquaient sur place les travaux que le Conseil municipal a l'intention d'exécuter, pour l'ouverture de boulevards et de voies nouvelles, qui donneraient à la ville un aspect plus séduisant. Faisons des vœux pour la réalisation prochaine de ces intelligents projets !

Outre ses eaux thermales, la ville de Luxeuil mérite d'être visitée par les étrangers et les touristes. On y remarque en effet plusieurs ruines curieuses, de nombreux vestiges de l'occupation romaine, et quelques maisons et monuments des XIVe et XVe siècles, conservant encore leurs tourelles et leurs fenêtres à meneaux.

Nous citerons notamment les ruines du monastère fondé par saint Colomban et dans lequel furent enfermés Ébroïn et saint Léger. Les constructions qui existent encore aujourd'hui datent seulement du XIVe siècle. Elles sont occupées par un séminaire.

Au point le plus élevé de la ville, se trouve l'ancien Hôtel de ville, où se tiennent les audiences de la Justice de paix. Cette construction offre un mélange curieux de l'architecture militaire et de l'architecture civile. C'est en effet le château fort du XIVᵉ siècle, devenu ensuite maison particulière. Son beffroi, avec de larges lucarnes ménagées sous les faîtes, présente un bel aspect. On peut en dire

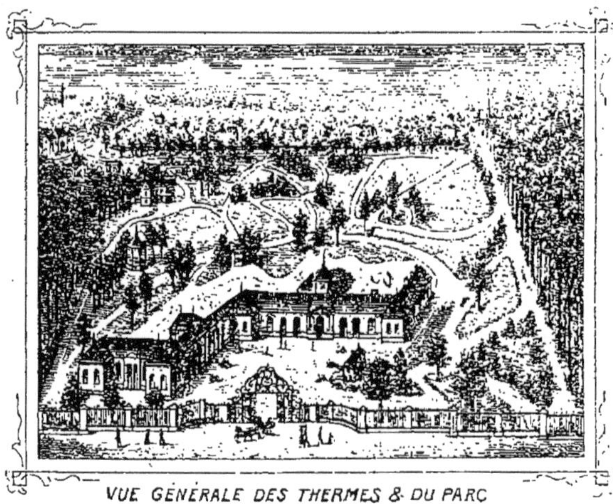

VUE GÉNÉRALE DES THERMES & DU PARC

Luxeuil.

autant de la tourelle en encorbellement, suspendue sur la rue et décorée à l'extérieur de figures bizarres.

En face de l'ancien Hôtel de ville, existe également un édifice flanqué de tourelles. C'est l'ancienne maison du Cardinal Jouffroy, confident de Louis XI. Elle eut l'honneur d'abriter notre illustre historien, Augustin Thierry.

L'église Saint-Pierre avait été construite primitivement par saint Colomban. Mais elle subit de nombreuses transformations qui lui enlevèrent son style primitif. Elle fut réédifiée presque entièrement par Eudes de Charenton

10

en 1331. Sa grande nef centrale lui donne l'aspect d'une belle cathédrale. Elle est classée au nombre des monuments historiques.

A l'intérieur on remarque une cuve baptismale placée dans le bas-côté, près de l'entrée, l'un des monuments les plus remarquables de ce genre. Citons aussi les stalles en chêne sculpté placées dans le chœur, et datant du XVIe siècle.

On nous parle, dans les contes de fées, de certains pays où il suffit de donner un coup de pioche pour qu'il en sorte une mine d'or. Luxeuil mériterait de prendre place dans les contes de fées, en raison de sa richesse en eaux minérales. On ne peut y percer un puits sans que jaillisse une source.

Les thermes y étaient déjà très fréquentés avant les premiers siècles de l'ère chrétienne, ainsi qu'en témoigne l'inscription suivante que nous avons copiée dans le vestibule de l'établissement :

LIXOVII. THERM.
REPAR. LABIENUS
IVSS. C. IVL. CAES.
IMP. (1)

Mais détruits en 450, ils ne sortirent de leurs ruines qu'à l'époque moderne et furent restaurés en 1768.

Les sources principales sont aujourd'hui au nombre de neuf : sources des Capucins, des Cuvettes, du Grand Bain, du Bain Gradué, du Bain des Fleurs, des Dames, des Bénédictins, de Labienus, d'Hygie.

On emploie en outre depuis quelque temps en bains et en boissons, les eaux de deux sources ferrugineuses (le Temple et le Puits Romain) qui avaient été antérieurement trop mal aménagées pour qu'on pût les utiliser.

---

(1) Lixovii thermas reparavit Labienus, jussu Caii Julii Cœsaris imperatoris.

Le caractère particulier de ces eaux ferrugineuses consiste dans leur thermalité (de 21 à 29 degrés centigrades). On sait qu'il n'existe guère en France d'autre source ferrugineuse à une température aussi élevée.

L'établissement thermal de Luxeuil est un des plus beaux édifices de ce genre. Il est construit sur l'emplacement même des griffons, au milieu d'un beau parc aux ombrages séculaires. Il se compose d'un corps de bâtiment principal, d'une aile reliée à ce dernier par une galerie vitrée, et de diverses annexes.

Le visiteur qui arrive par la grille d'honneur, ornée d'un élégant portail, a en face de lui le corps de bâtiment principal qui comprend le bain ferrugineux et une partie des bains salins. Un vaste portique, précédant un salon d'attente, y donne accès. A droite et à gauche du salon se trouvent le Grand Bain et la piscine des Capucins; à l'extrémité, le bain Ferrugineux avec son élégante rotonde.

La piscine graduée, remarquable par sa belle architecture, est située dans l'aile gauche, ainsi que les bains des Fleurs et des Dames, et la piscine des Bénédictins.

La distribution de toutes les pièces est bien ordonnée; il n'existe pas moins de soixante baignoires parfaitement agencées. On pourrait toutefois faire un reproche à la disposition des piscines dans lesquelles les deux sexes se baignent en même temps, séparés par un simple rideau. Sans doute la décence n'a pas à en souffrir, grâce aux costumes imposés par l'administration, mais il y a des malades qui se trouvent néanmoins gênés par cette coutume. Si nous avons signalé cet inconvénient, c'est qu'il est facile d'y remédier. Derrière l'établissement est un vaste réservoir destiné à recueillir l'eau pour la laisser refroidir au degré convenable.

Le salon des bains renferme des salles de lecture, de conversation, de jeu, avec salle de bal, de théâtre et de concerts. Tous les jours, pendant la durée de la saison, un orchestre se fait entendre sur les pelouses du parc.

Après avoir visité l'établissement dans tous ses détails, sous la conduite des Drs Pàris et Chuquet, et applaudi l'intéressante conférence qui nous est faite par M. le Dr Tillot, médecin inspecteur, nous nous séparons, pour nous retrouver à 8 heures du soir au restaurant Hennequin, où a lieu le banquet offert par la ville de Luxeuil, et auquel assistent les directeurs de l'établissement, les médecins consultants de la station, ainsi que M. le Maire et plusieurs membres du Conseil municipal.

Dès le commencement du dîner, les conversations s'engagent joyeuses et animées. C'est la première fois, en effet, que, depuis notre départ de Paris, nous nous trouvons réunis dans une station française.

Au dessert, M. le Dr de Pietra Santa prend le premier la parole pour remercier la Direction de l'établissement, le corps médical, le Maire et la Municipalité de leur cordiale réception. Au nom des membres de la Caravane, il boit à l'avenir de la station de Luxeuil, et à l'union de la Municipalité avec la Société fermière, union qui est le meilleur élément de prospérité du pays.

M. Luzet répond en termes chaleureux, puis M. le Dr Tillot s'exprime en ces termes :

« Voici la première fois que Luxeuil est honoré par la présence d'un aussi grand nombre de médecins désirant connaître ses sources. Je suis heureux de pouvoir leur souhaiter la bienvenue et les remercier au nom du corps médical de la station.

» En visitant notre établissement thermal, Messieurs, en parcourant les salles de bains, les douches, les piscines et tous les endroits consacrés à la cure hydriatique, vous avez pu vous convaincre que l'installation thermale, qui vient encore d'être perfectionnée par la Société fermière, est maintenant presque irréprochable. De cette visite nous désirons que vous emportiez l'idée que les malades sont bien accueillis à Luxeuil, qu'ils y sont traités avec sollicitude, et que les médecins font tous leurs efforts pour justifier la confiance de leurs confrères de Paris et de la province.

» Vous venez d'escalader les pics neigeux de la Suisse, vous avez contemplé tour à tour les eaux dormant dans d'immenses bassins naturels, bondissant de rochers en rochers et descendant en cascades pour répandre partout la fraîcheur et la vie.

» Maintenant vous allez visiter dans notre région de l'Est les sources que les Naïades bienfaisantes versent avec largesse. Vous les verrez emprisonnées dans des réservoirs ou lancées avec intelligence, pour rendre aux malades la force et la santé.

» C'est par Luxeuil que vous commencez en France votre tournée scientifique. Nous sommes heureux et fiers de cet honneur.

» Notre ville a été le théâtre de nombreuses invasions : les Huns, les Francs et les Sarrazins l'ont occupée tour à tour, en saccageant ses monuments et dévastant ses thermes. Les statues gallo-romaines qui peuplent la grande galerie couverte, et qui furent témoins ou victimes mutilées de ces invasions néfastes, ont dû être fort agréablement surprises de voir, pour la première fois, se répandre dans nos salles et nos piscines une invasion toute pacifique, portant des cannes et des parapluies, au lieu d'épées et de boucliers.

» En y regardant de près, j'ai même cru voir ces vénérables figures agiter, d'imperceptibles mouvements, leurs paupières rigides, pour saluer nos hôtes d'un jour et leur souhaiter un heureux voyage.

» M'associant à ces vœux, je bois à l'invasion amicale de la Caravane hydrologique, je bois à la croisade scientifique pour la diffusion des connaissances thermales ! je bois à mes confrères, à nos hôtes, à nos amis ! » (Applaudissements prolongés.)

MM. Tolosa-Latour et Pâris terminent la série des toasts en buvant à la confraternité médicale.

Enfin M. le Dr Tillot se fait chaleureusement applaudir en nous récitant une poésie de circonstance, dont il est l'auteur.

Après le dîner nous nous rendons au théâtre du Casino, où une représentation extraordinaire est donnée en notre honneur par M. Martini, son directeur. Hélas! les conversations se sont tellement prolongées pendant le banquet que nous arrivons au moment où le rideau tombe sur la fin du dernier acte.

Mais aussitôt on enlève les fauteuils des spectateurs, un orchestre entraînant prend place sur la scène, et le bal commence. MMmes Chauvet et Tillot en font gracieusement les honneurs. L'assistance est nombreuse; les dames sont charmantes, et la soirée se termine par un punch, que nous offre la Direction de l'établissement, dans l'un des salons du Casino.

Le lendemain, à 8 h. 29 m. du matin, nous quittons Luxeuil. A la gare nous retrouvons le Directeur de l'établissement, nos confrères du corps médical, M. le Maire et ses adjoints, qui ont tenu à nous faire leurs adieux avant notre départ.

M. Chauvet remet aux dames qui nous accompagnent, de splendides bouquets de roses qu'il a fait cueillir le matin même à leur intention, pendant que M. Luzet, de son côté, remet à chacun de nous un flacon d'excellent kirsch, la liqueur justement réputée du pays.

## Plombières.

A notre arrivée à Plombières, nous trouvons, sur le quai de la gare, les membres du Conseil d'administration de la Compagnie des Thermes et les médecins de la station : MM. Dr Liétard, médecin-inspecteur; Bottentuit, Daviller, Malibran, Fayseler, médecins consultants.

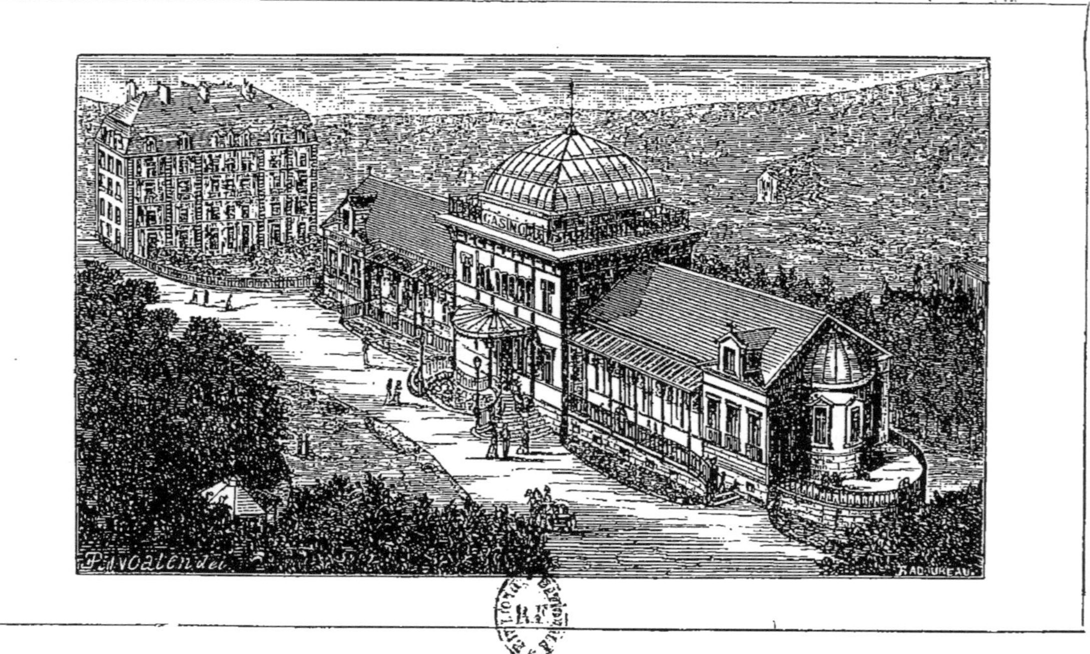




Plombières (le Casino).

Après nous avoir souhaité la bienvenue, ces messieurs nous conduisent immédiatement au Grand-Hôtel, où sont distribuées les chambres réservées à chacun de nous. Ils nous communiquent ensuite le programme de notre journée et nous donnent rendez-vous à 4 heures pour la visite des établissements.

A 11 heures et demie, a lieu le déjeuner, dans la magnifique salle à manger du Grand-Hôtel.

La ville de Plombières est située sur la limite méridionale des Vosges, au fond d'une vallée étroitement encaissée entre des montagnes couvertes de verdure. Elle est partagée en deux parties par la petite rivière de l'Eaugronne qui prend sa source dans la montagne du Hasard. Ses rues, bordées de villas élégantes et de maisons régulièrement bâties, sont d'un aspect agréable et d'une extrême propreté.

Son origine est très ancienne, et ses eaux étaient connues et appréciées des Romains. On prétend même que Jules César y avait fait construire des bassins destinés à recueillir les eaux chaudes des sources, et qu'il envoyait à ses thermes ses soldats malades ou blessés qui en revenaient soulagés ou guéris.

Mais les constructions élevées par les Romains furent en grande partie détruites par les barbares aux IVe et Ve siècles. Depuis cette époque, la ville de Plombières subit toutes sortes de vicissitudes. Elle fut plusieurs fois détruite par la guerre, l'incendie, les inondations et même par un tremblement de terre.

Ce n'est guère que sous le règne de Louis XV, qu'elle reprit sa vogue comme station d'eaux minérales. Le roi Stanislas fut le premier qui travailla à l'embellissement et à l'assainissement de la ville. Il transforma les terrains marécageux où serpentait l'Eaugronne, en une splendide promenade, plantée de tilleuls, qui existe encore aujourd'hui sous le nom de promenade des Dames.

A une époque plus rapprochée de nous, l'empereur

Napoléon III, qui faisait chaque année une saison à Plombières, fit construire plusieurs édifices, notamment les Nouveaux Thermes et l'église actuelle, et contribua grandement à faire de cette station thermo-minérale l'une des premières de la France.

Bien que son origine soit très ancienne, la ville semble de création toute récente.

Les habitations parfaitement alignées, ornées de balcons nombreux et légers, semblent toutes neuves. On n'y remarque aucun édifice rappelant les souvenirs de l'antiquité.

En dehors des établissements thermaux dont nous parlerons tout à l'heure, l'église est le seul monument intéressant, bien que moderne.

Commencée en 1858, elle a été terminée en 1861. Construite dans le style ogival, elle possède trois nefs, s'ouvrant en un vaste transept. La flèche dont la base repose sur une tour pentagonale, s'élance gracieusement dans les airs à une hauteur de soixante mètres.

Mais c'est surtout par ses environs que le séjour de Plombières est agréable. De quelque côté que l'on dirige ses pas, on trouve des promenades nombreuses, pittoresques et variées. Pour les baigneurs et les touristes qui ne redoutent pas la fatigue, des sentiers escarpés conduisent sur les hauteurs voisines, d'où la vue embrasse de jolis panoramas.

Le Calvaire, la vallée des Rochers, la citerne aux Ours, la loge des Vaches, glacière naturelle de la forêt du Ban, le saut des Pères, la roche du Tonnerre, la fontaine du Renard, le moulin Joly, la fontaine Guizot, la fontaine Pauline, les Feuillées, le val d'Ajol, etc. sont autant de buts de promenades, d'autant plus agréables que quelques heures suffisent pour s'y rendre et en revenir.

Ne pouvant tout visiter, nous nous bornons à une excursion à la *Feuillée Dorothée*. A 1 heure, des voitures viennent nous prendre à l'hôtel pour nous y conduire.

Pour ceux qui n'ont pas encore eu le plaisir de visiter Plombières, le terme de *feuillée* éveillera sans doute l'idée d'une salle de verdure, avec un dôme de feuillage et des rangées d'arbres symétriquement taillés et plantés. Il n'en n'est pas ainsi cependant. Dans les Vosges ce mot a une tout autre signification, qu'il doit à son origine.

Autrefois, les promenades aux environs de Plombières se faisaient dans des chars traînés par des bœufs. La course était peu rapide; et pour atténuer les rigueurs du soleil, on prenait la précaution de garnir les chariots d'une toiture de feuillage. En raison de cette coutume, on donnait le nom de *feuillée* à une partie de plaisir ou une excursion faite dans la campagne; et, par extension, aux endroits où l'on avait l'habitude de faire ces excursions.

La plus célèbre est la feuillée Dorothée qui fut surtout mise en faveur par l'Impératrice Joséphine.

Pour s'y rendre, on monte la route de Luxeuil jusqu'à l'endroit où un poteau indique la direction à suivre. Au bout d'une demi-heure à peine, on arrive sur une magnifique terrasse. C'est là que se trouve la chaumière de Dorothée Vançon, poète et marchande d'épinettes, qui eut autrefois une grande renommée, et qui donna son nom à la Feuillée.

De cet endroit l'œil découvre de vastes plaines, de sombres forêts de sapins, de gracieuses vallées encadrées par des montagnes, sur les flancs desquelles s'étagent de belles fermes, des chaumières et d'élégantes villas. Dans le fond on aperçoit le val d'Ajol, et le coquet village de Laître, traversé par une petite rivière, la Combauté, qui apparaît semblable à un filet d'argent.

Ce village a une certaine renommée, au point de vue médical, ou, pour mieux dire, de l'empirisme. C'est en effet le berceau de la célèbre famille des Fleurot qui, de père en fils, ont depuis sept générations la réputation de réduire avec une dextérité remarquable les fractures et les luxations. Ces célèbres rebouteurs ont, de tout temps, joui d'une très grande considération dans le pays et même dans les villes voisines. On raconte même que le duc de Lorraine les avait autorisés par lettres patentes à exercer leur art dans toute l'étendue de ses États, et qu'il leur permettait de se faire accompagner par la maréchaussée pour les protéger contre la jalousie des chirurgiens.

Pendant que nous nous reposons quelques instants sur la terrasse, admirant le beau panorama qui se développe à nos pieds, nous feuilletons les curieux albums où Dorothée Vançon écrivait ses poésies, et sur les feuillets desquels de nombreux personnages illustres ont apposé leurs signatures.

Pauvre Dorothée ! Elle n'existe plus aujourd'hui; mais son nom donné à la Feuillée perpétuera son souvenir, plus que ne l'auraient fait ses inspirations poétiques.

A 4 heures, nous rentrons à Plombières, pour nous rendre immédiatement au Grand-Hôtel où nous attendent les membres du Conseil d'administration de la Compagnie des Thermes et les médecins de la station. Nous visitons aussitôt le parc, et les établissements thermaux.

Plombières est une ville privilégiée au point de vue de ses eaux minérales. Les sources froides ou chaudes, ferrugineuses ou savonneuses y abondent. On en trouve dans les montagnes, dans les rochers, dans les promenades, dans les maisons, dans les rues. C'est également l'une des stations où il existe le plus d'établissements thermaux. On en compte six principaux alimentés par de nombreuses sources à une température variant de + 10 à + 69° centigrades. Ce sont les nouveaux Thermes (ancien bain Napoléon); le bain Stanislas; le bain National; le bain Tempéré; le bain des Capucins; le bain Romain et le bain des Dames. Il existe en outre plusieurs buvettes, parmi lesquelles nous citerons celles qui sont établies aux sources des Dames et du Crucifix.

Les nouveaux Thermes, véritable palais de marbre et de

granit, sont situés à l'ouest de la ville, entre les deux grands hôtels avec lesquels ils communiquent. C'est aujourd'hui l'établissement le plus grand et le plus somptueux de tous ceux de Plombières. Il portait autrefois le nom de bain Napoléon. Il renferme soixante cabinets pourvus de tous les appareils balnéaires connus. Ceux du rez-de-chaussée s'ouvrent sur une vaste nef de 55 mètres de longueur et de 11 mètres de hauteur.

Le bain Tempéré a été construit par ordre du roi Louis XV. Il contient quatre grandes piscines en marbre, seize baignoires, plusieurs cabinets de douches et cinq vestiaires.

Le bain des Capucins communique avec le précédent par un passage voûté. Il se compose d'une vaste salle carrée, et voûtée en ogive, contenant une grande piscine divisée en deux compartiments.

Le bain National est situé en face des deux précédents. Commencé sous le premier Empire, il fut terminé sous Louis XVIII. Avant la construction des nouveaux Thermes, c'était la partie la plus considérable de l'établissement thermal. Il possède quatre piscines, quarante cabinets et des salles de douches. Dans un pavillon voisin se trouve *le bain des Princes* où l'on remarque deux vastes baignoires de forme antique, recouvertes de marbre vosgien et construites pour l'impératrice Joséphine.

Au-dessous du bain National sont placées les étuves de l'Enfer, avec des cabinets, des boîtes à vapeur et d'autres appareils.

Le bain Romain est situé au milieu de la chaussée de la rue Stanislas. Construit sur les ruines d'un therme romain, il remplace une sorte de lac où cinq cents personnes pouvaient se baigner à l'aise. C'est le plus ancien établissement thermal de Plombières. Il consiste en une élégante galerie, en sous-sol, surmontée d'une vitrine qui a l'aspect d'un dôme oblong. On y descend par deux escaliers. Le sol, dallé en marbre des Vosges, est constamment chauffé par une source thermale. Les cabinets de bains sont revêtus pour la plupart en marbre blanc.

Le bain des Dames, ancien bain de la Reine, sur la rive gauche de l'Eaugronne, se divise en deux parties distinctes : le rez-de-chaussée, aujourd'hui consacré aux malades de l'hôpital, et le premier étage, communiquant de plein-pied avec la rue de l'Église.

Le bain Stanislas est installé dans la maison des Dames. C'est là que se trouvent les sources les plus chaudes, et des étuves établies sur l'emplacement de l'ancienne étuve romaine, dont les vestiges ont été conservés. La superficie en est de 150 mètres carrés. Ces étuves sont réputées parmi les plus belles des stations thermales. Dans l'angle nord-est, on voit plusieurs sources chaudes qui sortent du granit, et un énorme robinet de bronze enfoui en cet endroit depuis des siècles.

Après la visite de tous ces établissements, nous faisons une courte promenade dans le magnifique parc qui s'étend en avant des Grands Hôtels, et dont la création est due à Napoléon III. C'est un grand jardin dessiné à l'anglaise, dont les allées aboutissent à un petit lac, sur lequel se promènent majestueusement des cygnes d'une éclatante blancheur.

Nous assistons ensuite, dans un des splendides salons des Grands Hôtels, à la conférence, qui nous est faite par M. le Dr Liétard.

A 8 heures, un magnifique banquet nous est offert au Grand-Hôtel par le Conseil d'administration de la Compagnie thermale. Tous nos confrères de la station y assistent.

Pendant tout le temps du dîner, la Fanfare municipale exécute les meilleurs morceaux de son répertoire, dans le parc, sous les fenêtres mêmes de la salle à manger.

Au dessert M. le Dr Liétard prend le premier la parole, et porte un toast chaleureux à la Société française d'Hygiène, « qui a eu l'heureuse initiative des Caravanes hydrologiques ».

Après lui, M. Gentilhomme, au nom du Conseil d'administration, remercie les membres de la Caravane de leur visite et boit à la santé... des malades de la station.

M. le Dr de Pietra Santa remercie à son tour, en notre nom, le Conseil d'administration et nos confrères de Plombières, de leur excellent et cordial accueil; il forme des vœux pour la prospérité de cette belle station qui « mérite d'être classée parmi les plus heureuses de notre chère France ». Il termine en saluant notre vice-président qui, rappelé à Reims par des devoirs de famille, est obligé de nous quitter le lendemain.

M. le Dr Henrot répond en quelques mots : « Lorsque je me suis joint à vous, je ne connaissais point la Caravane hydrologique. Je la connais aujourd'hui, et je n'hésite pas à déclarer que c'est une institution excellente sous tous les rapports. On fait aujourd'hui des *leçons de choses*, je ne sais pas pourquoi on ne ferait pas des Caravanes de thérapeutique.

» Je bois donc à celui qui en a eu l'initiative, à notre Président, qui, depuis notre première journée de voyage, a dépensé tant de zèle pour nous diriger et être utile à tous; je bois aussi aux organisateurs, et à notre secrétaire qui s'est acquitté de sa tâche ingrate à la satisfaction générale ! »

Enfin, après un toast porté par M. le Dr Liétard aux médecins étrangers qui font partie de la Caravane, M. le Dr d'Ancona, au nom de ces derniers, boit à la gloire de la France, « ce pays hospitalier, sur le sol duquel tout étranger se sent chez lui » !

La soirée se termine au Casino où nous assistons à un agréable concert.

Le lendemain, 25 août, nous nous mettons en route pour Bussang.

**Remiremont. — Saint-Maurice. — Bussang.**

Pour se rendre, par le chemin de fer, de Plombières à Saint-Maurice, la station la plus rapprochée de Bussang, il faudrait faire un long détour, et passer par Aillevilliers, Épinal et Remiremont. Ce serait un trajet de 111 kilomètres.

On arrive au contraire beaucoup plus directement, et plus vite, en se faisant conduire par voiture de Plombières à Remiremont, où l'on reprend le chemin de fer pour Saint-Maurice. Ce parcours, qui est de 13 kilomètres seulement, offre un autre avantage : il est effectué par une route charmante, à travers des sites très pittoresques.

On sort de Plombières par la promenade des Dames, et après avoir tourné le Calvaire, on remonte la riante vallée de l'Eaugronne, dont on côtoie la rive droite pendant quelques instants. Bientôt on arrive à la belle forêt de Humont, qui borde la route et dont les frais ombrages abritent contre les brûlants rayons du soleil.

En moins d'une heure, on atteint les sommets des hauteurs qui séparent Plombières de Remiremont, et l'on jouit alors d'une vue magnifique sur le vallon. Au pied du versant nord-est de la colline, on aperçoit cette dernière ville au milieu de belles prairies sillonnées par de nombreux cours d'eau qui se jettent dans la Moselle. Le fond du tableau est formé par un cercle de montagnes couvertes çà et là de sapins au sombre feuillage et de rochers granitiques dépourvus de végétation. La plus haute de ces montagnes, dont la cime présente la forme d'un cône, est le Saint-Mont, l'antique Mont-Habend, sur lequel les Romains avaient établi un de leurs camps.

Partis de Plombières à 6 heures du matin, nous faisons notre entrée dans la *Coquette des Vosges*, comme on appelait autrefois la ville de Remiremont, à 7 heures et demie. Nous ne prenons que le temps nécessaire pour déposer nos

HÔTEL DES SOURCES MINÉRALES
de BUSSANG (Vosges)
HYDROTHÉRAPIE
ROYET

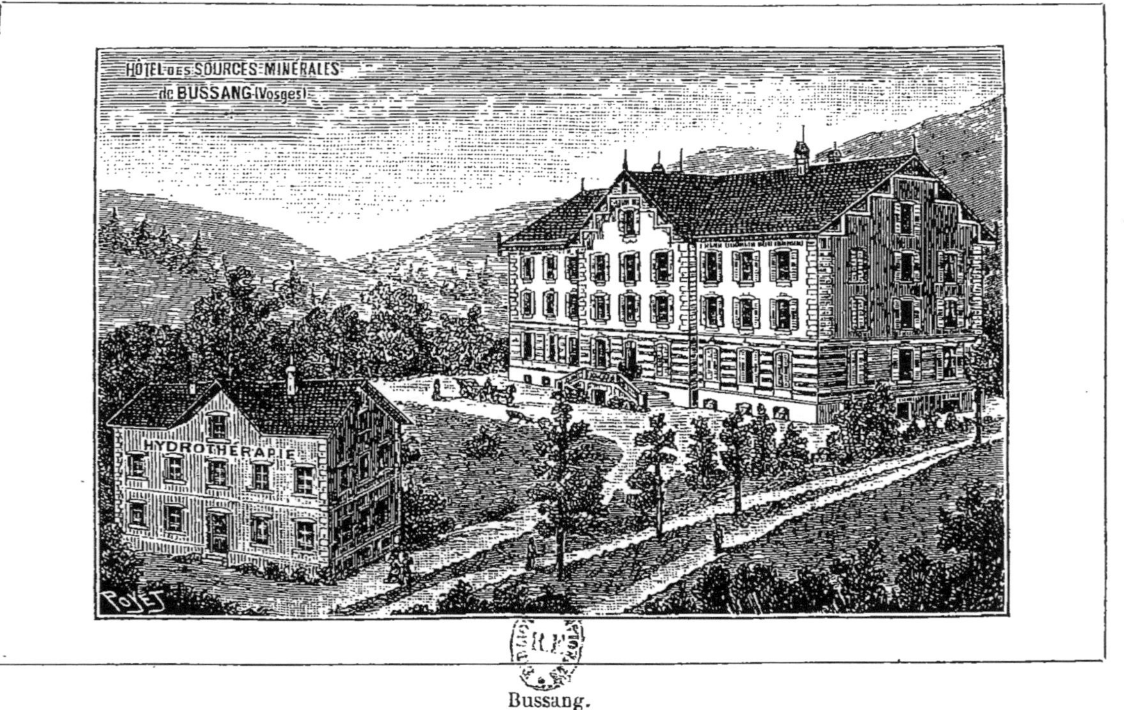

Bussang.

bagages à l'hôtel de la Poste, et nous gagnons immédiatement la gare, où nous retrouvons M. le Dr Zeller, médecin inspecteur de Bussang, qui est venu se joindre à nous.

A 9 heures du matin, nous arrivons à Saint-Maurice. Des voitures nous attendent à la gare.

Il semble que nous nous retrouvions au milieu des grandioses paysages de la Suisse.

Le village de Saint-Maurice que nous ne faisons d'ailleurs que traverser, se trouve situé dans une sorte d'entonnoir formé par trois montagnes arrondies. Ce sont les ballons d'Alsace, Gunon et de Servance. Sur ces montagnes, la nature sauvage apparaît. Point de forêts, point de maisons, point d'habitations; à peine quelques abris pour les bergers.

Le ballon d'Alsace (1,250 mètres) que nous laissons derrière nous, en quittant Saint-Maurice, est celui qui est le plus visité par les touristes. Du sommet, la vue s'étend, d'un côté, sur les plaines de l'Alsace, le Rhin et la forêt Noire; de l'autre côté, sur les cimes du Jura que domine la chaîne des Alpes.

La distance de Saint-Maurice à Bussang est de 4 kilomètres à peine. Bientôt on pourra la franchir en chemin de fer. Nous avons pu remarquer, en effet, les jalons qui indiquent le tracé de la nouvelle voie ferrée. Le projet a donc déjà franchi les limites des études préliminaires, et l'on ne peut que souhaiter sa prompte exécution.

A notre arrivée à Bussang, nous sommes reçus par M. Claude, Président du Conseil d'administration de la Société des Eaux, et par M. le Dr Onimus, médecin de la station, auxquels nous sommes présentés par M. le Dr Zeller. Ces messieurs, après nous avoir souhaité cordialement la bienvenue, nous conduisent immédiatement à l'Hôtel des Sources, où un excellent déjeuner, offert par le Conseil d'administration, nous est servi par d'élégantes jeunes filles en costume bernois. Mme Claude nous fait l'amabilité de se joindre à nous, et se place à table à la droite de notre Président.

Le village de Bussang acquiert chaque jour une importance plus grande, grâce à son industrie cotonnière et à ses eaux minérales, grâce surtout aux sacrifices que la Compagnie des Eaux a faits depuis quelques années pour la construction et l'aménagement d'installations propres à recevoir et à héberger les touristes et les buveurs.

« Lorsque j'ai visité Bussang, écrivait en 1855, le Dr Constantin James, dans son *Guide pratique aux eaux minérales*, l'établissement thermal n'était qu'une méchante petite masure, et tout le personnel médical consistait en deux bonnes femmes occupées à mettre l'eau minérale en bouteilles. »

Combien cette situation est modifiée aujourd'hui! L'Hôtel des Sources, construit par la Compagnie des Eaux, peut rivaliser avec les plus beaux hôtels de nos grandes stations. Placé dans un site charmant, au pied des hautes montagnes qui surplombent le col de Bussang, entouré de jardins dessinés avec art, il peut recevoir près de 200 personnes. De plus, à deux pas de la source Marie, se trouve un établissement balnéaire qui, bien que modeste encore, possède plusieurs cabinets de bains d'eau minérale, des bains aromatiques, et de plus, pour des douches, les appareils les plus complets et les plus perfectionnés.

Après le déjeuner, nous prenons le café sous une tente installée dans les jardins de l'hôtel et ornée de faisceaux de drapeaux tricolores. Dans une charmante causerie, M. le Dr Zeller nous fait l'historique de Bussang et de ses sources minérales.

Ces sources sont au nombre de trois. Elles sont situées à 2 kilomètres environ du village. La principale est conservée dans une charmante habitation abritée par une rangée de tilleuls. Elles étaient complètement inconnues des Romains.

Les premiers habitants de Bussang étaient d'ailleurs fort

misérables, et travaillaient dans des mines de cuivre qui n'existent plus aujourd'hui. C'est en 1650 seulement qu'on a commencé à avoir quelques notions sur les sources. En 1705, la limpidité de leurs eaux était encore troublée par le piétinement des chevaux et de leurs gardiens; mais à cette époque le duc Léopold leur fit, le premier, construire un pavillon sous lequel elles se réunirent dans un bassin taillé en ovale, et environné d'un banc de pierre pour les buveurs. En 1720, un médecin, Michel Tournay, était attaché à la direction des Eaux.

Le premier travail publié sur les eaux de Bussang date de 1680; c'est une thèse inaugurale du Dr Bachet. Didelot, médecin de la Lorraine, contribua également à les faire connaître.

En 1825, les sources furent mises en vente et adjugées pour 23,000 francs à Sylvain Mourot, juge de paix à Ramonchamp, et François Tocquaine, avoué à Remiremont. Il n'y avait alors que deux sources.

La source Marie a été découverte accidentellement, en 1835, par des ouvriers qui venaient s'y désaltérer. Elle se trouvait alors dans le lit même de la Moselle.

C'est des héritiers de la famille Tocquaine que la Compagnie des Eaux minérales de Bussang a acheté les sources en 1879. Au moment de l'achat, le chiffre moyen des expéditions était de 400,000 bouteilles par année. Il dépasse actuellement un million de bouteilles.

M. le Dr Onimus devait prendre la parole après M. Zeller, pour nous entretenir des applications thérapeutiques des eaux de Bussang. Il s'en trouve empêché par une extinction de voix. Mais il a pris soin de faire imprimer la causerie conférence qu'il se proposait de nous faire, et il distribue à chacun de nous une petite brochure portant pour titre : « *Notice offerte par le Dr Onimus à Messieurs les Membres de la Caravane hydrologique, à Bussang, le 25 août 1888.* »

Après avoir applaudi M. le Dr Zeller, nous allons

visiter les sources de l'établissement thermal, sous la conduite de M. le Dr Onimus et de M. Claude. Nous faisons ensuite une courte promenade pour admirer les sites pittoresques qui nous entourent.

La situation de Bussang, au centre du massif montagneux des Vosges, et à quelques kilomètres des vallées les plus riches et les plus pittoresques de l'Alsace, en fait un séjour des plus attrayants. On peut y faire chaque jour de charmantes excursions, et des ascensions qui se font en moins de vingt-quatre heures. Nous citerons notamment : les Ballons de Servance et d'Alsace, le Pic des Russiers, le Drumont, le Rouge-Gazon et le Lac des Perches, le Grand-Ventron, la gorge sauvage de Noire-Goutte, etc. etc.

A cinq cents mètres environ de l'Hôtel des Sources, se trouve la frontière qui nous sépare aujourd'hui de nos frères d'Alsace. Elle est formée par un tunnel de cinq cents mètres de longueur, creusé dans le rocher pour livrer passage à la route. Au milieu du tunnel se trouve la borne frontière.

A une très faible distance de cet endroit, on rencontre les sources de la Moselle, que le village de Bussang, par sa situation géographique, est chargé de garder comme une sentinelle vigilante.

A 4 heures et demie, nous remontons en voiture pour regagner la gare de Saint-Maurice, accompagnés par MM. Claude, Onimus et Zeller. Avant d'entrer dans le village, on nous fait remarquer la vallée des Charbonniers, qui a sa renommée comme les fameux maquis de la Corse.

C'est un site sauvage caché dans les bois. Autrefois une colonie, formée de familles allemandes et suédoises s'y était réfugiée. N'ayant aucune relation avec le dehors, s'isolant complètement au milieu de la population vosgienne, ces familles conservaient leurs mœurs, leurs habitudes, leur langage. Elles se considéraient comme propriétaires des lieux où elles s'étaient fixées; elles

les exploitaient sans souci de la loi française. Il en résultait de fréquents délits que la garde forestière était obligée de constater, et qui eurent parfois de funestes résultats.

A 5 heures 36 minutes, nous rentrons à Remiremont où nous devons dîner et passer la nuit.

Ici se place un petit incident. Bien que nos logements aient été retenus à l'avance à l'hôtel de la Poste, on ne peut nous y placer tous. Le propriétaire a dû retenir des chambres plus ou moins confortables dans des maisons particulières. Seuls les Drs Roussel et Gyoux, Mme Boisgard et sa belle-fille arrivés les premiers, trouvent à se caser à l'hôtel. Six autres d'entre nous découvrent une espèce de grenier, dont ils font un vaste dortoir.

Quand le Dr Boisgard se présente, il est trop tard, il n'y a plus place pour lui; on le relègue loin de sa famille.

Et nous voilà tous courant la ville, nos billets de logement à la main, comme de simples militaires!

M. et Mme Carnet d'Orni trouvent une chambre à laquelle ils n'ont accès que par une échelle de meunier. Le Président et le Secrétaire de la Caravane s'installent dans une pièce sombre et humide, au fond d'une cour, et sont obligés de réclamer un supplément de couvertures. Le D[r] Le Baron, en arrivant dans le logis qui lui est destiné, se précipite à la fenêtre pour donner un peu d'air. Horreur! la fenêtre donne sur un laboratoire de charcutier! M. et Mme Cabanès sont logés presque à l'extrémité de la ville. Ils assurent qu'ils vont être obligés de semer, comme le Petit Poucet, des cailloux sur leur route pour retrouver leur chemin.

Le Secrétaire paraît désolé de cet incident; les autres, au contraire, ne font qu'en rire. Bah! on songe bien à se plaindre quand on voyage en caravane!

On se retrouve d'ailleurs pour dîner à l'hôtel de la Poste. Et puis, la nuit est courte, car on se lève de bonne heure le lendemain, pour visiter la ville avant le départ.

Les souvenirs et les monuments historiques abondent à Remiremont, dont l'origine est fort ancienne. Mais, en raison du peu de temps dont nous disposons, nous devons nous borner à la visite du palais abbatial et de l'église.

Le palais abbatial, qui renferme aujourd'hui le tribunal, la mairie et la bibliothèque publique, a été construit en 1750 par Anne-Charlotte de Lorraine. Détruit presque entièrement, en 1870, par un incendie, il a été reconstruit depuis dans le style primitif.

L'église, qui dépendait autrefois de l'abbaye, n'a pas eu heureusement à souffrir de cet incendie.

## Gérardmer.

Le 26 août, à 7 heures du matin, nous nous mettons en route pour Gérardmer, où des voitures nous conduisent.

On peut appliquer au trajet de Remiremont à Gérardmer ce que nous avons dit de celui de Plombières à Bussang. Il est inutile de songer au voyage en chemin de fer. Il faudrait en effet passer par Arches, et la distance est de 58 kilomètres; il ne faut pas moins de quatre heures pour la franchir, en raison du temps perdu à attendre la correspondance des trains. En voiture, au contraire, le trajet, beaucoup plus court, s'effectue en moins de trois heures.

Et il y a des gens qui soutiendront encore que le chemin de fer raccourcit les distances!

La route est d'ailleurs charmante. Après avoir traversé la Moselle, on arrive au pied du Saint-Mont, dont nous admirions les sommets en venant de Plombières. Quelques instants après on atteint le village de Saint-Amé. A gauche de la route se trouve un petit sentier qui conduit au saut de la Cuve, belle cascade, formée par la rivière de Belliard et entourée d'une sombre ceinture de sapins. Après avoir traversé les villages de Vagney et de Sapois, on aperçoit

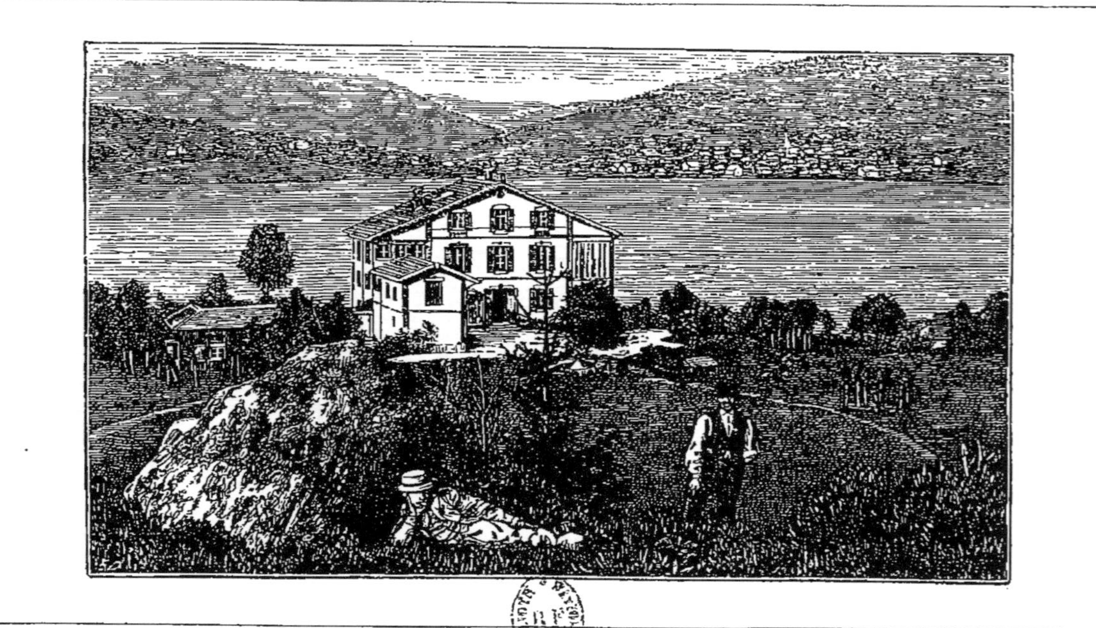

Gérardmer (Le lac).

sur la droite de la route un chemin qui conduit en quelques minutes au saut du Bouchot, haut de quarante mètres environ et composé de trois cascades qui se précipitent, du sommet de quatre étages de granit, dans un même gouffre, pour se perdre ensuite dans la vallée.

A partir de ce moment, la route devient plus pittoresque et plus riante à la fois. Après avoir passé devant la roche des Ducs, elle serpente au pied de la belle colline des Truches. On traverse ensuite une magnifique forêt, pour arriver par une pente assez rapide à Gérardmer, dont on aperçoit de loin le lac et les charmantes villas élevées sur ses bords.

Situé au pied des Vosges occidentales, dans un large bassin orné de montagnes et de forêts, Gérardmer est une petite ville parfaitement bâtie et de création récente. Les maisons y sont largement espacées, entremêlées de places nombreuses, de jardins et de prairies. D'abondantes fontaines jaillissent de toutes parts. Tout semble avoir été réuni dans ce site merveilleux pour inspirer le peintre aussi bien que le poète.

Il n'y existe aucune source d'eaux minérales ou thermales; mais grâce à l'air salubre qu'on y respire, au calme paisible dont on y jouit, aux ravissantes promenades que l'on peut faire chaque jour sans fatigue dans les environs, les personnes qui, sans être malades, ont besoin de repos, et surtout, les enfants chétifs ou anémiés, retirent d'un séjour dans cette station de grands profits au point de vue de leur santé.

On peut, en outre, y trouver un excellent adjuvant au traitement des eaux minérales des Vosges. Après les quinze ou vingt jours passés à Vittel, à Contrexéville, à Martigny, à Plombières ou à Luxeuil, les malades compléteraient leur cure avec fruit, en venant se reposer une semaine ou deux à Gérardmer.

Quant aux voyageurs et aux touristes, ils y accourent en foule chaque année, attirés par le désir de connaître une contrée si curieuse à tant de titres.

Le lac de Gérardmer, le plus considérable des Vosges, n'a pas moins de 116 hectares d'étendue, sur une profondeur de trente à quarante mètres environ. On peut en faire le tour en une heure et demie, par de jolis sentiers et un quai planté d'arbres.

Est-ce la Suisse que nous retrouvons dans ces lieux enchanteurs? A cette question l'on peut répondre : Oui et non!

Voici bien, en effet, les lacs aux eaux limpides et azurées, les montagnes boisées, les roches abruptes qui percent le sol, les moutons de Gérardmer comme on les appelle dans le pays! Voici les cascades s'échappant en bonds impétueux des fissures du granit!

Mais l'aspect de ces sites pittoresques, s'il est moins grandiose qu'en Suisse, est aussi moins sauvage; tout y est plus riant et plus gai. Les pics neigeux ont fait place à des sommets couverts d'une végétation luxuriante.

La couleur sombre des sapins est atténuée par celle des vertes prairies qui s'étagent çà et là. Partout, jusqu'aux plus hauts sommets, de magnifiques bruyères semblent recouvrir le sol d'un tapis éclatant qui réjouit la vue.

En comparant ces sites à ceux que nous admirions huit jours auparavant, notre émotion est moins grande, sans doute, mais assurément plus douce.

Dans le chapitre précédent, quand nous parlions de l'entrée des gorges de la *Via mala*, nous citions la phrase que Dante traçait sur les portes de l'Enfer. Celui qui entre pour la première fois dans la vallée de Gérardmer, croit au contraire voir s'ouvrir devant lui les portes d'un véritable paradis terrestre.

A 11 heures nous arrivons à l'hôtel de la Poste où le Dr Greüell nous souhaite la bienvenue. Nous nous mettons aussitôt à table, et, pendant notre déjeuner, nous entendons les frais éclats de rire des bébés qui jouent dans le parc. Car Gérardmer est fréquenté surtout par les familles; c'est le pays des enfants qui viennent en quelques jours y reconquérir les couleurs roses que l'air vicié des grandes villes leur a fait perdre.

Après le déjeuner, le Dr Greüell nous fait visiter l'établissement hydrothérapique qu'il a fait construire dans le parc même de l'hôtel. Ce sont des sources venant directement de la montagne qui sont employées pour l'hydrothérapie. Tout y est coquettement installé. Une piscine pouvant contenir quinze à vingt personnes sert pour les bains, et les appareils les plus perfectionnés sont employés pour l'administration des douches de toutes catégories.

A 3 heures, nous remontons en voiture.

Il nous est impossible de décrire ici tous les sites remarquables et les paysages attrayants qui se trouvent dans les environs. Ils sont si nombreux, qu'il nous aurait fallu plusieurs journées pour les visiter, et nous disposons à peine de quelques heures ! Le glacier de Kethoff, la Schlucht, le Hohneck, la montagne la plus élevée des Vosges, sont, pour ceux qui séjournent pendant plusieurs jours dans cette contrée, les buts d'excursions les plus pittoresques. De quelque côté qu'on se dirige, on est sûr de trouver un panorama toujours nouveau, et toujours plus grandiose.

Lorsque le programme de la Caravane a été établi, il avait été décidé que nous prendrions le chemin de fer à Gérardmer, pour nous diriger sur Epinal et Vittel. Le Dr Greüell nous proposa de modifier notre itinéraire.

« Gardez pour la journée, nous écrivait-il, les voitures qui vous auront amenés de Remiremont, et après avoir déjeuné ici, vous pourrez vous faire conduire jusqu'à la station de Kirchompré, en passant par la vallée de Longemer et de Retournemer. Vous ferez ainsi la plus délicieuse promenade que l'on puisse rêver. »

Nous avons suivi le conseil, et il faut avoir fait cette ravissante excursion pour apprécier combien notre excellent confrère était bien inspiré en nous le donnant.

Le chemin suit en partie les forêts de sapins gigantesques de l'étroite vallée de la Vologne. Bientôt on arrive au lac de Longemer. Bien qu'il soit beaucoup moins vaste que celui de Gérardmer, ce lac, d'une étendue de 75 hectares, forme un endroit ravissant, bien fait pour tenter le pinceau du peintre. Flanqué de deux hautes montagnes qui semblent fatiguer les airs, et dont l'une s'élève en droite ligne, il a, comme paysage, une importance qui fait oublier son peu d'étendue.

Sur une languette de terre qui s'avance au milieu des eaux, s'élève la chapelle de saint Florent, lieu de pèlerinage célèbre dans le pays.

En arrivant à l'extrémité du lac, nous mettons pied à terre pour descendre au bord d'un torrent dont nous entendons le murmure incessant. C'est la cascade de Retournemer, formée par la Vologne qui, s'échappant par une profonde déchirure du rocher, vient se jeter avec fracas dans les eaux du lac de Longemer.

Nous laissons nos voitures continuer leur route, et c'est à pied que nous allons les rejoindre, en gravissant les rochers, et en suivant la Vologne, jusqu'au lac de Retournemer, qui occupe la partie supérieure du vallon. Ce petit lac semble dormir au fond d'un entonnoir entouré de montagnes couvertes de sapins. Il a une superficie de 5 hectares seulement, et une profondeur de 13 mètres. C'est une miniature, une réduction des autres. En le contournant, on trouve le chemin des Dames qui conduit à travers bois au col de la Schlucht et au sommet du Hohneck. Nous revenons ensuite pour ainsi dire sur nos pas, pour arriver bientôt au pont de la Vologne, situé à peu de distance de Gérardmer, sur la route du Valtin, et dans la profondeur d'une vallée à l'aspect sévère. Ce pont, d'une seule arche, est audacieusement suspendu sur l'impétueuse rivière, qui se jette, en cet endroit, entre deux murailles de rochers couverts de mousse, et retombe en cascade dans une série de bassins creusés dans le granit. C'est le *saut des Cuves*, dont l'aspect change à chaque déplacement du spectateur, sans cesser d'exciter son admiration.

Une demi-heure après, nous arrivons à la station de Kirchompré, et nous prenons, à 5 heures, le train pour Épinal, où nous devons dîner et passer la nuit.

## Épinal.

Le peu de temps dont nous disposons ne nous permet pas un long séjour dans la capitale des Vosges. Aussi devons-nous nous borner à faire, dans la soirée, une courte promenade sur les quais et sur le Cours, vaste pelouse plantée de tilleuls et de platanes, dominant la limpide Moselle. Toutefois, le lendemain 27 août, quelques-uns d'entre nous, ne craignant pas de sacrifier une partie de leur sommeil, prennent, avant notre départ, le temps de se rendre au château, et à l'église paroissiale de Saint-Maurice.

L'antique château fort d'Épinal est célèbre à bien des titres. Il eut à soutenir de nombreux sièges. En 1670, il fut presque entièrement détruit par les ordres de Louis XIV, et il n'en reste plus aujourd'hui que des ruines, situées au milieu d'un merveilleux jardin, sur les flancs escarpés d'une colline entre les montagnes de la Justice et Lanfremont.

L'église Saint-Maurice est l'édifice le plus ancien de la ville. Elle date du xe siècle, mais elle a subi plusieurs agrandissements, de sorte que son architecture présente un mélange de différents styles : le plein cintre, l'ogive et le roman.

A 7 heures 17 minutes du matin, tous les membres de la Caravane hydrologique se retrouvent à la gare pour prendre le train, et à 8 heures 44 nous arrivons à Vittel.

## Vittel.

A notre arrivée, nous sommes reçus à la gare par MM. Ambroise Bouloumié, directeur de l'Établissement thermal et maire de la ville, entouré de MM. les Docteurs Patezon, médecin-inspecteur; Pierre Bouloumié et P. Rodet, médecins consultants.

Nous nous rendons immédiatement à l'Établissement qui est situé à cinq minutes à peine de la station du chemin de fer.

Vittel est placé sur le versant nord-ouest des *Petites Faucilles*, à 4 kilomètres des faîtes séparatifs des bassins de la Meuse, de la Moselle et de la Saône. Ici, la nature change pour nous d'aspect. Nous ne retrouvons plus les hautes montagnes et les rochers; quelques collines seulement, couronnées de bouquets de bois, et sur les flancs desquelles s'étagent quelques vignobles, bordent la plaine au nord et à l'ouest.

Vittel, chef-lieu de canton de l'arrondissement de Mirecourt, possède aujourd'hui une population de 1,600 habitants. Son importance était autrefois considérable; c'était en effet le chef-lieu d'un des principaux archidiaconés de l'Église de Toul. Son étendue était considérable; on n'y comptait pas moins de 180 cures, cinq abbayes, et un grand nombre de couvents et de prieurés. L'institution de cet archidiaconé remontait à une date antérieure au XII^e^ siècle.

La ville est traversée dans toute sa longueur par la rivière du Vair qui serpente au milieu de riantes prairies. Les rues sont d'une excessive propreté. Les quais bordés de beaux platanes forment un lieu de promenade agréable.

On y remarque deux églises du XV^e^ siècle récemment restaurées qui témoignent de son ancienne importance ecclésiastique.

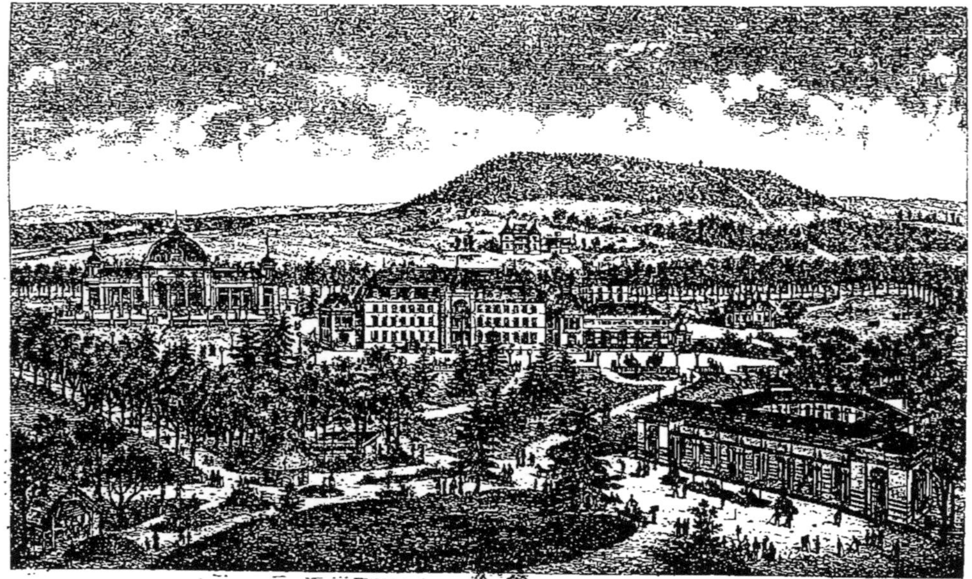

13

Vittel.

Depuis 1854, époque à laquelle M. Louis Bouloumié faisait l'acquisition des sources de Vittel, l'Établissement a subi des transformations telles qu'il serait impossible à ceux qui ont connu cette station il y a trente ans, de la reconnaître aujourd'hui. Il se composait alors d'une simple galerie en bois avec salle de buvette et salon de lecture.

On y annexa successivement plusieurs cabinets de bains et de douches; puis en 1865 fut construit le Grand-Hôtel qui existe encore aujourd'hui.

Lorsque le Directeur actuel, M. Ambroise Bouloumié, remplaça son père, il développa le succès de l'entreprise, fit bientôt l'acquisition de la *Source salée*, et aussitôt commencèrent les travaux de canalisation de plus de trois kilomètres qui permettent aujourd'hui de conduire les eaux de cette source à l'Établissement même.

En 1882, il constitua une Société anonyme qui est devenue propriétaire des sources. C'est de cette époque que date le commencement des travaux du nouvel Établissement.

Cet établissement, décoré dans le style mauresque, fut construit sur les plans de M. Charles Garnier, le savant architecte de l'Opéra de Paris et du Casino de Monte-Carlo. Citer le nom de l'architecte, n'est-ce pas faire un éloge suffisant de la construction et de ses aménagements? Tout y est luxueux et admirablement ordonné.

Les buvettes sont installées dans un vaste et élégant promenoir de 40 mètres de longueur; à l'extrémité se trouve un salon pour la correspondance, dans lequel la Société réinstalle le musée de l'établissement comprenant de nombreuses antiquités romaines. Les salles de bains, de douches et d'hydrothérapie sont confortablement établies dans une construction demi-circulaire annexée à la galerie des buvettes, Il y existe également deux pavillons de massage et de sudation avec leurs services accessoires. A une très courte distance se trouvent encore les anciens bains dont le rez-de-chaussée est occupé par de nombreux magasins de vente renfermant des spécialités du pays.

Les sources de Vittel sont très nombreuses, mais il y en a quatre seulement qui sont exploitées : la *Grande Source*, la *Source Marie*, la *Source des Demoiselles* et la *Source Salée*.

Les trois premières jaillissent dans le parc; la quatrième, ainsi que nous l'avons dit plus haut, a son point d'émergence à trois kilomètres de l'Établissement, où elle est amenée par des tuyaux en grès vitrifié, à l'abri du contact de l'air, et à une grande profondeur dans le sol.

La *Grande Source* et la *Source Salée* ont été exploitées dès la plus haute antiquité. En creusant les fondations de l'Établissement on a découvert, en effet, de nombreuses *fibules romaines*, des médailles et plusieurs *hypocaustes* ou fourneaux en briques destinés à faire chauffer l'eau minérale servant aux bains.

La *Grande Source*, appelée autrefois fontaine Gérémoy, possède sa légende.

« Elle était jadis, dit un vieux chroniqueur, un lieu maudit où on ne s'aventurait qu'en tremblant et en se signant. Il était hanté par des esprits infernaux. Le voyageur égaré la nuit, y rencontrait des gnomes, des farfadets et des menus hennequins. Des feux étincelants éclairaient leur route aérienne et permettaient de distinguer leurs hideuses figures, leurs yeux flamboyants, leurs gueules menaçantes, leurs griffes meurtrières. Chacun fuyait à leur aspect, en sorte que oncques ne pouvait savoir ce qui se passait dans leur assemblée. »

Mais où sont les neiges d'antan?

Les farfadets et les esprits infernaux ont aujourd'hui complètement disparu. Leur souvenir même est oublié et nos élégantes viennent aujourd'hui, sans crainte, boire eur verre d'eau à la *Grande Source*, et se reposent, sans terreur, au milieu de la verdure et des fleurs qui entourent le gracieux bassin dans lequel elle est captée.

Le captage gallo-romain de la *Source Salée* a été mis à nu à l'époque des nouveaux travaux, et en partie respecté.

Ces deux sources sont aujourd'hui disposées dans la salle des buvettes, de telle façon que le malade peut lui-même, et sans se baisser, remplir son verre à tous les griffons.

La *Source Marie* s'échappe d'une vasque en grès vosgien, au centre des galeries promenoirs.

La *Source des Demoiselles* est située dans le parc, à quelques mètres seulement du kiosque à musique. Elle jaillit du milieu d'un rocher formé par les dépôts ferrugineux de ses eaux.

Ce qui fait surtout le charme de Vittel pour les personnes qui viennent suivre un traitement à cette station, c'est le magnifique parc qui entoure l'Établissement. Les malades qui ont besoin de recourir aux eaux de Vittel, de Contrexéville, de Martigny ou de Sermaize, ne peuvent en général se livrer au doux plaisir des longues excursions. Il leur faut des promenades faciles et agréables, à de courtes distances.

A ce point de vue, le parc de Vittel offre toutes les ressources désirables. D'une étendue de 20 hectares, il est planté d'arbres magnifiques et traversé par le ruisseau du Vair. Ses pelouses se confondent au loin avec les prairies de la vallée. Ses vastes pièces d'eau vive peuplées de cygnes et d'oiseaux aquatiques, ses belles et larges allées, sa vacherie, les terrasses du Casino et du Grand-Hôtel lui donnent un aspect ravissant.

Après avoir visité, aux sons de l'orchestre qui joue dans le parc, l'Établissement, les salles de bains et les sources, nous nous rendons dans la salle de théâtre du Casino, où nous écoutons les conférences qui nous sont faites par MM. les Drs Pierre Bouloumié et Rodet.

Puis, nous allons déjeuner au Grand-Hôtel dans la splendide salle à manger décorée de magnifiques peintures dues aux pinceaux de MM. Rubé, Chaperon et Jambon.

Au dessert, M. le Dr Patezon, médecin inspecteur, souhaite en quelques mots pleins de touchante cordialité, la bienvenue aux membres de la Caravane hydrologique. M. le Dr de Pietra Santa lui répond en buvant à la prospérité de l'Établissement de Vittel, et félicite M. Ambroise Bouloumié des transformations apportées dans cet établissement, grâce à ses persévérants efforts.

M. Rabaud, membre du Conseil d'administration, remercie, au nom du Conseil, notre Président, des paroles qu'il vient de prononcer.

« Les personnes qui viennent en traitement ici, ajoute-t-il, sont atteintes de maladies dont on ne guérit pas, mais que l'on est heureux de conserver le plus longtemps possible.

» Les Bouloumié ont fait la station de Vittel, et je reporte sur eux tout le mérite de nos succès. Vous pouvez envoyer ici vos malades en toute confiance. Nous les soignerons le mieux possible; Dieu et les eaux feront le reste. »

Après le déjeuner, nous allons prendre le café dans le vaste atrium du Casino, d'où l'on jouit d'une belle vue sur le parc.

Le Casino de Vittel, une des plus belles œuvres de M. Charles Garnier, domine la ville, la gare et toutes les campagnes environnantes. Il est précédé d'une terrasse monumentale, à laquelle on accède par un large escalier situé dans l'axe même de l'avenue qui traverse le parc dans toute sa longueur. Il se compose :

1° De l'atrium dans lequel sont placés des tables de consommation et des jeux de toutes sortes;

2° A droite, d'une galerie sur laquelle se dégagent une vaste salle de billard et un salon de lecture et de conversation;

3° A gauche, d'une galerie semblable sur laquelle s'ouvrent les salons du cercle;

4° Au fond, d'une belle salle de théâtre.

A 2 heures 1/2, nous regagnons la station du chemin de fer, accompagnés par les médecins et les membres du Conseil d'administration. A la gare, ces Messieurs nous distribuent des brochures, des cartes et des photographies, et à 2 heures 47, nous partons pour Contrexéville où nous arrivons en moins de quinze minutes.

### Contrexéville.

Au moment où le train entre en gare, nous entendons retentir des échos harmonieux. C'est la fanfare de la ville venue jusqu'à la gare et rangée sur le quai, pour saluer notre arrivée. En descendant du train, nous nous inclinons devant sa bannière qui représente le drapeau de l'Alsace-Lorraine.

M. Mouhot, directeur de l'établissement; notre collègue le Dr Debout d'Estrées, médecin inspecteur; M. Collignon, sous-préfet de Mirecourt, entourés de MM. Boichot, Boursier, Aymé, Thierry, Mabout, Mousteu, médecins consultants de la station, nous souhaitent la bienvenue en termes chaleureux.

Le Dr Debout d'Estrées faisait partie de la Commission d'organisation de la Caravane hydrologique, et il avait bien voulu se charger de tous les détails de notre réception à Contrexéville. Il avait déja fait ses preuves au moment de la visite de cette station par les membres du Congrès de l'Association pour l'Avancement des Sciences, et nous savions jusqu'à quel point nous pouvions compter sur lui. Mais il faut avouer qu'il a dépassé toutes nos espérances, et que, grâce à lui et au concours que lui ont prêté ses confrères du corps médical, M. Morel, maire, de la ville, et le Directeur de l'établissement, le souvenir de la journée que nous avons passée à Contrexéville, laissera dans l'esprit de tous les membres de la Caravane hydrologique une impression qui ne s'effacera pas de sitôt.

En sortant de la gare, nous sommes salués par les acclamations d'une foule nombreuse composée de baigneurs et d'habitants de la ville.

Nous nous rendons immédiatement à l'Etablissement, qui, pour la circonstance, est entièrement pavoisé aux couleurs tricolores.

Le village de Contrexéville est situé à une altitude de 342 mètres, dans un vallon étroit qui est ouvert du sud au nord, aux pieds des monts Faucilles et de leur point culminant, le Haut de Salin. Les maisons sont assises dans une plaine cultivée, où le Vair promène ses eaux vertes, retenues aujourd'hui par des travaux défensifs qui les empêchent de quitter leur lit et d'inonder les rues. Cette petite rivière, si paisible en été, devient, en effet, pendant la fonte des neiges, un véritable torrent, et plusieurs fois, elle a ravagé les belles pelouses du parc qu'elle traverse pour aller se jeter dans la Meuse.

Ici le paysage n'est ni splendide ni éblouissant, mais il n'offre non plus rien qui attriste la vue. C'est le pays de culture, avec ses prairies, ses forêts, ses collines, ses végétations luxuriantes.

Heureux, dit-on, les peuples qui n'ont pas d'histoire! Contrexéville peut être placée dans cette catégorie. Cette station, qui jouit aujourd'hui d'une réputation légitime dans toutes les contrées de l'Europe, était encore complètement inconnue, même en France, il y a moins de deux siècles.

En dehors de la tour romano-byzantine qui se dresse au-dessus de son église, on n'y trouve aucun édifice de l'antiquité.

Les eaux minérales elles-mêmes restèrent longtemps inconnues, et ce n'est qu'au milieu du siècle dernier, en 1760, que leur célébrité commença à s'épanouir sous la chaleureuse influence d'une savante dissertation de Bagard, doyen de l'Ecole royale de médecine de Nancy, qui les avait analysées.

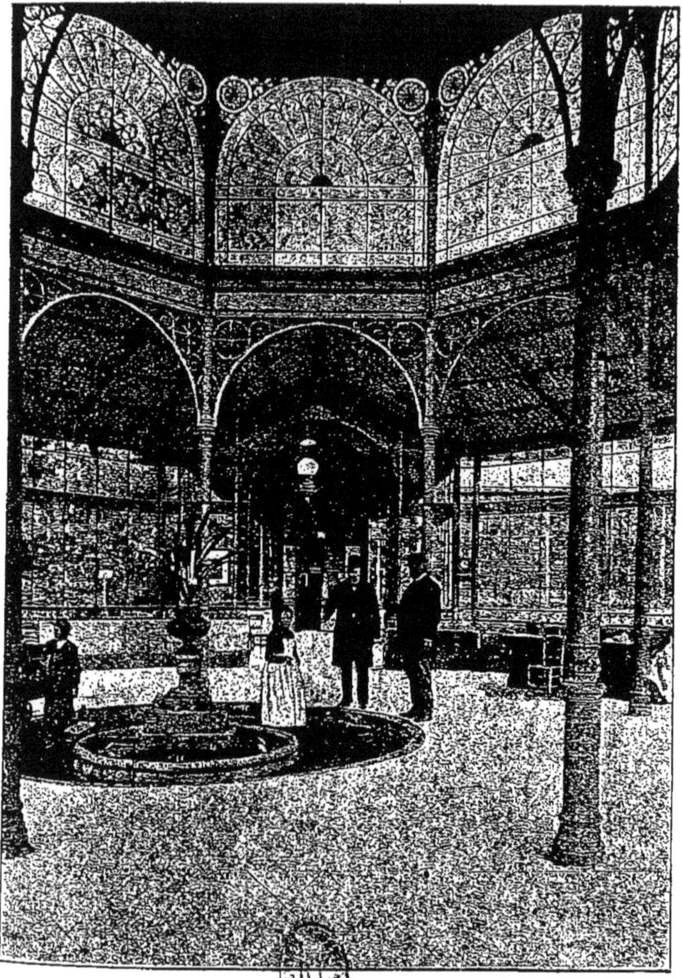



Contrexéville.

(La source du Pavillon.)

Qui n'a pas visité Contrexéville depuis une vingtaine d'années, ne le reconnaîtrait pas aujourd'hui. A cette époque, c'était un petit village où les règles les plus élémentaires de l'hygiène n'étaient rien moins que respectées. Dès qu'il survenait des pluies un peu abondantes, la petite rivière du Vair débordait, et ses eaux se répandaient un peu partout, formant des marécages insalubres. Cet inconvénient était d'autant plus grave, qu'il n'existait aucun moyen d'évacuation des immondices, et que les habitants ne se gênaient nullement pour jeter à la rivière non seulement les ordures ménagères, mais les détritus provenant du balayage, sans compter d'autres choses plus infectes encore. Les rues étaient sales, et l'on avait peu souci de leur entretien. Les sources elles-mêmes étaient captées dans de mauvaises conditions. Mais depuis, grâce aux sacrifices et aux efforts d'une intelligente administration, les réclamations du corps médical ont été entendues, des travaux relativement considérables ont été exécutés, qui ont transformé complètement cette station.

Dès 1864, on commençait ces travaux par un nouveau captage des sources, la construction d'un nouvel Etablissement de bains et de douches, l'installation d'un hôtel de premier ordre dépendant de l'établissement même, l'embellissement et l'agrandissement du parc, etc.

Puis de nouvelles routes, aussi belles et aussi viables que les allées des promenades, furent tracées. Bientôt après, de vastes et beaux hôtels remplacèrent ceux qui ne répondaient plus aux besoins de confort des malades. Des digues furent établies pour empêcher les débordements de la rivière. Enfin on construisit des égouts qui ont permis d'assainir complètement la ville et de débarrasser le Vair des immondices qu'il recevait auparavant.

Aujourd'hui, Contrexéville ne laisse plus rien à désirer sous le rapport de la salubrité.

L'Etablissement n'offre rien de saillant au point de vue de l'architecture ; mais tout y est parfaitement installé et disposé de façon à offrir aux malades une somptueuse hospitalité. Acec son ravissant parc, il occupe à lui seul presque la moitié de Contrexéville. Dès que l'on a franchi la grille qui en forme l'entrée, on remarque, sur la gauche, les bureaux et la salle à manger ; sur la droite, deux pavillons : le bâtiment des salons et le bâtiment des bains, où les malades peuvent trouver des chambres et des appartements les plus confortables. C'est dans ces deux pavillons que des logements avaient été mis gracieusement à la disposition des membres de la Caravane par M. Morel, qui est à la fois maire de Contrexéville et fermier de l'Etablissement.

En face, une élégante galerie de forme octogone, fermée par des vitrages et surmontée d'un dôme également vitré, abrite la principale source, celle du Pavillon, qui s'écoule par six robinets de cuivre dans une vasque en grès du pays. Le trop-plein de la source va se jeter dans le Vair, sous un rocher artificiel, situé dans le parc, au bout d'une allée de marronniers dont les bancs rustiques sont fort goûtés des malades pendant les chaleurs de l'été. Tout a été parfaitement disposé pour rendre l'accès de la buvette facile et commode.

La vasque de pierre qui reçoit l'eau, et les objets qu'on y plonge se recouvrent rapidement d'une couche ocracée semblable à de la rouille. Un verre plongé dans la fontaine est, en dix jours, assez recouvert de ce même dépôt pour prendre l'aspect de la rouille.

Trois belles galeries servant de promenoir aboutissent à la source, et permettent aux buveurs de se livrer à la promenade, entre chaque verre, sans être exposés aux intempéries ou aux injures de l'atmosphère.

Pendant qu'il nous fait visiter cette source, M. le Dr Debout-d'Estrées nous raconte les moyens assez ingénieux adoptés à Contrexéville par les malades, pour se rendre compte du nombre de verres qu'ils sont obligés d'absorber chaque jour, suivant les prescriptions du médecin :

L'un prend une petite branche garnie d'autant de feuilles qu'il a de verres à boire, et après l'avoir passée à sa boutonnière, il enlève une feuille, chaque fois qu'il sort de la buvette; l'autre fait à chaque verre une entaille à sa canne, qui devient à la fin de la saison le grand livre des doses ingérées; enfin un troisième achète tout bonnement un petit compteur spécial fait sur le modèle des montres d'enfants.

Voilà des moyens aussi ingénieux que pratiques! Ils ont au moins l'avantage d'être à la disposition de tous.

En dehors de la source du Pavillon, il en existe trois autres, dans le parc même de l'Établissement.

Les deux premières : les sources du Prince et du Quai, sont captées et aménagées sous une élégante marquise. Leurs eaux contiennent une quantité de fer et de magnésie un peu plus considérable que celle du Pavillon.

La troisième source, dite la Souveraine, est située au milieu d'un joli petit parc relié par un pont à l'île plantée de peupliers qui fait partie de l'Établissement. Elle s'écoule au milieu d'un bassin ovale par les becs de deux cygnes en fonte, situés à dix mètres de son point d'émergence. Son origine remonte seulement à une vingtaine d'années.

Mais en dehors des sources de l'Établissement, Contrexéville en possède plusieurs autres qui appartiennent à des particuliers, et que nous avons tenu à visiter également. Elles sont toutes situées d'ailleurs à quelques pas de l'Établissement. Elles offrent un précieux avantage : c'est que leur buvette est entièrement gratuite. Y vient boire qui veut, sans aucune espèce de rémunération. Il n'y existe aucun établissement pour les bains et les douches. Leur exploitation consiste seulement dans l'exportation.

La plus ancienne est la source Le Cler, exploitée pour la première fois en 1882. Elle émerge d'une nappe souterraine inférieure au niveau de celle qui alimente le Pavillon. Parfaitement captée à l'aide de travaux récents, elle ne fournit pas moins de 5,428 litres par jour.

La source du Dr Thierry fournit les eaux les plus ferrugineuses. Elle est captée avec le plus grand soin à 30 mètres au-dessous du sol. Son débit est de plus de 25,000 litres par jour. L'eau est mise en bouteilles, au griffon même de la source, sous la surveillance immédiate du propriétaire. La buvette comprend des promenoirs couverts et découverts entourés d'agréables jardins.

La source Mongeot a été ouverte seulement le 7 janvier 1888. C'est donc la plus récente. Son débit est de 40,000 litres par jour.

Après avoir visité l'Etablissement et les sources, ainsi que les cabinets de bains et de douches, nous nous réunissons dans le salon de lecture, où nous entendons la conférence qui nous est faite par M. le Dr Debout-d'Estrées.

Notre savant collègue exerce depuis longtemps déjà les fonctions de médecin-inspecteur à Contrexéville. Ses nombreuses publications, ses mémoires adressés à l'Académie de Médecine et aux sociétés savantes, lui rendaient facile la tâche qu'il avait acceptée, de faire aux membres de la Caravane hydrologique une conférence sur les applications thérapeutiques des eaux de cette station. Nous devons reconnaître toutefois qu'il s'est surpassé dans cette circonstance. Il a fait preuve en outre d'une grande impartialité, en ne se bornant pas à exposer seulement devant nous les résultats de son expérience personnelle, mais aussi les nombreuses observations recueillies par ses confrères de Contrexéville.

A 7 heures, a lieu dans la salle à manger de l'Etablissement, le banquet qui nous est offert par la Direction, et auquel assistent tous les médecins de la station, le sous-préfet de l'arrondissement, les propriétaires des sources particulières, et les médecins étrangers de passage à Contrexéville. Pendant le dîner la fanfare de la ville, escortée par de nombreux habitants du pays portant des torches et des lanternes vénitiennes, vient exécuter sous nos fenêtres les meilleurs morceaux de son répertoire.

Au dessert, M. le Dr Debout prend le premier la parole. Dans un discours très applaudi, il souhaite aux membres de la Caravane hydrologique d'emporter un bon souvenir de Contrexéville, et de revenir bientôt dans cette station « à la condition de n'y pas revenir pour leur santé ».

M. Mouhot, directeur de l'établissement, adresse de chaleureux remercîments à la Société française d'Hygiène, qui a pris l'heureuse initiative de ces excursions scientifiques, et boit à la santé de tous les membres de la Caravane.

M. le Dr de Pietra Santa porte un toast à la prospérité de la station. Il rappelle les importantes transformations qui se sont accomplies à Contrexéville au cours de ces dernières années. « En descendant du chemin de fer, dit-il, et à notre arrivée dans cet établissement, je ne reconnaissais plus les lieux que j'avais visités autrefois, et je me croyais transporté dans un pays inconnu pour moi. » Il termine en félicitant la Municipalité et la Direction de l'Etablissement de ces heureux changements.

M. le Dr Larosa, de Buenos-Ayres, boit au bonheur de la France, « ce pays de liberté, de civilisation, ce pays noble par excellence » !

Après le dîner, lorsque nous sortons dans le parc, nous ne pouvons retenir un cri d'admiration. La source du Pavillon et le parc tout entier sont éclairés *a giorno*. C'est un décor réellement féerique.

Nous nous rendons immédiatement dans la salle du théâtre où une représentation extraordinaire est donnée en notre honneur, par l'aimable directrice Mme Aurèle, et où nous applaudissons d'excellents artistes.

Le lendemain 28 août, à 8 heures 1/2 du matin, nous regagnons la gare et nous nous mettons en route pour Martigny-les-Bains où nous arrivons à 9 heures 11 minutes.

**Martigny-les-Bains.**

Le trajet de Vittel à Contrexéville par le chemin de fer est effectué en un quart d'heure; celui de Contrexéville à Martigny demande exactement le même temps. Le rapprochement de ces trois stations importantes, dont les eaux sont à peu près similaires, prouve la richesse de cette contrée en eaux minérales. Cette richesse devient plus évidente encore si l'on tient compte des nombreuses sources situées dans les environs et qui ne sont pas encore exploitées ou qui ont cessé de l'être. Telles sont notamment : les sources de Bulgneville, qui jaillissent d'un puits artésien, de la Neuveville, qui forment le ruisseau des Noles, les sources ferrugineuses de la Blevaincourt et de Damblain, etc., etc.

Si les eaux de Contrexéville étaient inconnues il y a moins de deux siècles, celles de Martigny ne sont réellement connues que depuis quelques années. On en faisait usage depuis un temps immémorial, mais le fer qu'elles contenaient était seul apprécié; ce qui explique le nom générique de *Fontaine au fer*, sous lequel on désignait la source unique autrefois. Ce n'est qu'en 1859 qu'un arrêté ministériel en autorisa l'exploitation, et qu'un décret la déclara d'utilité publique.

Mais alors l'exploitation était encore insignifiante. En 1868, une Société devint propriétaire de l'Etablissement et ne recula devant aucun sacrifice pour faire sortir les eaux de Martigny de l'obscurité où elles étaient trop longtemps restées. De nouveaux captages furent exécutés; les deux sources n^os^ 1 et 2, qui auparavant se confondaient en une seule, furent séparées à une distance de 5 à 6 mètres l'une de l'autre, sans que, malgré leur voisinage, il y ait à craindre aucune infiltration réciproque.

Un nouvel établissement fut construit, avec de magnifiques hôtels et des chalets pour des familles : un beau parc fut tracé ; enfin, en quelques années, des travaux considérables étaient exécutés, et permettaient à la station de Martigny de rivaliser avec les stations les plus confortables.

Au moment de notre arrivée, nous sommes salués à la gare par le Directeur de l'établissement, entouré des administrateurs, de M. le Pr Jacquemin, directeur de l'École de pharmacie de Nancy, et membre correspondant de l'Académie de Médecine, et de M. le Dr Huguet de Vanne, notre collègue de la Société française d'hygiène, qui avait bien voulu se charger d'organiser les détails de notre réception.

Nous nous rendons immédiatement à l'établissement situé entre la gare, le bureau de poste et l'église.

Martigny-les-Bains, qu'on appelait encore, il y a quelque temps, Martigny-les-Lamarche, est un coquet village de 1,300 habitants environ, majestueusement posé dans une plaine sur les bords du Mouzon. Le paysage qui l'entoure est un peu plus pittoresque que dans les deux stations précédentes. La vallée du Mouzon court du nord au sud, sans être encaissée comme sa voisine la vallée du Vair. Elle est élevée en ce point à 366 mètres au-dessus du niveau des mers, et forme un véritable plateau évasé, bien aéré, garanti de toutes parts contre les vents et les variations trop brusques, par la chaîne des Monts-Faucilles. Les collines environnantes ont leurs versants couverts de vignobles et de riches cultures ; leurs sommets sont revêtus de belles forêts de chênes alternant agréablement avec les sapins.

Tout porte à croire que Martigny fut fondé par les Gaulois ou les Gallo-Romains. On a recueilli en effet dans les fouilles faites pour les constructions, à diverses époques, des antiquités de toute nature : médailles romaines, monnaies de France, de Lorraine, d'Autriche, de Suisse et d'Espagne, sabres gaulois, etc. Les bois de Martigny recélaient beaucoup de *tumuli* qui ont été fouillés, et dans lesquels on a trouvé des fragments d'os et d'urnes cinéraires.

Les habitants de ce village jouissaient de certains privilèges. Ils étaient notamment autorisés à changer volontiers de juridiction. Ils avaient aussi des coutumes particulières ; nous en citerons une qui s'observait fidèlement à l'occasion des mariages :

« Une longue chaîne en argent ou en cuivre argenté enserrait les deux époux par le milieu du corps, lorsqu'ils allaient recevoir la bénédiction nuptiale. Le marié était obligé de fournir un gâteau qu'il jetait dans une fontaine du village (l'histoire ne dit pas si c'était la Fontaine au fer) le jour de la Purification. Alors les jeunes garçons accouraient, tournaient autour de la fontaine, se renversant les uns sur les autres et cherchant à saisir le gâteau, dans la persuasion que celui qui parviendrait à le prendre serait marié dans l'année.

» Si le nouveau marié ne se conformait pas à cette règle, il devait s'attendre à être assiégé dans sa maison par ses jeunes compatriotes, qui dressaient des échelles contre son toit pour aller démolir ses cheminées, et il ne pouvait se soustraire à cet assaut, qu'en s'engageant à payer sa dette, ou en offrant à boire aux assiégeants que les jeunes filles ne se faisaient pas faute d'encourager. »

(Ch. Charton, *Les Vosges pittoresques et historiques.*)

Le parc au milieu duquel se trouve aujourd'hui l'Établissement, a une superficie de dix hectares. Dessiné avec un goût artistique, il est traversé dans sa plus grande partie par le ruisseau de l'Aulne qui forme, sur son parcours, quelques cascades pittoresques. Il comprend les trois hôtels principaux qui, avec leurs annexes, ne contiennent pas moins de cent cinquante chambres richement meublées ; l'établissement de bains et d'hydrothérapie, le pavillon des sources, le promenoir des buveurs, le bâtiment d'expédition des eaux, la glacière, etc.

Les bains, les douches, et la salle de massage sont installés dans l'aile sud de l'établissement, et correspondent avec les chambres du Grand-Hôtel par un escalier intérieur. Dans ces conditions les baigneurs peuvent s'y rendre sans s'exposer à l'influence plus ou moins fâcheuse de l'air extérieur.

Les douches froides, chaudes ou tièdes, sont organisées d'après les systèmes les plus nouveaux, dans des salles distinctes pour les deux sexes. Une autre salle est affectée aux pulvérisations de l'eau de la Savonneuse. Enfin un service de massage, très apprécié des goutteux, complète l'établissement de bains.

Les sources actuellement exploitées sont au nombre de trois, désignées par de simples numéros d'ordre.

Les deux premières émergent à la surface du sol, à l'endroit même où elles sourdent, et remplissent deux vasques circulaires, dont les parois sont tapissées de belles conferves. Elles sont abritées par un pavillon élégant situé à quelques pas de l'établissement. Elles donnent ensemble un débit de 190,000 litres d'eau par 24 heures, à une température invariable de 12°.

La source n° 3, dite aussi *la Savonneuse*, est au nord des deux premières, à l'extrémité du parc. Son débit est si considérable qu'on pourrait utiliser comme force motrice le ruisseau qui en sort et alimente, à quelques points du lieu d'émergence, un véritable lac au milieu duquel on remarque les deux petites îles du Kiosque et des Cygnes.

L'eau qui s'en écoule, tient en suspension une matière blanchâtre composée de glairine et d'argile. Elle donne au toucher une sensation veloutée et onctueuse qui a fait donner à la source le nom de *Savonneuse*.

Après la visite de l'Établissement et des sources, nous assistons aux intéressantes conférences qui nous sont faites par M. le Pr Jacquemin, au point de vue chimique et de l'analyse des eaux, et notre savant collègue le Dr Huguet (de Vanne), au point de vue médical.

Le Pr Jacquemin est le premier qui prédit l'avenir réservé aux eaux de Martigny. Il les connaît mieux que personne, et il en a toujours fait l'objet de ses études de prédilection.

Après les conférences, nous nous rendons dans la salle à manger du Grand-Hôtel où un splendide déjeuner nous est offert par les propriétaires de l'établissement.

Cette salle à manger est une des plus belles que nous ayons vues pendant cette excursion. Construite avec un luxe tout particulier, elle attire l'admiration des touristes, par son style Louis XIII, sa cheminée monumentale, ses vitraux artistiques et ses tentures représentant des épisodes de la vie de Jeanne d'Arc.

Au dessert, M. Kieffer, l'un des propriétaires, nous trace en quelques mots l'historique de la station de Martigny. Il nous montre les efforts faits par la Société des actionnaires pour son développement et sa prospérité.

« Nous aurions voulu, ajoute-t-il, faire encore davantage. Malheureusement nous avons eu à lutter avec des difficultés locales, mais nous espérons que ces difficultés seront bientôt aplanies, et que nous pourrons alors élever notre station de Martigny au même rang que ses aînées. »

Il termine en remerciant les membres de la Caravane de leur visite.

M. le Dr de Pietra Santa porte un toast aux propriétaires de l'établissement et les remercie de leur chaleureux accueil :

« Ce qui nous plaît surtout ici, ajoute-t-il, c'est de saluer en vous l'initiative privée, qui doit être le dernier mot de notre civilisation moderne. »

Enfin M. le Dr Huguet propose en ces termes de boire à la santé de M. le Pr Jacquemin :

« Dans cette belle journée, où le plaisir de vous recevoir constitue pour nous une véritable fête, il y aurait ingratitude à ne pas rappeler le nom de celui qui a été le vrai fondateur de la station de Martigny. Qu'il me soit donc permis de porter un toast à notre savant ami, M. Jacquemin, et à la prospérité de notre station que l'on peut considérer comme son œuvre ! »

Des applaudissements unanimes accueillent cette proposition, et tous se lèvent pour serrer la main du savant Professeur qui paraît très ému de cette petite ovation.

Nous sortons ensuite de table pour aller prendre le café sur la terrasse de l'hôtel, et à trois heures, nous montons en voiture pour nous rendre à Bourbonne.

### Bourbonne-les-Bains.

Le trajet de Martigny à Bourbonne n'offre rien de particulier à signaler. La route, bordée çà et là de quelques bouquets d'arbres, court au milieu de la plaine, traversant deux ou trois villages agricoles. Une description serait ici sans aucun intérêt.

Bourbonne-les-Bains est une petite ville de 4,000 habitants environ, agréablement située, à l'extrémité du département de la Haute-Marne, sur le plateau et le versant d'une colline à pente douce, que domine dans le lointain la chaîne des Vosges.

Son origine est très ancienne, ainsi qu'en témoignent de nombreuses inscriptions gallo-romaines découvertes à différentes époques, à Bourbonne même ou dans les environs.

La ville était autrefois désignée sous le nom de *Vervona*

qui semble formé de deux mots celtes : *verv* (chaud) et *von* (fontaine). Cette étymologie serait d'autant plus rationnelle qu'elle pourrait s'appliquer également aux stations de Bourbon-Lancy et de Bourbon-l'Archambault, que la Caravane hydrologique a visitées l'année précédente, et qui possédent également des eaux chaudes.

A notre arrivée, nous sommes reçus sous le péristyle de l'Établissement des bains de 1re classe, par les membres du Conseil d'administration des Thermes, entourés de MM. les Drs Balley, maire de la ville, et médecin inspecteur; Mercier, notre collègue, qui avait bien voulu se charger d'organiser notre réception; Auguste Causard, Bougard, et les médecins de l'hôpital militaire, MM. Mutin, médecin principal; Goubeau et Klen, médecins majors; Monot, aide major de 1re classe. M. le Dr Balley nous souhaite la bienvenue en termes chaleureux, pendant que l'orchestre du Casino salue notre arrivée en exécutant les meilleurs morceaux de son répertoire. L'heure tardive ne nous permet pas de procéder le jour même à la visite de l'établissement, et nous nous rendons de suite au Grand-Hôtel, où des chambres nous ont été préparées.

A 7 heures, nous nous réunissons dans la vaste salle à manger de l'hôtel, pour prendre part au banquet qui nous est offert par l'Administration des Thermes, et auquel assistent les médecins de la station et de l'hôpital militaire.

Ce dîner très cordial a un cachet tout particulier. C'est la première fois, en effet, depuis le commencement de notre voyage, que nous voyons réunis à la même table l'élément civil et l'élément militaire. Les uniformes des médecins de l'hôpital militaire, mélangés aux costumes de voyage des membres de la Caravane, aux habits noirs et aux cravates blanches des médecins consultants de la station, produisent un effet pittoresque.

Au dessert, M. Borssat, président du Conseil d'administration des Thermes, prend la parole pour remercier les membres de la Caravane hydrologique de leur visite.

« Il y avait, dit-il, plusieurs motifs, Messieurs, qui vous engageaient à ne pas oublier Bourbonne dans votre intéressante et scientifique excursion. Je placerai en première ligne les vertus curatives de nos eaux, mais il ne m'appartient pas de m'étendre sur ce sujet. Je n'ai pas la compétence nécessaire, et M. le Dr Balley s'en acquittera beaucoup mieux que moi, dans la causerie-conférence que votre Président a bien voulu lui demander de faire demain devant vous.

» En dehors de nos eaux, j'ai la conviction que la visite de notre établissement militaire et de notre établissement civil présentera pour vous le plus vif intérêt :

» La ville de Bourbonne a l'heureux privilège de posséder un hôpital militaire qui n'a rien à envier aux établissements analogues établis dans plusieurs stations thermo-minérales, et qui est même un modèle du genre. L'État a fait de grands frais, et en fait tous les jours encore, pour cet établissement qui est placé sous l'administration du Ministre de la guerre.

» Quant à l'établissement civil, s'il ne brille point par le luxe de ses constructions, il ne laisse rien à désirer sous le rapport des aménagements. Il est administré par une Société qui a le plus grand souci de faire bien et de maintenir à la station de Bourbonne la légitime réputation qu'elle s'est acquise. C'est cette Société qui a construit le Casino que vous visiterez ce soir. Elle ne néglige aucun moyen pour donner aux malades qui viennent ici en traitement toutes les distractions compatibles avec leur santé.

» J'espère, Messieurs, que vous emporterez de votre visite un bon souvenir, et je bois à votre santé! »

M. le Dr de Pietra Santa répond en remerciant M. le Président du Conseil d'administration et MM. les médecins civils et militaires de leur gracieuse réception. Rappelant les douloureux événements de 1870, il démontre que, malgré leurs tristes conséquences, ils ont eu au moins pour résultat d'étendre les ressources de notre pays, au point de vue de l'hydrologie médicale.

« Avant 1870, dit-il, il y avait certaines eaux thermo-minérales que les Français ne croyaient trouver qu'en Allemagne. Après la guerre, on n'a plus voulu fréquenter les stations allemandes, et c'est alors qu'on s'est aperçu que nous possédions en France des eaux absolument similaires, et que, sous ce rapport, notre pays était même plus riche que l'Allemagne. Un grand nombre de nos stations françaises ont été ainsi mieux connues et plus fréquentées. Elles ont acquis une prospérité plus grande.

» En venant à Bourbonne, nous avons obéi à une double pensée : patriotique et scientifique. Ici, comme à Bourbon-l'Archambault, nous sommes heureux de boire à l'union de la médecine civile et de la médecine militaire ! »

Après le dîner, nous allons prendre le café sur la terrasse du Casino. Le parc de l'Établissement est entièrement illuminé. Des flammes de Bengale, allumées sur les hauteurs qui dominent, jettent leurs lueurs rouges et vertes sur l'Etablissement et sur la ville, qui présentent un aspect fantastique.

Nous assistons ensuite à une représentation extraordinaire donnée en notre honneur dans la salle du théâtre. Après la représentation, nous sommes conviés à un punch qui nous est offert dans les salons du Casino, et Mme Balley, femme du médecin principal, dont les œuvres poétiques sont bien connues et qui a d'ailleurs l'honneur de faire partie de la Société des gens de lettres, se fait chaleureusement applaudir, en nous récitant quelques-uns de ses poèmes patriotiques.

La journée du 29 août est pour nous un jour de repos. La matinée est consacrée à la visite de l'établissement civil, de l'hôpital militaire et de la ville. Nous réservons notre

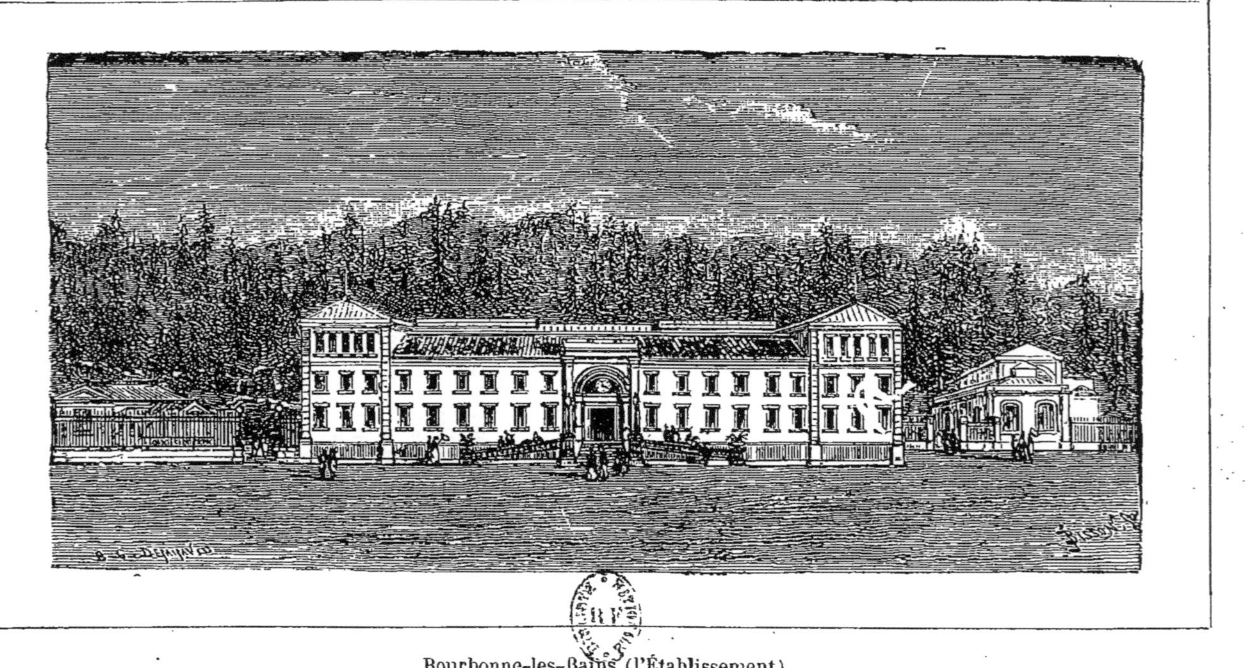

Bourbonne-les-Bains (l'Établissement).

après-midi pour une promenade dans les environs, et aux sources Maynard et de Larivière.

C'est en 1837 que, l'État s'étant rendu acquéreur des bains civils, les constructions anciennes furent démolies pour faire place à l'établissement balnéaire actuel.

Cet édifice est composé de deux bâtiments principaux.

Le premier, de grande et belle apparence, est dit : Bain de première classe. La façade sur la rue est ornée de quatre colonnes d'ordre toscan, d'un seul bloc chacune, provenant des carrières du pays.

Au rez-de-chaussée on trouve 34 cabinets de bains munis de superbes baignoires en marbre blanc, 22 cabinets de douches munis de tous les appareils en usage, 2 étuves, 2 cabinets de douches en cercle, etc.; le premier étage renferme 20 cabinets de bain avec baignoires, et 23 cabinets avec douche tivoli.

Le bâtiment des bains de deuxième classe est composé de deux parties symétriques affectées l'une aux hommes, l'autre aux dames. Chacune contient 3 piscines pouvant contenir ensemble 80 personnes.

Le service est fait partout avec la plus grande propreté.

La buvette monumentale, qui a été terminée il y a seulement quelques années, est d'un très bel effet. L'eau minérale y est donnée à toutes les températures demandées. Mais il convient de remarquer toutefois que les bains et les douches constituent en grande partie la médication de Bourbonne, et que les eaux prises en boisson ne doivent être considérées que comme un adjuvant du traitement.

L'hôpital militaire est certainement le plus beau et le mieux installé de tous ceux qui existent dans nos stations thermales. On y trouve même peut-être plus de ressources qu'à l'établissement civil pour la bonne administration des eaux. Les médecins militaires qui ont bien voulu nous accompagner dans notre visite à cet établissement, ont mis une grâce charmante à nous donner tous les détails qui pouvaient nous intéresser. Nous sommes heureux d'être l'interprète de tous les membres de la Caravane en leur adressant ici nos remercîments les plus sincères.

Cet hôpital a été fondé en 1732 par Louis XV sur l'emplacement de l'ancien bain Patrice, mais, depuis cette époque, on y a ajouté de nombreuses constructions.

Deux pavillons, supérieurement aménagés, sont réservés au logement des officiers. Une bibliothèque est mise à la disposition des militaires.

On y reçoit, chaque année, une moyenne de huit cents à mille officiers, sous-officiers et soldats.

Le service médical est confié à un médecin principal, trois médecins-majors, quatre aides-majors, et un pharmacien-major.

Le pavillon des officiers renferme : deux grandes salles où sont installés les appareils électriques, six cabinets de bains, et plusieurs salles de douche avec appareils hydrothérapiques.

Le pavillon des sous-officiers et soldats contient: 24 baignoires, et une grande piscine ovale de pierre de Grenant, ayant dix mètres de longueur sur sept de largeur et contenant cinquante-deux mètres cubes d'eau.

Un détail curieux à noter: la cuisine pour les soldats est faite sans feu ; et c'est la vapeur même provenant des eaux de la source qui est utilisée pour la cuisson des aliments.

Il existe à Bourbonne trois sources principales : la *Fontaine Chaude* ou la *Matrelle* qui jaillit sur la place; le *Puisard* nommé aussi la *Grande Source,* à cause de son abondance, et placé dans l'intérieur même de l'établissement thermal; enfin la *source de l'Hôpital militaire.* Toutes ces sources présentent la plus grande analogie dans la nature et la proportion de leurs principes minéralisateurs.

Après ces visites, nous assistons à l'intéressante conférence qui nous est faite par M. le Dr Balley, médecin inspecteur. Puis, nous visitons ensuite le parc et l'Établissement.

Le parc est une des plus jolies promenades de la ville. Des parterres de fleurs, de magnifiques pelouses de verdure, lui donnent un aspect séduisant, tandis que de grands arbres procurent une agréable fraîcheur. A l'extrémité et sur la hauteur, se trouvent deux immenses réservoirs servant pour la réfrigération des eaux, qui y sont amenées à l'aide de machines élévatoires. Le réservoir situé à droite est affecté aux bains civils, celui de gauche à l'hôpital militaire.

Outre le parc de l'établissement, la ville de Bourbonne possède plusieurs autres lieux de promenade, qui sont très fréquentés; nous citerons notamment la promenade de Montmorency, ancienne propriété de la famille de ce nom, remarquable par son étendue et ses arbres séculaires; et la promenade d'Orfeuil, située à quelques pas des thermes civils et plantée en 1770 par un intendant de Champagne qui lui laissa son nom.

Parmi les monuments intéressants à visiter, il convient de citer le château, construit au commencement du siècle, au sud-ouest du Castrum des Romains, et l'église Notre-Dame, classée parmi les monuments historiques et datant du XIe siècle.

A quelques kilomètres de Bourbonne se trouvent deux sources d'eau minérale froide : la source de Larivière-sous-Aigremont et la source Maynard.

La première est située dans le village de Larivière. Elle jaillit, dans une vallée pittoresque, sur la rive gauche de l'Apanie. Elle donne une eau ferrugineuse très appréciée par les habitants du pays.

La source Maynard, qui porte le nom de son propriétaire, se trouve sur le territoire même de Bourbonne, à un kilomètre de cette ville. Elle surgit au niveau de la prairie dans un sol tourbeux. Son eau sulfatée et ferrugineuse est assez analogue à celle de Vittel et de Contrexéville.

Dans les environs de Bourbonne, et à une courte distance, on peut faire de nombreuses et fort jolies excursions. Le peu de temps dont nous disposons, nous obligeant à rester dans une sage limite, nous nous bornons à celle de Coiffy-le-Haut, qui nous est recommandée comme l'une des plus intéressantes.

Coiffy est situé à 420 mètres d'altitude, sur une montagne dominant la vallée d'Amance. Les Romains y avaient un important établissement; leur *castrum*, converti en château féodal, appartint au XIe siècle à la famille de Choiseul.

De la terrasse située derrière l'église, on jouit de l'un des plus beaux points de vue des environs de Bourbonne. On aperçoit toute la vallée, avec ses coteaux couverts d'une luxuriante végétation et ses nombreux villages disséminés çà et là.

Nous rentrons à Bourbonne à 6 heures du soir pour dîner à l'hôtel des Bains, et nous allons finir notre soirée au Casino.

Le lendemain, à 9 heures du matin, nous nous mettons en route pour Sermaize, dernière étape de la Caravane.

## Sermaize.

Sermaize est situé à quatre heures de Paris seulement; c'est un trajet facile, rapide et agréable. Nous n'en dirons pas autant pour ceux qui voudraient se rendre à cette station en partant de Bourbonne-les-Bains. La journée du 30 août, que la Caravane hydrologique a dû consacrer à ce voyage, a bien été la plus désagréable et la plus fatigante de toute l'excursion. Les membres de la Commission d'organisation avaient en vain retourné l'*Indicateur*

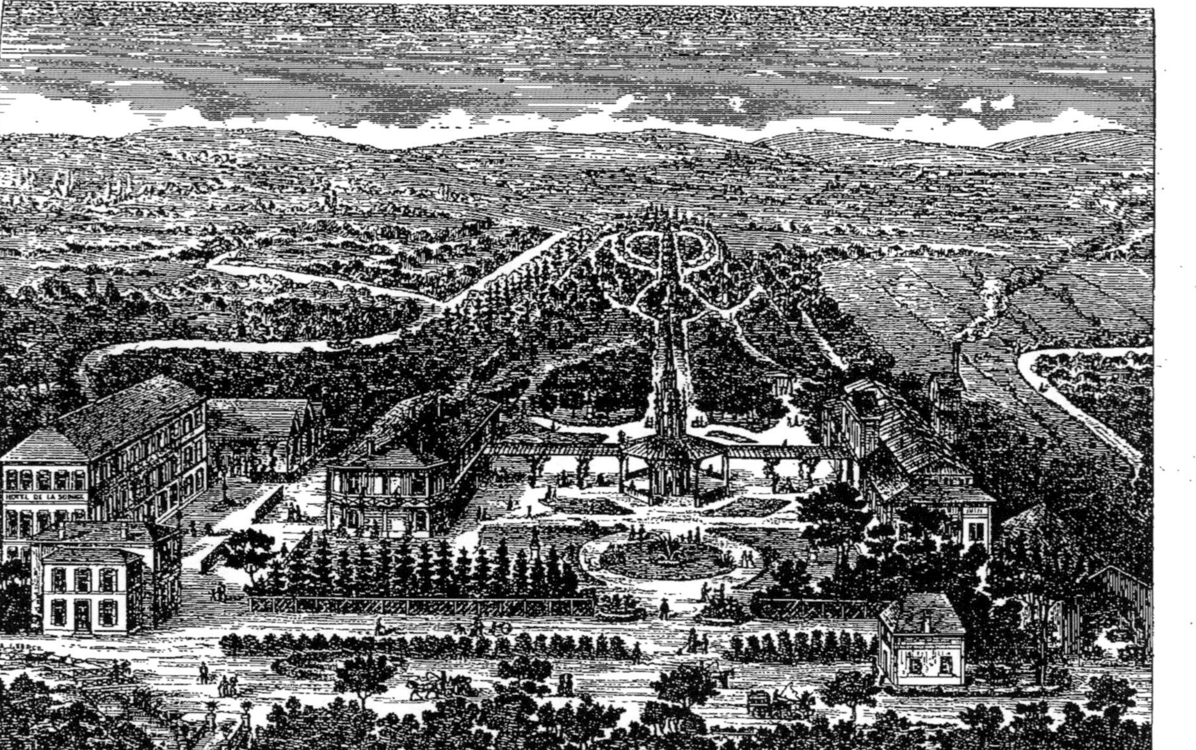

Lith. HENRIOT & GODARD à St-Dizier (Hte Marne)

Vue de l'Établissement des Eaux de Sermaize (Marne)

dans tous les sens, ils n'avaient pu trouver le moyen d'éviter neuf heures de trajet et quatre changements de trains aux stations de Vitrey, Chaumont, Saint-Dizier et Revigny. Et cependant, à vol d'oiseau, Sermaize est beaucoup plus rapproché de Bourbonne que de Paris !

Admirable invention des chemins de fer, voilà bien de tes coups !

Heureusement nous voyageons en Caravane ! La gaieté générale empêche de songer aux ennuis d'un si long trajet, et tous les petits inconvénients qui, dans d'autres circonstances, seraient fort désagréables, se transforment en incidents gais dont chacun rit et s'amuse.

A midi, nous arrivons à la gare de Chaumont, où nous devons attendre près de trois heures le train de Saint-Dizier. On en profite pour déjeuner au buffet et visiter ensuite la ville. Nous poussons même notre petite excursion jusqu'au pont-viaduc de 600 mètres de longueur sur lequel le chemin de fer traverse la vallée de la Suize. C'est un ouvrage d'art remarquable, et qui présente un très bel aspect avec ses cinquante-deux arcades, dont les plus élevées n'ont pas moins de 52 mètres de hauteur.

A notre arrivée à Sermaize, nous sommes reçus à la gare par MM. Varnier, directeur de l'établissement ; Lefèvre, maire de la ville ; Paul Guyot, député de la Marne ; Develle, ancien ministre et vice-président de la Chambre des députés ; Develle, sénateur de la Meuse ; Dr Damourette, médecin-inspecteur de la station, et Dr Guillemard, médecin à Sermaize.

Plusieurs confrères des environs qui ont tenu à venir se joindre à nous dans cette circonstance, sont également présents. Ce sont MM. les Drs Langlet, de Reims ; Ménard, Mougin et Louis Vast, de Vitry-le-François ; Giraud, de Châlons-sur-Marne, ainsi que MM. Grandval et Valser, professeurs à l'école de pharmacie de Reims.

Après nous avoir souhaité la bienvenue, ces Messieurs nous invitent à prendre place dans les voitures qui nous attendent devant la gare, et nous conduisent aussitôt à l'Établissement, situé à deux kilomètres du village.

Quand la Société française d'Hygiène inscrivait la station de Sermaize dans l'itinéraire de la Caravane hydrologique de 1888, quelques objections avaient été présentées.

— Que voulez-vous allez faire à Sermaize? nous disait-on. C'est une station presque inconnue, et pour vous y rendre il vous faudra faire un long détour.

Eh bien! malgré ces objections, nous avons visité cette station, nous avons vu l'Établissement dans tous ses détails et l'hôtel confortablement installé, au milieu d'un parc ravissant; nous avons entendu un savant praticien, le Dr Damourette, qui, dans une conférence pleine d'esprit et de science, nous a apporté le résultat de ses observations cliniques, et démontré les excellents résultats des traitements suivis à Sermaize; et après cette visite, nous n'avons pas hésité à déclarer, comme le faisait, il y a plus de trente ans, le Dr Constantin James : « Ces eaux que les Romains connaissaient mieux que nous, sont appelées à un sérieux avenir. »

Qu'est-ce que cela prouve, sinon l'utilité même des Caravanes instituées par la Société française d'Hygiène? On peut, en effet, affirmer, sans porter atteinte à la science du corps médical, que les médecins ne connaissent pas encore actuellement une grande partie des eaux minérales dont notre pays est si riche. N'est-ce donc pas leur rendre service que de les mettre à même d'apprécier sur place non seulement les stations les plus en vogue, mais encore et surtout celles qui, plus modestes et presque inconnues, offrent cependant des ressources précieuses au point de vue des applications thérapeutiques?

Et c'est pourquoi M. le Dr Henrot avait absolument raison, quand il déclarait à Plombières que les Caravanes hydrologiques de la Société française d'Hygiène étaient de véritables *leçons de choses*, des cours d'hydrologie sur place, qui font encore défaut dans nos Facultés.

Sermaize est un joli village situé aux confins des départements de la Meuse et de la Haute-Marne, dans la riche et fertile vallée de la Saulx et de l'Ornain. Il est bâti en amphithéâtre, au pied d'une colline qui regarde le nord. Sa population, qui est aujourd'hui de 2,500 habitants, a presque doublé depuis une quarantaine d'années.

De même que Contrexéville, cet endroit était réputé autrefois par son insalubrité, le mauvais état de ses rues mal entretenues et bordées de fumiers, la construction défectueuse de ses maisons mal alignées. Le poète Jean Racine, qui accompagnait le roi Louis XIV, lors de son voyage à Metz en 1678, formulait ainsi son opinion, dans son journal de voyage : « Sermaize, vilain lieu ; le fauteuil du roi pouvait à peine tenir dans sa chambre. »

Mais depuis vingt-cinq ou trente ans, de grands travaux ont complètement transformé la situation. Aujourd'hui les rues sont larges, bien entretenues, et parfaitement aérées. Des fontaines publiques y versent d'excellente eau de source. Les maisons anciennes ont fait place à des constructions coquettes presque toutes en pierre de taille, et bien alignées.

Dans les environs, on trouve plusieurs sites pittoresques, de belles perspectives et de jolies forêts. L'étranger qui vient faire une saison à Sermaize peut donc, pendant son séjour, faire quelques excursions faciles et intéressantes. Nous citerons notamment celles du château de Jeand'heurs, des Trois-Fontaines et de Revigny.

Le château de Jeand'heurs dont la construction date de 1126, était, avant la Révolution, une riche abbaye de Prémontrés. Il devint ensuite la propriété du maréchal Oudinot. Le grand corps de bâtiment qui subsiste était le principal côté du quadrilatère formant l'abbaye.

La forêt des Trois-Fontaines couronne le plateau qui domine Sermaize. De ces hauteurs la vue s'étend au loin dans une plaine parsemée de bouquets d'arbres et de villages. L'horizon est borné par des coteaux plantés de vignes. Le village qui porte le nom de Trois-Fontaines, renferme les ruines importantes d'un ancien monastère du XII$^{e}$ siècle.

Ainsi que nous l'avons dit plus haut, l'Établissement minéral et la source, désignée dans le pays sous le nom de Fontaine des Sarrazins, sont situés à 2 kilomètres du village.

On s'y rend par une belle avenue plantée d'arbres, suivant le cours de la Laume, à travers un gracieux vallon ouvert de l'ouest à l'est.

A l'extrémité orientale de ce vallon, on arrive à un magnifique parc de plusieurs hectares, orné de pelouses et de jardins bien dessinés, et entouré de collines qui ont été transformées en promenades bien ombragées. C'est un endroit charmant, où l'on respire le calme et la tranquillité qui conviennent aux malades. Il ne faut pas s'attendre à y rencontrer la vie bruyante des grandes stations ; mais, ce qui est plus précieux pour bien des gens, la vie de famille dans toute l'acception du mot.

Au centre du parc, se trouve l'hôtel de la Source, qui contient un grand nombre de chambres et d'appartements très confortables, et le restaurant avec une table d'hôte très soignée.

La fontaine des Sarrazins est située à quelques pas de l'hôtel, entre l'établissement de bains et le Casino. La source, bien captée, fournit plus de 35,000 litres d'eau en 24 heures. Elle jaillit, à son point d'émergence, dans un bassin de pierre de taille, sous un pavillon octogone, couvert de toutes parts, et surmonté d'une élégante flèche en forme de clocheton. C'est là que les buveurs viennent plusieurs fois par jour absorber leur verre d'eau. Le superflu se rend par des conduits souterrains à l'établissement de bains élevé à quelques mètres à l'ouest, sur les bords de la Laume qui reçoit ces eaux, après qu'elles ont été utilisées pour les bains et pour les douches.

Une galerie vitrée relie la fontaine des Sarrazins à cet établissement d'une part, et de l'autre au Casino.

Les eaux minérales de Sermaize étaient connues dès la plus haute antiquité. Des fouilles faites sur l'emplacement même de la source, ont permis de découvrir un grand nombre de médailles, monnaies ou statuettes antiques, qui démontrent la présence de Gallo-Romains en ces lieux. Un certain nombre de ces antiquités sont précieusement conservées dans une vitrine placée à l'entrée de l'établissement des bains.

Il est donc supposable que les précieuses qualités de ces eaux étaient connues de ce peuple, pour qui les bains et les thermes étaient classés parmi les choses de première nécessité.

Les constructions actuelles ont été élevées par une Société concessionnaire qui est d'ailleurs admirablement secondée par l'Administration municipale, et ne néglige aucun moyen pour donner à la station toute la vogue et l'importance qu'elle mérite.

L'établissement des bains, modeste mais confortable, comprend plusieurs salles de bains et de douches. L'hydrothérapie y est exercée avec tous les perfectionnements acquis à cette science.

Il est 7 heures du soir, quand les membres de la Caravane hydrologique font leur entrée dans le parc. Il est trop tard pour visiter l'établissement et cette visite est remise au lendemain matin.

Nous nous mettons immédiatement à table dans la salle à manger de l'hôtel des Sources où est préparé un magnifique banquet, auquel assistent toutes les personnes qui sont venues nous recevoir à la gare. La table autour de laquelle nous prenons place, offre cette particularité qu'elle est placée sur la limite des deux départements, de sorte que ceux qui sont à une extrémité se trouvent sur le département de la Marne, tandis que ceux de l'extrémité opposée sont dans le département de la Meuse.

Le banquet est présidé par M. Guyot, député de la Marne. En face de lui se trouve notre Président ayant à ses côtés MM. Develle, sénateur et député de la Meuse.

Au dessert, M. Guyot prend le premier la parole.

Il félicite la Société française d'Hygiène de l'heureuse pensée qui l'a guidée lorsqu'elle a institué les caravanes hydrologiques, qui sont appelées à rendre de grands services aussi bien aux médecins qui y prennent part, qu'aux stations visitées. Rappelant les nombreux projets qui ont été déjà votés par la Chambre des Députés, ou soumis à ses délibérations, concernant l'exercice de la médecine et de la pharmacie, l'assainissement de la Seine, l'organisation de l'hygiène publique, il démontre que le Parlement a toujours pris le plus vif intérêt à tout ce qui touche à l'hygiène et à la santé publique.

M. le Dr de Pietra Santa a remercié M. Guyot, ainsi que MM. Develle, d'avoir bien voulu venir à Sermaize apporter le précieux témoignage de leur sympathie aux membres de la Caravane, qui, en faisant cette excursion hydrologique, n'étaient guidés que par le désir de s'instruire. Puis il ajoute :

« Vous avez eu raison, Monsieur le Député, d'affirmer ici que les membres du Parlement ont fait, des choses qui concernent l'hygiène publique, l'objet de leurs préoccupations incessantes. Nous sommes heureux de le reconnaître avec vous. Mais en dehors des pouvoirs publics, il y a place pour l'initiative privée, qui est souvent un levier plus puissant que les lois elles-mêmes.

» C'est en s'appuyant uniquement sur cette initiative, que la Société française d'Hygiène a toujours travaillé avec énergie, dans le but d'être utile à tous, et en ne s'inspirant que de l'intérêt du plus grand nombre. Sans vouloir faire l'énumération de ses travaux, nous pouvons déclarer hautement qu'ils ont produit d'excellents résultats, notamment en ce qui concerne l'hygiène de l'enfance et le fonctionnement des services de vaccinations gratuites « l'affirmation expérimentale et scientifique du vaccin de génisse ».

M. de Pietra Santa termine en buvant à la prospérité de la station de Sermaize.

M. le Dr Damourette prend à son tour la parole, et, en quelques mots très spirituels, il remercie les membres de la Caravane hydrologique de cette visite, et boit à leur santé, en exprimant l'espoir que leur trop court séjour à Sermaize laissera un bon souvenir dans leur esprit.

Enfin M. Develle, vice-président de la Chambre des députés, porte avec la plus exquise galanterie, un toast aux Dames de la Caravane, qui ont supporté avec intrépidité les fatigues d'une si longue excursion.

Pendant tout le temps qu'a duré ce banquet cordial, nous avons entendu retentir sous nos fenêtres les harmonieux échos de la fanfare de la commune, qui est venue de Sermaize pour nous souhaiter la bienvenue.

Au moment où nous sortons de table pour nous rendre au Casino, où un bal est organisé en notre honneur, tout le parc de l'établissement est brillamment illuminé.

Des verres de couleur sont semés sur toutes les pelouses, les branches des arbres sont surchargées de lanternes vénitiennes, et la vieille fontaine des Sarrazins éclairée par mille feux variés, produit un effet des plus artistiques.

L'orchestre du Casino alterne avec la fanfare de Sermaize, qui joue dans le parc. Les danses commencent pour se continuer sans interruption, et il est fort tard quand nous rentrons à l'hôtel pour nous coucher.

Le lendemain, 31 août, est la plus triste journée de notre excursion. C'est en effet la dernière!

A 8 heures du matin, nous visitons l'Etablissement et le parc, et nous assistons ensuite à l'intéressante conférence de M. le Dr Damourette.

A 10 heures, nous nous mettons à table pour le déjeuner. Il faut nous presser, car nous devons prendre le train à midi. C'est à peine si le déjeuner est terminé quand on nous appelle pour monter en voitures.

Nous n'avons pas eu le temps de prendre le café. Mais des dames charmantes qui font une saison à Sermaize, viennent gracieusement nous l'offrir dans nos voitures mêmes.

M. Guyot, M. le Maire, M. le Directeur de l'Établissement, et nos confrères de Sermaize, de Châlons, de Vitry-le-François et de Reims, nous accompagnent jusqu'à la gare.

### Retour à Paris.

A 6 heures du soir, nous arrivons à Paris. C'est avec une très vive émotion que les membres de la Caravane hydrologique se séparent à la gare de l'Est, non sans se donner rendez-vous pour la prochaine excursion.

Ici se termine notre récit!

Si nous avons été un peu long dans les détails, si nous avons paru parfois ennuyeux, que le lecteur nous pardonne en raison de notre intention qui était de faire un exposé fidéle de notre excursion!

En écrivant ces lignes, nous étions encore sous le charme de cet intéressant voyage, et de l'admiration que nous ont inspirée les sites merveilleux que nous avons visités.

Notre but était de fixer dans l'esprit de nos collègues le souvenir de notre excursion, et d'inspirer à ceux qui n'ont pas eu le bonheur de nous accompagner, le désir de visiter, à leur tour, les localités que nous avons traversées.

Puissions-nous avoir réussi!

Qu'il nous soit permis d'adresser, au nom de la Société française d'Hygiène, de chaleureux remerciements aux Municipalités, aux médecins inspecteurs et consultants, aux Directeurs des établissements, à la Compagnie des chemins de fer de l'Est, à tous ceux enfin qui ont assuré, par leur bienveillant concours, le succès de la Caravane hydrologique de 1888!

Nous devons aussi des remerciements aux Dames qui ont bien voulu nous accompagner, et qui ont supporté avec tant de courage et de gaieté les fatigues d'un voyage aussi rapide, ainsi qu'à celles qui nous ont fait l'honneur de prendre place à nos banquets, dans les différentes stations.

Que tous reçoivent ici l'expression de notre sincère gratitude!

A. JOLTRAIN.

# TROISIÈME PARTIE

## CONFÉRENCES

### LES BAINS SALINS DE RHEINFELDEN

*Conférence de M. le* Dr H. Keller.

Comme membre associé étranger de la Société française d'Hygiène, je suis heureux d'offrir nos souhaits de bienvenue et de gratitude à la Caravane hydrologique.

D'ordinaire, les médecins suisses vont en France, pour compléter leur éducation scientifique et pour approfondir les secrets de l'art médical moderne.

Aujourd'hui, ce sont des confrères français qui viennent en Suisse, pour étudier sur place et connaître de visu nos eaux minérales et nos stations sanitaires.

Si la vie balnéaire a pris pendant les dernières années une extension aussi inattendue, la véritable raison en est dans le besoin impérieux : de remonter des forces, qui se sont affaiblies et usées dans la lutte acharnée de la vie moderne, de chercher un peu de repos après les rudes journées de fatigue et de travail.

La généralisation de l'aisance et de la richesse, la facilité des communications internationales, et cette soif de confort qui en est la conséquence immédiate, ont contribué d'autre part à l'agrandissement des établissements déjà existants, et à la création d'établissements nouveaux venant disputer aux premiers la vogue et la célébrité.

Quel sera dans ce labyrinthe de Guides, de prospectus et de dithyrambes, le fil d'Ariane du médecin, du convalescent et du malade, si ce n'est l'étude précise des spécialisations hydrologiques et climatologiques. C'est ce qu'a parfaitement compris la Société française d'Hygiène en organisant ces Caravanes hydrologiques devenues pour ses membres de véritables cours d'hydrologie pratique. L'an dernier vous avez fait, Messieurs, ample moisson de faits utiles, dans la région du Centre de la France; nous espérons que votre récolte en Suisse et dans les Vosges ne laissera rien à désirer.

## I

Sans autre préambule, permettez-moi donc, chers confrères, de vous édifier tout d'abord sur la position topographique de Rheinfelden, sur le climat et sur l'installation de ses salines, avec leur corollaire: la fabrication du sel de cuisine.

Nous aborderons ensuite les chapitres plus importants des actions physiologiques et des indications et contre-indications thérapeutiques.

A quinze minutes au-dessus de la ville, sur les bords mêmes du Rhin, se trouve la saline de Rheinfelden avec ses bancs considérables de sel gemme enchâssés dans la roche de calcaire conchylien. C'est dans ses couches supérieures que dans la succession des âges, le Rhin s'est formé son lit, et c'est précisément à cette même place, qu'après de longues tentatives, on a découvert, en mai 1844, un vaste dépôt de sel minéral à une profondeur de 120 mètres. Le sel gemme s'y rencontre à l'état de solution saturée naturelle restée constante dès l'origine, et qui constitue précisément l'eau salée de Rheinfelden qui alimente l'établissement de la *saline de Rheinfelden* exploitée depuis lors sans interruption. La saline *Ryburg* est située plus loin à 20 minutes de distance; enfin à une lieue en aval de la ville fonctionne la saline *Kaiseraugst*. Ces trois établissements appartiennent à la Société suisse des salines du Rhin, produisant ensemble environ 230,000 quintaux métriques de sel. Bientôt après l'exploitation des salines a commencé l'emploi de l'eau salée de Rheinfelden pour l'usage médical; et c'est à ce moment qu'ont surgi comme par enchantement, ces hôtels, et ces installations balnéaires des plus complètes, que nous sommes fiers de vous présenter aujourd'hui.

L'eau salée de Rheinfelden présente la plus forte minéralisation connue dans la classe des *eaux chlorurées sodiques*, comme le démontre, du reste, le tableau comparatif que je place sous vos yeux.

| | SEL DE CUISINE 0/00 | ÉLÉMENTS SOLIDES 0/00 | PROPORT. 0/0 | TEMPÉR. DEGRÉS CENT. |
|---|---|---|---|---|
| *Rheinfelden* . . . . . | 311.6 | 318.8 | 31.9 | 10° |
| Hall en Tyrol . . . . | 255.5 | 263.9 | 26.4 | 12°5, |
| Dürrheim (en Baden) | 255.4 | 262.5 | 26.2 | 12°5, |
| Ischl (Autriche) . . . | 236.1 | 245.4 | 24.5 | 15° |
| Reichenhall (Bavière) | 224.3 | 233.0 | 23.3 | 16°2, |
| Salies de Béarn . . . | 216.6 | 234.4 | 23.4 | 12°5, |
| Salins (Jura) . . . . | 168.0 | 320.2 | 32.0 | 15° |
| Bex. . . . . . . . . . | 156.6 | 170.2 | 17.0 | 15° |
| Nauheim (Fréd. Guil.) | 29.29 | 35.35 | 3.5 | 35°5, |
| Kreuznach . . . . . | 14.1 | 17.6 | 1.8 | 12° |
| Kissingen (Schönb.) . | 11.7 | 15.8 | 1.6 | 20°4, |
| Wiesbaden . . . . . | 6.8 | 8.2 | 0.8 | 67°5, |
| Bourbonne-les-Bains . | 5.8 | 7.6 | 0.8 | 58°7, |

*L'eau mère* de Rheinfelden est constituée par le résidu liquide qui reste au fond des appareils après l'ébullition de l'eau salée. Les deux, l'eau salée comme l'eau mère, sont claires, limpides, inodores avec un goût de sel très prononcé.

La minéralisation de l'eau mère, qui est à peu de chose près la même que celle de l'eau salée, peut rivaliser avec les eaux mères les plus célèbres.

| | SEL DE CUISINE 0/00 | ÉLÉMENTS SOLIDES 0/00 | PROPORT. 0/0 |
|---|---|---|---|
| Rheinfelden | 310.2 | 318.8 | 31.9 |
| Kreuznach | 256.8 | 341.2 | 34.1 |
| Reichenhall | 224.3 | 253.4 | 25.3 |
| Salins | 108.0 | 320.0 | 32.0 |
| Bex | 33.9 | 292.5 | 29.2 |

**Analyse comparative de l'eau salée et de l'eau mère de Rheinfelden.**

*L'eau salée.*

*a*). Poids spécifique à 14° C. 1205,69.
*b*). Le litre d'eau salée contient :

| | |
|---|---|
| Chlorure de sodium | 311.6320 |
| Chlorure d'aluminium | 0.6382 |
| Chlorure de magnésium | 0.3240 |
| Sulfate de chaux | 5.9653 |
| Carbonate de chaux | 0.1830 |
| Acide silicique | 0.0874 |
| Acide phosphorique | traces |
| Fer | traces |
| Somme des éléments solides | 318.8299 |
| Acide carbonique libre | 0.2015 |

*L'eau mère.*

*a*). Poids spécifique à 14° C. 1209.78.
*b*). Le litre d'eau mère contient :

| | |
|---|---|
| Chlorure de sodium . . . . . . . . . | 310.1870 |
| Chlorure d'aluminium . . . . . . . . | 0.0940 |
| Chlorure de magnésium . . . . . . | 5.3689 |
| Chlorure de chaux. . . . . . . . . . | 2.1440 |
| Chlorure de lithium . . . . . . . . . | traces |
| Sulfate de chaux . . . . . . . . . . | 0.9400 |
| Carbonate de sodium . . . . . . . . | 0.1080 |
| Sulfate de fer. . . . . . . . . . . . | 0.0102 |
| Acide silicique . . . . . . . . . . . | 0.0113 |
| Somme des éléments solides. . . | 318.8635 |

Ce tableau montre bien que l'eau salée et l'eau mère de Rheinfelden ont à peu près la même composition chimique; si la proportion du chlorure de sodium est plus élevée dans l'eau salée, la somme des chlorures de sodium, d'aluminium, de magnésium et de chaux est plus grande dans l'eau mère :

| | |
|---|---|
| Eau salée . . . . . . . . . . . . . . | 312.5 |
| Eau mère . . . . . . . . . . . . . . | 315.5 |

Dans la pratique balnéaire, nous sommes donc autorisés à employer indifféremment l'une ou l'autre, et c'est par simple commodité d'installations que nous donnons la préférence à l'eau salée.

**Modes d'emploi.**

Celle-ci est administrée : en *bains*, *compresses*, *injections*, *lotions*, *gargarismes*, *pulvérisations*, et plus rarement à l'*intérieur* et, dans ces cas, toujours *trés atténuée*.

Généralement, nous considérons un bain salé comme

*faible* avec une proportion de 0.5 à 1.5 0/0; *moyen* avec 1.5 à 2.5 0/0; *fort* avec 2.5 à 4 0/0; *très fort* avec 4 à 6 0/0.

Les bains avec une minéralisation de 0.5 à 2.5 0/0 sont utilisés pour les enfants, les personnes très faibles, très nerveuses ou très âgées.

La *température* du bain varie d'ordinaire entre 31.5 et 35°; mais souvent aussi elle est réduite à 30 et à 25°.

La durée du bain varie entre 10 à 30 minutes, rarement plus; elle est de 5 à 10 minutes pour jeunes enfants et les personnes très faibles aux débuts du traitement.

Les *compresses* sont trempées dans l'eau salée, ou, encore, assez souvent dans l'eau mère avec une minéralisation de 2 à 6 0/0, exceptionnellement avec celle de 15 0/0.

Les *injections* sont *vaginales* ou *nasales*. Les premières avec 0.5 à 4 0/0, les dernières avec 0.5 à 1.5 0/0.

La minéralisation des *gargarismes* oscille entre 1 et 3 0/0, celle des *pulvérisations* et *sprays* entre 0.5 et 2 0/0 et celle des *lotions* entre 1 et 5 0/0. La dose journalière de l'eau salée à l'intérieur varie entre 5 et 15 grammes, c'est au médecin d'ailleurs qu'incombe le droit d'établir ces différentes doses et proportions.

Les mélanges de l'eau salée pour l'usage extérieur sont faits avec l'eau douce et molle du Rhin, qui facilite la saponification de l'épiderme plus promptement que l'eau dure de la fontaine et active ainsi l'imbibition de la peau par le sel.

Pour déterminer la minéralisation des bains, on fait usage de l'aréomètre Baumé.

Passons aux autres moyens curatifs que nous trouvons combinés avec l'usage de l'eau salée.

1. *Hydrothérapie*. — L'une des plus heureuses et des plus efficaces combinaisons, c'est celle du bain salé avec une hydrothérapie rationnellement employée. C'est principalement la douche en pluie, qui convient de préférence pour modérer la légère excitation produite par le bain salin, sur les personnes fortes mais excitables.

On prend les douches froides immédiatement après le bain salin du matin, ou dans l'après-midi, c'est la combinaison restaurante et fortifiante par excellence.

Outre la douche en pluie, vous verrez installés dans l'établissement les autres appareils hydrothérapiques en vogue : douches *circulaires*, douches *locales (vaginales. périnéales)*, douche *écossaise*, *bain de siège* avec douche ascendante, etc.

La pression de l'eau pour les douches est à peu près de 2 atmosphères et demie à la température de 8 à 10 degrés centigrades, mais celle-ci peut être modifiée à volonté exactement et promptement par l'addition d'eau chaude.

2. Bains au Rhin.
3. Bains de vapeur.
4. Massage.
5. Électrothérapie et bains hydroélectriques.
6. Bains à l'extrait de sapin.
7. Cure de lait et cure d'air.
8. Usage d'autres eaux minérales pour utilisation interne principalement des eaux ferrugineuses.

Le *massage* et l'*électrothérapie* sont, plus spécialement, de précieux adjuvants pour renforcer l'effet altérant, reconstituant et résolutif des bains salins.

L'*électrothérapie* est installée d'une manière très complète et tout à fait nouvelle.

Le *bain électrique* est souvent employé.

## II

### Action physiologique et thérapeutique de l'eau chlorurée sodique de Rheinfelden.

Les propriétés caractéristiques des eaux chlorurées sodiques se manifestent par des phénomènes d'excitation physiologique.

Prise à l'intérieur, l'eau salée très atténuée, favorise la sécrétion de l'acide hydrochlorique; la digestion de l'albumine en est facilitée, et la digestion de l'amidon est activée de même par la sécrétion du pancréas. La sécrétion de la bile se trouvant à son tour augmentée, il en résulte que la digestion de la graisse et les mouvements péristaltiques des intestins sont excités et stimulés.

Enfin, sous l'influence des qualités endosmotiques du sel, la résorption dans le canal intestinal s'accomplit avec facilité.

La sécrétion de l'urine est augmentée considérablement; avec la quantité de l'eau augmentent aussi les éléments organiques, principalement l'urée. (Barral, *Annal. de chim. et phys., 1848.)*

Sous cette influence énergique du sel sur la digestion et la résorption, l'appétit s'améliore. L'assimilation des matières s'accélère et l'alimentation générale s'élève, en un mot tous les phénomènes dynamiques et chimiques du corps sont stimulés et altérés, avec répercussion immédiate sur les *états constitutionnels*, les *diathèses*.

Quant aux produits pathologiques de l'organisme, à savoir les exsudations, les *résorptions*, compagnons inséparables du rhumatisme, de la scrofule et de l'arthritisme, ils subissent nécessairement l'action de l'influence énergique de nature reconstituante et corroborante, produite par le sel et les bains salés.

Les auteurs ont cru pendant longtemps que les effets, si bien étudiés et si généralement admis, du bain salé, étaient analogues ou similaires aux effets produits par l'ingestion de l'eau chlorurée.

La plupart des hydrologistes admettaient la théorie de la résorption, à savoir l'introduction dans le sang, par les pores de la peau, des éléments solides de l'eau salée, mais il faut aujourd'hui invoquer une explication plus rationnelle, et, reprenant ces études et recherches, se demander s'il ne faut pas abandonner l'idée de cette action directe et chimique du sel sur les nerfs de la peau, imbibée et infiltrée d'éléments minéralisateurs chlorurés, par une action indirecte sur le système nerveux lui-même, aussi bien à la périphérie que dans le corps entier.

Que nous apprennent à cet effet les recherches expérimentales récentes?

L'observation quotidienne des effets salutaires et énergiques du bain salin sur les fonctions capitales de l'organisme (sanguification, innervation) m'a conduit à déterminer, par une expérience personnelle, l'influence de ce bain salin sur la constitution normale, et le *chimisme* normal de l'homme.

J'ai commencé par régler ma nourriture journalière d'une manière absolument précise et égale. Je l'ai préparée pour 12 jours d'avance en faisant un hachis de 12 livres du muscle iléopsoas, dont j'ai fait 12 portions d'une livre chacune. Cette viande a été introduite dans des verres hermétiquement fermés, et conservée dans de la glace. De même, j'ai pris un grand pain de 12 livres, et deux grandes mottes de beurre de 600 grammes chaque.

La nourriture journalière consistait donc en :

500 grammes de viande,
500 grammes de pain,
1500 grammes d'eau,
100 grammes de beurre,
2 grammes de sel de cuisine.

La journée d'expérience allait de 9 heures du matin à 9 heures du lendemain matin. Les repas étaient pris à 9 heures, 1 heure après midi, et 7 heures du soir. Chaque jour avant le dîner et l'après-dîner j'ai fait une promenade représentant en tout 12 à 13 kilomètres. Le poids du corps est enregistré chaque jour à 9 heures du matin. Les 4, 5, 6, 7, 8, 9 et 10$^{mes}$ jours, j'ai pris un bain salin à 3 0/0 de sel à la température de 35°, d'une durée de 30 minutes. Après le bain je me reposais pendant une heure; avant et après les 7 jours indiqués j'ai supprimé le bain.

L'examen des urines par le volume, et la constatation des quantités d'azote, de chlore, d'acide sulfurique, d'acide phosphorique et de chaux m'ont fourni des résultats fort intéressants :

Les jours de bain il y avait une augmentation d'urines de 7.3 0/0, et de chlore dans la proportion de 38.8 0/0. Par contre, diminution d'azote de 1.8 0/0, d'acide sulfurique de 0.3 0/0, d'acide phosphorique de 7.6 0/0, et de chaux dans une proportion que je me réserve d'établir dans une étude expérimentale ultérieure.

D'où peut provenir cette augmentation considérable du chlore et cette augmentation assez notable de la quantité des urines?

La première pensée se porte sur la résorption du sel par la peau pendant la durée du bain. Cette résorption du sel expliquerait tout naturellement l'augmentation des urines.

On pourrait dire de même que l'augmentation du chlore est produite par une influence énergique du bain salin sur les liquides séreux de l'organisme, celui du système lymphatique, et même celui du sang qui sont tous très riches en chlore.

Quelle que soit la vraie cause de l'augmentation du chlore, le fait est assez important pour réclamer de nouvelles recherches capables de résoudre la question de la résorption par la peau (1).

Si la diminution de l'acide phosphorique et de la chaux est encore difficile à expliquer, nous savons pourtant que ces éléments sont de la plus grande importance pour la vie des tissus cellulaires.

Nous savons que toutes les influences qui produisent

---

(1) Ces expériences, avec les détails qu'elles comportent, feront l'objet d'une publication spéciale.

une accélération dans la transformation des éléments du corps : le séjour à la mer, le chlorure de sodium, etc., amènent une diminution des phosphates dans l'urine; que, par contre, tout ce qui retarde la métamorphose des éléments de l'organisme, comme par exemple la faiblesse générale (innée ou acquise), la scrofule, le rachitisme, les longues et pénibles convalescences, se traduit par une augmentation des phosphates dans les urines.

Pour ce qui concerne les légères diminutions dans la sécrétion de l'azote et de l'acide sulfurique, elles ne sont pas de nature à éclairer la question, car elles peuvent dépendre de la faible proportion de minéralisation chlorurée du bain (3 0/0).

En somme, le bain salé à 3 0/0 n'est pas susceptible de provoquer une influence *accélérante* sur la métamorphose des éléments spécialement azotiques.

Cette influence est plus évidente et plus énergique dans les combinaisons non azotées et riches en carbone. Déjà, des bains salins à 3 0/0 exercent sur elles une altération plus rapide, qui se manifeste par une plus forte sécrétion de l'acide carbonique et une formation de l'eau, provenant l'une et l'autre de la combustion plus vive de la graisse, des hydrates, du carbone, etc. Dans mes expériences, j'ai pu constater une augmentation assez remarquable des urines, sans augmentation de ces éléments qui indiquent une destruction plus énergique des matières albumineuses. En même temps, le poids du corps a diminué chaque jour : en 7 jours, j'ai perdu 750 grammes. Effectivement, la graisse sous la peau s'est affaissée et ce fait pourrait conduire à un traitement rationnel de l'obésité par le bain salin.

En résumé, pendant cette période d'expérimentation, je me suis porté admirablement, faisant chaque jour 12 kilomètres, travaillant le soir jusqu'à minuit, mangeant mes rations avec un excellent appétit, dormant d'un sommeil calme.

Une balnéation saline qui a une influence si incontestable sur l'organisme en parfaite santé, ne peut manquer d'exercer une action certaine sur l'organisme malade, et l'observation clinique de tous les jours confirme les résultats des recherches expérimentales.

L'influence du bain salin ne dépend pas seulement de la minéralisation, elle dépend aussi beaucoup de la température. Plus le bain est chaud et plus grande est l'action chimique des sels dissous, plus le bain salin est frais et plus est dominante l'action hydrothérapique avec le caractère spécial, que lui donnent la densité du liquide et les principes médicamenteux qui y sont en dissolution. Dans le premier cas, c'est plutôt l'action résolutive qui domine; dans le second cas, c'est l'action altérante et reconstituante.

L'eau salée, prise à l'intérieur à de fortes doses, constitue une eau laxative qui exerce une influence marquée sur la circulation abdominale; dans des cas très rares, cette eau constipe.

Plus les bains salins sont minéralisés et pris à une température élevée, et plus efficace est leur action thérapeutique, alors même que nous constations une véritable fièvre thermale, de l'embarras gastrique, des éruptions cutanées, des congestions, de l'insomnie, des états soporeux.

Toutes ces circonstances indiquent la nécessité pour le médecin traitant de bien étudier la constitution de son malade, de le suivre jour par jour dans les diverses phases de sa cure thermale, de se préoccuper sans cesse des indications et contre-indications de la maladie.

## Les indications.

Les eaux chlorurées sodiques introduisant dans l'organisme l'un des éléments les plus considérables de sa propre constitution, l'eau salée doit trouver ses premières applications dans tous les cas où le chlorure de sodium est devenu insuffisant, à savoir :

1. La *convalescence*, succédant à des maladies pyrétiques.

2. La *faiblesse générale* causée par des troubles digestifs, ou par des suppurations chroniques, etc.

3. L'*anémie* κατ'ἐξοχήν, qui existe au dehors de toute altération organique des éléments solides du sang.

4. La *chlorose* avec modifications profondes dans la quantité du sang et dans ses éléments constitutifs, avec retentissement morbide sur le système vasculaire.

5. La *scrofule*, sous toutes ses formes et manifestations (ganglions, rhinites chroniques, périostite et ostite, eczéma, etc.).

C'est là l'une des spécialisations les plus nettes et les plus précises de la médication thermale, parce que l'eau salée s'adresse ici de préférence aux systèmes lymphatiques et glandulaires.

6. Les *affections chroniques* des *os* et des *articulations* non susceptibles d'opérations chirurgicales ou après leur intervention pour la guérison des blessures et des fistules.

7. Le *rachitisme;* on obtient dans cette affection morbide d'excellents résultats en fortifiant tout l'organisme, en remontant les fonctions d'assimilation, en raffermissant les os mous ou friables.

8. Le *rhumatisme chronique*, quel que soit son siège, articulations, nerfs ou muscles.

9. La *débilité de la peau*.

(Dans ces deux dernières catégories, 8 et 9, on commence la cure avec des bains salins, puis on la complète avec une hydrothérapie modérée, des douches froides ou des lotions salines froides.)

10. La *goutte*, c'est la manifestation de la diathèse urique qui par excellence indique des perturbations régulières dans la chimie biologique de l'organisme.

(Le traitement de la goutte par les bains salins réclame de grandes précautions. Il faut éviter avec soin tous les états congestifs ou aigus compliqués d'accès et n'employer que des bains à faible minéralisation. L'hydrothérapie et le massage constituent des adjuvants précieux des bains salins.)

11. Les *maladies cutanées chroniques* sous la dépendance de la *scrofule*, et le *psoriasis*. (Les croûtes lactées des nourrissons disparaissent très régulièrement sous l'influence des bains salins minéralisés de 1 à 1.5 0/0.)

12. Les *maladies du système nerveux*. La faiblesse nerveuse généralisée, l'asthénie, l'hystérie, la névralgie, les paralysies cérébrales ou hémiplégies sont efficacement amendées par des bains, peu minéralisés, à température moyenne et de courte durée. Le massage et l'électrothérapie maniés avec rigueur, modération, et intelligence par le médecin lui-même, rendent souvent ces amendements durables et voisins de la guérison. Le bain hydro-électrique salin est assez souvent employé dans les affections du système nerveux. Il fournit d'excellents résultats dans les formes générales comme la *neurasthénie*, l'*hystérie*, l'*hypocondrie* et dans les formes plus rebelles comme la *chorée*, l'*épilepsie*, la *paralysie agitans* et le *morbus Basedowi*. (Des appareils perfectionnés d'un nouveau modèle, permettent au médecin seul d'utiliser, soit le courant *galvanique*, soit le courant *faradique*, soit les deux ensemble, en adoptant à chaque cas particulier la force de courant et de durée qu'il réclame.)

13. Les *affections des organes génitaux de la femme*. Le bain salin joue dans le traitement de ces maladies le rôle le plus important.

Toutes les maladies chroniques de ces organes sont justiciables de l'eau salée; mais les effets thérapeutiques sont plus manifestes dans les cas d'*exsudations chroniques* du bassin : *paramétrite* et *périmétrite,* après cessation de la période fébrile.

Aux bains fortement minéralisés, il faut ajouter dans ces cas, les compresses, les injections vaginales chaudes, et parfois le massage abdominal préconisé par le Suédois Thure Brandt.

De même que les exsudations chroniques, les altérations conjectives chroniques de l'*utérus* et des *ovaires*, avec les symptômes variés qui les caractérisent (anomalies de la menstruation, leucorrhée, stérilité plus ou moins passagère, etc.) sont efficacement amendées et parfois guéries par la cure thermale telle que nous la pratiquons à Rheinfelden.

Dans quelques cas de tumeurs fibreuses de l'utérus, avec une saison thermale prolongée, nous avons obtenu la cessation des pertes de sang, et une diminution évidente du volume de la tumeur.

14. L'*obésité*. En traitant cette maladie constitutionnelle, indice habituel d'une altération notable de la chimie biologique de l'organisme, avec des bains salins tièdes jusques à fraîcheur ; des douches froides, de la gymnastique et un traitement diététique approprié, j'ai pu arriver à des résultats très satisfaisants. Ceux-ci se traduisaient par le retour des règles, par la cessation des étourdissements et des palpitations, par une amélioration de l'état général, par le renforcement des muscles, et la diminution de la graisse.

L'hydrothérapie, et le séjour dans les montagnes après la cure à Rheinfelden, complètent les bons résultats obtenus.

Avant de terminer, je rappellerai nos essais de traitement par les bains chlorurés sodiques, dans le *diabète*, les *néphrites* et les *maladies du cœur*.

Avec beaucoup de prudence on arrive facilement à remonter l'organisme, en diminuant les quantités de sucre et d'albumine, en régularisant l'action du cœur, surtout dans les débuts de la maladie.

**Contre-indications.**

Nous pouvons les résumer en quelques mots en disant : Les bains salins sont contre-indiqués dans tous les cas où les fonctions générales de l'assimilation sont gravement atteintes, dans toutes les maladies aiguës, et dans les affections réputées incurables, comme par exemple le cancer et les néoplasmes.

## SCHINZNACH-LES-BAINS

*Causerie-conférence de M. le Dr* DE TYMOWSKI.

Soyez les bienvenus, Messieurs, dans cette station qui est honorée depuis longtemps par la clientèle française, et qui mérite d'être connue de vous tous.

Intimement convaincu de l'utilité pratique de l'œuvre des Caravanes hydrologiques de la Société française d'Hygiène, j'adresse tous nos sentiments de gratitude à notre cher et honoré Secrétaire général, Président de l'excursion d'août 1888, et j'entre en matière pour vous exposer très sommairement les propriétés reconstituantes et toniques des eaux sulfureuses de Schinznach-les-Bains.

De toutes les eaux minérales, celles dont l'action *intus et extra* est la moins contestable, et la moins contestée, ce sont les eaux sulfureuses. Les théories microbiennes qui tendent de plus en plus à s'implanter, aussi bien dans la clinique que dans la science pure, expliquent parfaitement leur action et leur supériorité; le soufre à l'état naissant sous forme d'acide sulfureux et surtout l'hydrogène sulfuré paraissent être les plus puissants des microbicides et des désinfectants. Mais, en dehors de cette action pour ainsi dire destructive, les composés sulfurés en ont une non moins précieuse et non moins certaine, c'est d'être des reconstituants, des stimulants, des toniques de premier ordre; seulement, il y a une distinction à faire et elle est parfois capitale.

Pour obtenir la destruction des microbes, ou plutôt en atténuer la vitalité, gêner leur reproduction, en affaiblir la race, le soufre peut être employé sous n'importe quelle forme, toutes les préparations artificielles, c'est-à-dire purement minérales, sont bonnes. C'est ainsi que l'on a recours à la combustion directe du soufre, ou du sulfure de carbone, à l'emploi de la fleur de soufre, aux préparations complexes dites sulfures de potasse, aux pommades dont l'efficacité est si bien établie contre les affections parasitaires, etc.

Bien au contraire, lorsqu'on veut agir sur les éléments normaux de l'organisme, lorsqu'on veut simplement tonifier les cellules qui constituent la charpente de notre corps, stimuler leurs propriétés vitales, il est important de ne pas agir brutalement avec des composés minéraux, mais d'avoir recours à des agents déjà dynamisés, assimilables, vivants. De même que l'azote, le carbone et l'hydrogène, qui forment le fond de notre nourriture, ne peuvent être absorbés ni directement, ni à l'état minéral ou salin, mais ont besoin d'être, au préalable, préparés sous des formes spéciales par les plantes, de même le soufre, qui doit pénétrer et agir dans la profondeur des tissus et s'y combiner, doit être vitalisé.

C'est là le rôle des eaux sulfureuses naturelles, c'est ce qui constitue leur supériorité sur les préparations minérales artificielles, la raison de leur emploi.

Le soufre des eaux minérales naturelles est donc, d'une part, microbicide; d'autre part, tonique, stimulant.

De là, leur indication dans les cas de déchéances de l'organisme par maladie microbienne; de là, leur efficacité dans les affections scrofuleuses, les convalescences de coqueluche, de rougeole, des maladies cutanées ou osseuses, etc.

Mais toutes les eaux sulfureuses ne jouissent pas indistinctement, et au même degré, de ces heureuses propriétés. Laissant de côté les eaux froides qui proviennent d'une fermentation marécageuse, il est, parmi les sources sulfureuses chaudes ou tièdes, un certain choix à faire. Les unes sont trop pauvres et ne peuvent être des microbicides bien puissants; d'autres, au contraire, contiennent assez de soufre actif pour tuer les microbes, et sont heureusement douées des qualités toniques si précieuses à notre époque d'universelle anémie.

Parmi les mieux douées sous tous les rapports, sont nos eaux de Schinznach. Depuis plus de cent cinquante ans elles sont employées avec un succès si constant, que le Gouvernement fédéral y a annexé et y entretient un hôpital où l'on accourt chercher la santé de tous les points de la Suisse. Leur heureuse composition, leur grande teneur en acide sulfhydrique (37 cent. cubes par litre), en font les eaux les plus riches de nos contrées; la grande quantité d'acide carbonique (90 cent. cubes), qui dilue l'hydrogène sulfuré, rend facile son absorption et son assimilation. Aussi, les nouveaux moyens d'administrer les gaz sulfurés par inhalations pulmonaires ou rectales, pulvérisations, etc., réussissent-ils tout particulièrement bien avec les eaux de Schinznach. Ajoutons encore que ces eaux sont également chlorurées, ce qui en augmente l'efficacité dans les cas de lymphatisme si fréquents chez les enfants et chez les femmes.

Sans parler des maladies graves, phtisie, pharyngites et laryngites, coryzas chroniques, eczémas invétérés, affections scrofuleuses profondes, j'insisterai seulement aujourd'hui sur les bons effets des eaux de Schinznach contre la débilité générale, et l'épuisement de l'organisme. Il est extrêmement remarquable de voir des personnes tombées dans un véritable marasme, ou des enfants chétifs ou débiles, retrouver à Schinznach les forces perdues et l'énergie première. Ces résultats sont d'autant plus remarquables qu'ils sont obtenus en fort peu de temps, lorsqu'il n'y a pas de lésion essentielle.

Pour être juste, il faut reconnaître qu'une grande part dans ces rapides améliorations, doit être attribuée aux excellentes conditions hygiéniques de l'Établissement situé au milieu des montagnes, dans une vallée élevée de 300 mètres environ au-dessus du niveau de la mer, dans une atmosphère absolument pure, privée de toute poussière ou souillure, et abritée des vents violents. L'influence vivifiante de l'oxygène des montagnes vient se joindre à la médication et produit de véritables résurrections.

---

## LUXEUIL (Haute-Saone).

*Conférence faite par* M. le Dr Tillot, *médecin-inspecteur*.

L'éminent Secrétaire de la Société française d'Hygiène m'ayant prié, Messieurs, de vous faire connaître sommairement les propriétés de nos eaux thermales, je vais essayer, pour me rendre à son désir, de résumer en quelques mots, les principales indications de nos sources les plus importantes.

Après un aperçu rapide de leurs qualités physiques et chimiques, envisagées d'une façon générale, je passerai en revue leurs effets curatifs les plus caractéristiques.

Les sources de Luxeuil exploitées actuellement sont au nombre de 15, et débitent près de 600,000 litres par jour. Groupés presque tous les uns auprès des autres sous le bâtiment des Thermes, les griffons déversent au dehors deux sortes d'eaux, très distinctes par leur composition et leur origine : les salines, émergeant du granit, sont très chaudes (30° à 52°) et conservent une limpidité remarquable ; les autres, originaires du grès bigarré, se troublant à l'air, et laissant dans les conduits un dépôt ocracé, sont les ferrugineuses, dont la température varie entre 21 et 29°. Toutes ces sources, et surtout celle des *Dames* renferment une notable proportion d'azote (1) qui vient former des bulles nombreuses à la surface des réservoirs.

(1) 25cc par litre.

Les sources salines contiennent environ un gramme de *chlorure de sodium*, 3 à 4 milligrammes de *manganèse*, 2 à 3 milligrammes de fer, un centigramme de lithine, dix centigrammes de silice, et 6 à 7 dixièmes de milligramme d'arsenic (1).

Les sources ferrugineuses, beaucoup moins abondantes que les salines, renferment 12 milligrammes de fer, de 5 à 7 milligrammes de manganèse; de plus, elles sont *tièdes*, c'est-à-dire que leur température de 29°, qui les rapproche du degré ordinaire des bains tempérés, permet de se baigner dans l'eau ferrugineuse presque pure, avantage important qui donne à l'établissement de Luxeuil une supériorité marquée sur la plupart des stations ferrugineuses.

En vous exposant la composition de nos sources salines, il me semble peu exact de les ranger dans la catégorie des *indéterminées*, comme le font la plupart des auteurs; en effet, indépendamment du chlorure de sodium, le manganèse qu'elles renferment, et qui laisse sur les baignoires une empreinte ineffaçable, permettrait, à lui seul, de les distraire de cette classe d'eaux minérales que caractérise l'absence presque complète d'éléments actifs.

*Mode d'emploi.* — Dans nos Thermes, c'est surtout le mode balnéaire qui joue le principal rôle; les irrigations viennent ensuite; puis les douches générales et locales; enfin, on emploie les boues ferrugineuses en applications topiques. L'usage de l'eau de plusieurs sources, en boisson, fait partie du traitement habituel.

Les bains sont pris en baignoire ou en piscine (2), et

(1) La source la plus lithinée est celle du Grand-Bain (7 milligrammes); la plus arsenicale, celle des Dames; de toutes les sources chlorurées, la moins chargée en fer est celle des Cuvettes; celle du Grand-Bain est la plus ferrugineuse (3 milligrammes).

(Extrait de l'analyse pratiquée par M. Wilm, en 1881.)

(2) Les piscines présentent sur les bains en baignoire cet avantage, que l'eau qui les remplit ne subit aucun mélange et se renouvelle incessamment.

préparés, soit avec l'eau saline tempérée par de l'eau froide, soit avec l'eau ferrugineuse réchauffée par l'addition d'une légère quantité d'eau saline. La durée des bains salins peut être prolongée durant plusieurs heures; les bains ferrugineux sont pris pendant un temps beaucoup plus court.

*Action sur l'organisme.* — Nos eaux salines, quoique faiblement minéralisées, exercent pourtant une action très appréciable sur l'organisme. Elles agissent sur l'appareil urinaire en provoquant de la diurèse et en expulsant les graviers; sur le système nerveux en produisant de l'insomnie, des étouffements, de l'abattement, de la tristesse, du découragement, de l'hypochondrie même; leur effet sur le système musculaire se traduit par de la courbature, de la fatigue physique; sur l'appareil circulatoire, par l'accélération des battements du cœur, et même par de la fièvre; sur le tube digestif, par de la constipation et, plus rarement, de la diarrhée; sur la peau, elles produisent souvent une éruption passagère, plus ou moins analogue à la poussée.

D'un autre côté, elles réveillent des symptômes pénibles ou douloureux, font reparaître les névralgies, les rhumatismes, gonflent les membres au niveau des articulations; en un mot, elles secouent l'organisme d'une façon plus ou moins bruyante, si bien qu'on peut dire qu'elles frappent à toutes les portes, *minoris resistentiæ*. Mais, en général, ce réveil morbide ne dure que peu de temps : les phénomènes douloureux se calment, le tumulte s'apaise dans l'organisme, les douleurs s'éteignent, et le malade peut poursuivre sa cure. Au vingt-cinquième jour du traitement, quelquefois plus tôt, les symptômes d'intolérance se manifestent de nouveau; les forces se brisent, le malade éprouve de la répugnance à boire l'eau minérale, il se sent mal à l'aise dans le bain ; lorsqu'il en sort, il éprouve des bouffées de chaleur au visage qui se colore d'une manière insolite; la peau devient le siège de picotements pénibles, la courbature se montre persistante; tous ces phénomènes indiquent la saturation, et force est bien d'arrêter le traitement.

Avec les eaux ferrugineuses, le tableau est encore plus chargé : l'excitation se montre de suite, et à un plus haut degré; le système nerveux s'impressionne davantage; l'agitation nocturne ou l'insomnie, la courbature, la céphalalgie, les bouffées de chaleur au visage, les palpitations et le malaise général sont des plus marqués; quelquefois même, chez les très jeunes enfants, il se déclare un délire passager; les attaques nerveuses ou les névralgies qui existaient auparavant prennent un violent degré d'intensité, la constipation augmente, la miction devient plus fréquente, les urines sont brûlantes, la congestion de l'appareil utéro-ovarien se manifeste par des élancements inguinaux ou lombaires et par l'exagération de la leucorrhée, utérine ou vaginale; puis, peu à peu, l'organisme s'habituant au fer résiste mieux à l'action des bains et permet au malade, de plus en plus tonifié, d'arriver sans difficulté jusqu'à la fin de sa cure.

Cet ensemble de phénomènes appréciables sur les divers appareils de l'économie, se résume en une action presque unique pour chacun des groupes d'eaux dont nous parlons. Les eaux salines sont excitantes au début, puis sédatives et décongestionnantes par leur influence favorable sur le système nerveux et la nutrition. Les sources ferrugineuses produisent un effet général très excitant, astringent localement, et, en définitive, une action tonique directe sur l'appareil circulatoire, et indirecte sur l'innervation.

*Effets thérapeutiques.* — De cette influence générale et locale produite par nos eaux, on peut conclure, et l'expérience le démontre, que les sources de Luxeuil sont indiquées : d'une part, dans les anémies et les affections asthéniques; d'autre part, dans les maladies d'origine rhumatismale et dans presque toutes les névropathies.

*De l'anémie.* — L'anémie est bien fréquente à l'époque actuelle, qu'il s'agisse de la déglobulisation spontanée, de l'anémie symptomatique d'affections chroniques, ou bien de l'anémie consécutive aux maladies aiguës, aux hémorrhagies, de l'anémie des enfants causée par la croissance, ou par le surmenage cérébral.

Si l'anémie est très répandue, surtout dans les villes où on lui a donné le nom de *malaria urbana*, il ne faut pas cependant exagérer les choses et la voir partout. Que de femmes se croient, ou sont considérées comme anémiques, et n'ont ni l'apparence ni la réalité de l'anémie! Nos sources ferrugineuses sont convoitées par ces affamées de fer qui ne sont que des névropathes d'origine arthritique, pour qui les mots d'anémie et de fer en regard semblent tenir lieu de tout, diagnostic et thérapeutique. Qu'on les envoie aux sources ferrugineuses, ces prétendues anémiques, et l'on voit, au bout de quelques jours, la médication martiale exciter leur système artériel et leur appareil nerveux d'une façon déplorable et persistante, infirmant l'erreur de diagnostic dont elles sont les victimes volontaires, ou involontaires.

Si, au contraire, l'anémie est bien réelle, que le malade soit sous le coup du lymphatisme, qu'il soit épuisé par une croissance rapide, ou une convalescence prolongée, que la diarrhée des pays chauds, ou l'impaludisme, ait diminué le nombre de ses globules, qu'une opération chirurgicale l'ait placé dans un état de faiblesse dont il a peine à se remettre, le fer de la source du Puits Romain est bien indiqué, et c'est plaisir de voir entre autres les petits anémiques reprendre dans l'eau ferrugineuse l'appétit et la force, une bonne coloration du visage, en même temps que les hémorrhagies, s'il y en a, disparaissent rapidement. Grâce à ce traitement, les menstrues se régularisent en qualité, comme en quantité, chez les jeunes filles ou chez les femmes, et tout le système organique manifeste par sa refloraison le besoin qu'il avait d'eaux véritablement reconstituantes.

Par contre, si l'anémie est le symptôme d'une dégénérescence organique, les eaux de Luxeuil sont formellement contre-indiquées.

Lorsque l'anémie a engendré une altération plus ou moins prononcée du système nerveux, la cause et l'effet peuvent disparaître par notre médication martiale; c'est dans ces cas que l'alliance, ou l'alternance, des bains ferrugineux et chlorurés est prescrite avec fruit, à la condition, toutefois, de ne pas brusquer le traitement dont il s'agit, de l'interrompre à propos, car la médication ferrugineuse est, pour ainsi dire, un clavier délicat qui exige du médecin un doigté moelleux et bien nuancé.

Les bains ferrugineux trouvent un auxiliaire puissant dans l'eau martiale du Temple, avec cette restriction que : s'il y a complication de gastralgie, il est souvent nécessaire d'employer certains artifices adjuvants pour faire tolérer l'eau de la buvette dont je viens de parler.

Après l'anémie, les maladies les plus fréquentes à nos thermes sont : le rhumatisme, les névropathies, et bon nombre d'affections de l'utérus ou de ses annexes.

*Du rhumatisme.* — Le rhumatisant qui se rend aux stations thermales, est un anémique fatigué par des attaques antérieures de la diathèse, ou bien c'est un congestif au facies coloré, sujet aux flux, aux hémorrhagies, aux poussées de névralgie, et presque toujours dyspeptique. Ces deux catégories de rhumatisants bénéficient également de nos sources; les bains salins courts, et à température modérée, conviennent au dernier type; le premier se trouvera mieux de bains prolongés, à température assez élevée; le cachectique boira l'eau du Temple, le congestif prendra en boisson l'eau lithinée du Grand-Bain.

La température de nos eaux se développant sur une échelle assez étendue, il est possible de faire prendre des bains courts, très chauds, destinés à congestionner la peau au profit des viscères ou des muscles, ou, au contraire, des bains tempérés prolongés, qui rendent aux membres endoloris leurs mouvements normaux et la souplesse qui manque aux articulations sèches et raides.

Si le rhumatisme s'accompagne de phénomènes nerveux ou de névralgies, ce sont encore les bains chlorurés qui en auront raison.

Parmi les variétés de rhumatisme qui profitent le mieux de la cure, je citerai : le rhumatisme musculaire, l'articulaire, et le rhumatisme fibreux, aussi bien que cette forme de rhumatisme qui occupe successivement les muscles ou les nerfs et qu'on appelle le rhumatisme nerveux. Quant au rhumatisme noueux, c'est seulement comme tonique de l'état général que le traitement à Luxeuil peut lui être favorable.

Parmi les complications viscérales si communes chez les rhumatisants, se montrent les affections cardiaques. L'expérience démontre que sans traiter, à proprement parler, les maladies du cœur dans notre station, il n'y a pas d'inconvénient à laisser se baigner les malades atteints de rhumatisme avec phénomènes morbides du côté du centre circulatoire, mais aux conditions suivantes : 1° la lésion occupe les orifices ventriculaires, et non l'orifice aortique; 2° il n'y a pas d'hypertrophie, pas d'asystolie, pas d'hydropisie ou de congestion viscérale; 3° le sujet n'est pas avancé en âge. Sous ces réserves, on peut permettre aux rhumatisants l'accès des sources salines, mais on doit leur interdire absolument les bains ferrugineux. C'est en m'appuyant sur ces principes que j'ai pu traiter sans inconvénient, et même avec avantage, certains malades rentrant dans les conditions spéciales indiquées plus haut. En effet, comme le dit le Dr Constantin Paul, « si les eaux minérales n'ont pas pour effet de supprimer les lésions cardiaques, elles sont souvent utiles pour rendre aux vaisseaux artériels et veineux le ton qui leur manque, et, partant, pour supprimer une cause de résistance et d'aggravation dans les maladies du cœur (1). » Il est à propos d'ajouter que les bains donnés aux malades dont il s'agit, doivent être courts et à une température peu élevée; pris de la sorte, ils sont bien tolérés, et j'ai vu, pour ma part, un bon nombre de malades, atteints de complications cardiaques, et, parmi eux, plusieurs enfants, bien supporter la cure dont ils tiraient un grand profit au point de vue de la diathèse rhumatismale, et de leur état général.

Le goutteux asthénique peut être amélioré par nos bains salins, mais qu'il n'espère pas autre chose que d'y trouver un élément tonique et réparateur. En revanche, nous serons plus réservés à l'égard du goutteux pléthorique travaillé par la podagre, et chez lequel les mouvements congestifs sur les viscères sont toujours à redouter.

Entre le goutteux et le rhumatisant vient se placer l'arthritique, chez lequel la goutte n'est pas franche, ou bien chez qui le rhumatisme se cache sous des aspects divers, occupant les nerfs, ou les muscles, aussi bien que les viscères. Si c'est l'arthritisme qui influence le système nerveux, le nervosisme ou la neurasthénie qui en résulte relève tout à fait de Luxeuil; de même pour les manifestations utérines qui se développent au moment de la ménopause, et se traduisent tantôt par l'état nerveux, tantôt par différents malaises variés sur lesquels la névropathie a mis sa signature plus ou moins lisible.

Développées sur le terrain arthritique, les névropathies, dans presque toutes leurs variétés, depuis le vertige et l'état nerveux qui en est l'aube, jusqu'à l'*hysteria major*, son complet épanouissement; depuis l'irritation spinale,

---

(1) C. Paul. Rapport sur le service des eaux minérales, in *Mémoires de l'Académie de Médecine*, 1885.

les névralgies variées, les palpitations jusqu'à la fausse angine de poitrine; sont, à bon droit, tributaires de nos eaux. Ces femmes épuisées par mille misères pathologiques dont la peinture défie le pinceau le plus habile, par des affections dont l'aspect et le siège changent presque chaque jour, se portant tantôt sur l'abdomen en simulant des tumeurs, tantôt sur les nerfs en produisant des anesthésies, des névralgies, des paralysies passagères ou durables, voilà des malades auxquelles conviennent nos bains de piscine prolongés; et quand le système nerveux viscéral périphérique aura été mis à la raison, les bains ferrugineux interviendront, à leur tour, pour tonifier l'organisme et le mettre en état de défense ultérieure contre le dérèglement nerveux.

Toutes les névropathes ne sont pas des arthritiques; beaucoup d'entre elles doivent leur maladie à une insuffisance des globules sanguins; dans ces cas, c'est surtout aux bains ferrugineux qu'il faut avoir recours, mais il y aurait de l'inconvénient à les administrer d'emblée, et il paraît utile de commencer la cure par quelques bains d'eau chlorurée. Les vraies névralgies se trouvent bien de nos piscines salines, et surtout de la piscine du Bain gradué qui, avec ses deux températures différentes (34° et 35°, 5), permet de donner aux malades des espèces de bains écossais au moyen desquels on réussit à faire disparaître des névralgies fort tenaces comme la sciatique invétérée. Je dirai la même chose pour les paralysies produites par l'anémie, la neurasthénie ou le rhumatisme. Quant à la paralysie occasionnée par les lésions du cerveau ou de la moelle, les effets sont moins marqués, et l'ataxie locomotrice paraît obtenir à Néris et à Lamalou des résultats plus appréciables qu'à Luxeuil.

Il est des cas où la paralysie des membres inférieurs dépend d'un autre système organique dont je désire vous entretenir maintenant, et appartient aussi à notre thérapeutique thermale.

*Des affections utérines.* — Les maladies de l'utérus, et de ses annexes, sont largement représentées à Luxeuil; c'est ce qui explique pourquoi, si l'on y joint les névropathies, la majorité de la clientèle se compose de femmes. Au point de vue thermal, les affections utérines se présentent sous trois aspects : elles sont torpides, c'est-à-dire que leur influence ne s'étend pas au delà de la sphère génitale; ou bien elles sont éréthiques, c'est-à-dire disposées à passer à l'état subaigu; enfin, elles sont accompagnées de symptômes nerveux qui priment quelquefois la situation.

Dans certains cas, l'état nerveux, qui avait précédé l'affection utérine, se présente à l'état de complication qui s'ajoute à la lésion même, en augmentant la nervosité ou l'anémie qui avait été le point de départ des troubles organiques. La femme, enserrée comme dans le cercle de Popilius, était déjà nerveuse, le système utérin s'enflamme, elle devient plus nerveuse encore; et, comme dans une chaîne dont les anneaux se sont soudés, on a de la peine à distinguer le chaînon qui commence de celui qui finit.

Lorsque les phénomènes nerveux primitifs ou consécutifs dominent : accidents hystériformes, nervosisme, affaiblissement des membres inférieurs ou même paralysie, les eaux de Luxeuil peuvent être conseillées avec avantage. Les sources salines exercent là une double action, décongestionnante et antinerveuse. Le premier effet se manifeste aussi quand la métrite est torpide, quand l'engorgement utérin s'accompagne de peu de réaction générale. L'eau saline, employée en bains et en irrigations prolongées et très chaudes, (1) va agir sur l'utérus, en facilite la régression et résout les noyaux inflammatoires de l'adénite périutérine ou bien de la péritonite circonscrite, concomitante, aidée au besoin par les bains ferru-

---

(1) Le système des irrigations à l'aide du siphon a presque entièrement remplacé à Luxeuil l'usage des douches vaginales.

gineux qui tonifient toute l'économie et tarissent les écoulements fournis par les cavités utérines ou vaginales.

Quant aux fibromes utérins, nos eaux restent impuissantes pour favoriser leur régression, mais en restaurant l'organisme épuisé par les pertes sanguines dont ces corps étrangers sont souvent la cause, elles mettent les femmes en état de résister à de nouvelles hémorrhagies et de mieux supporter une opération chirurgicale si elle devient nécessaire.

Chez les jeunes filles anémiques et chez les femmes atteintes de cette variété de *dysmétrie* qui se traduit par l'aménorrhée ou de la dysménorrhée, les bains salins, comme les ferrugineux employés à propos, régularisent la menstruation, arrêtent le flux sanguin exagéré ou bien le font reparaître en dissipant la congestion du col utérin ou le spasme qui le contracte.

En résumé, la métrite atonique bénéficie surtout des eaux ferrugineuses, et la métrite éréthique, comme celle qui se complique de phénomènes nerveux, depuis les nausées jusqu'aux vomissements et la paralysie, a sa place marquée dans les bains salins.

A côté des maladies utérines bien caractérisées comme la métrite chronique, la dysménorrhée pseudo-membraneuse et les phlegmasies périutérines, il existe certains états morbides qui ne sont pas dus à des lésions permanentes, car leur apparition périodique ou intermittente semble indiquer une congestion passagère de l'appareil utéro-ovarien ; c'est encore là le triomphe des bains salins.

*Hypochondrie utérine.* — Si chez beaucoup de nos clientes le système génital est altéré, il en est un certain nombre chez lesquelles l'affection utérine n'existe que dans l'imagination. A force de se préoccuper des moindres troubles des fonctions menstruelles, à force de penser à leur utérus, bon nombre de malades se figurent que cet organe est le siège d'une lésion plus ou moins sérieuse; leur système utéro-ovarien devient comme un foyer d'hypnotisme qui les fascine et les fait tomber dans un état moral souvent inquiétant. Elles se font examiner, et n'étant pas satisfaites si le résultat de l'investigation est négatif, elles courent de spécialiste en spécialiste; pour peu qu'on leur parle d'une légère rougeur du col ou d'un catarrhe insignifiant, elles exigent des examens répétés, réclament des cautérisations fréquentes, et bref, tombent dans l'hypochondrie la mieux caractérisée.

Ces fausses métrites, ces fantômes d'inflammations utérines sont traités avec avantage à Luxeuil, non parce que l'utérus est en cause, mais parce que, au-dessus de la prétendue métrite il y a une névrose dont nos eaux peuvent avoir raison.

*Indications secondaires.* — Après avoir tracé à grands traits les indications capitales de nos eaux, laissez-moi vous dire, messieurs, que notre clientèle compte à juste titre un certain nombre de malades chez lesquels le tube digestif ne fonctionne pas parfaitement; la gastralgie des anémiques et des névropathes, la dyspepsie par atonie de l'estomac produisant de la flatulence ou une dilatation plus ou moins durable du ventricule, si commune chez les rhumatisants et les arthritiques, la constipation compagne presque inséparable des névropathies, même la constipation où se rencontrent des produits d'apparence pseudo-membraneuse, comme l'entérite contractée dans les pays chauds, toutes ces affections trouvent dans nos thermes un grand amendement et souvent même la guérison.

*Résumé.* — En résumé, les sources de Luxeuil constituent deux groupes très distincts : les unes sont salines manganésiennes, à température élevée, et se rapprochent de Neris et de Plombières dans leurs effets thérapeutiques; les autres sont ferrugineuses et leur degré de thermalité permet de les employer presque pures en bains, ce qui leur assigne une place à part au milieu des autres eaux similaires.

Elles sont surtout efficaces dans les affections asthéniques, les anémies, le rhumatisme, les névropathies indolentes ou douloureuses, la métrite atonique ou celle qui est compliquée de phénomènes nerveux. C'est dans ce cadre pathologique que viennent se grouper les grandes indications des différentes sources de Luxeuil.

---

## BUSSANG (Vosges)

*Notice thérapeutique par M^r le D^r* Onimus.

Je suis certain qu'en venant ici, vous êtes tous persuadés que vous allez visiter une des sources minérales des plus ferrugineuses. Si je vous fais cette remarque, c'est que moi-même, il n'y a pas longtemps, j'avais absolument la même opinion, et quoique je connaisse depuis bien des années les eaux de Bussang, cette classification de ces eaux est tellement reçue qu'il m'a fallu bien des faits et de nombreuses observations, pour pouvoir affirmer que les eaux de Bussang, ne doivent pas être considérées exclusivement comme ferrugineuses, et qu'elles sont encore autre chose.

Les eaux ferrugineuses, tout le monde le sait, et il suffit de boire quelques bouteilles d'eau d'Orezza, de Forges, ou de Spa, pour s'en convaincre, constipent rapidement et fatiguent l'estomac. Il n'en est pas de même des eaux de Bussang, car sauf de rares exceptions, elles donnent de l'appétit et facilitent la digestion. De plus, elles peuvent être bues pendant des semaines et même des années sans avoir les moindres inconvénients de presque toutes les eaux ferrugineuses, à ce point que l'on pourrait presque douter de leur composition en sels de fer. Cela tient évidemment à la manière dont ces sels sont combinés, et aux autres principes minéraux qui les accompagnent.

Mais avant de rechercher quels sont les effets des autres principes minéraux que renferment ces eaux, comme elles sont ferrugineuses, nous voulons examiner en premier lieu ce qui concerne la présence du fer.

En comparant les analyses chimiques, on voit que, comme quantité de fer, les eaux de Bussang sont inférieures à Spa, à la source César de Royat, à Forges, et surtout à Orezza, et cela sous forme de carbonate ferreux. Mais, où Bussang reprend le rôle prépondérant, c'est sous la combinaison d'*arséniate de fer*.

Cette présence en assez grande quantité de l'arséniate de fer (0.0012 par litre), d'après les analyses du professeur Wilm, est certainement la cause de l'action si manifeste des eaux de Bussang. C'est là sa *caractéristique*, car on ne peut assez le répéter, ce n'est pas la quantité des sels minéraux, mais la qualité, qui est la condition importante pour l'effet thérapeutique des eaux minérales. Ce n'est pas le fer qui fait défaut dans les conditions si diverses de l'anémie, nous en introduisons dans l'économie par l'alimentation ordinaire plus qu'il n'est nécessaire, et ce n'est que la qualité ou, si l'on veut, la quantité assimilable qui fait défaut.

Mais à côté de l'arséniate de fer, il existe dans l'eau de Bussang un principe peut-être encore plus important. Nous voulons parler du *manganèse*, qui y figure dans de fortes proportions, plus fortes que dans n'importe quelle eau minérale. La source *Marie* en renferme presque autant que de principes ferreux, et pour bien des malades, nous croyons même que l'eau de cette source, qui est un peu moins gazeuse que l'eau des autres sources et moitié moins ferrugineuse, convient beaucoup mieux par cela seul qu'elle renferme plus de manganèse.

Parmi les éléments minéraux du sang, le manganèse est un élément essentiel, et son action est tellement efficace que beaucoup de médecins et entre autres le professeur Potain prescrivent plus volontiers le manganèse que le fer.

Les eaux de Bussang sont donc essentiellement reconstituantes, mais elles sont de plus digestives et diurétiques.

Supprimez par la pensée les principes qui lui donnent son efficacité tonique, supposez qu'elles ne contiennent ni fer, ni arsenic, ni manganèse, elles n'en conservent pas moins les qualités importantes d'une eau minérale ayant des caractères très nets. Elle tiendra un rang des plus considérables, comme eau digestive et comme eau diurétique.

De tout temps, les personnes qui ont fait sur place usage de l'eau de Bussang, ont signalé son action diurétique. Dès les siècles derniers on l'employait avec succès dans les rétentions d'urine. Le Dr Grandclaude, dans une brochure bien faite sur les eaux de Bussang, cite plusieurs observations très concluantes sur cette action. Le Dr Kinsbourg, de Remiremont, nous a communiqué récemment un fait de sa clientèle, où l'eau de Bussang avait agi très rapidement chez un de ses malades qu'il allait être obligé de sonder. Il suffit d'ailleurs d'en boire, à jeun, une faible quantité pour être frappé de cette action diurétique.

L'influence des eaux de Bussang dans la contraction de la vessie est, nous en sommes persuadé, la même pour toutes les fibres musculaires lisses, et c'est pour cela que l'on détermine si souvent dès les premiers jours, soit des coliques hépatiques, soit des coliques néphrétiques, soit même une contractilité plus forte des parois de la matrice.

L'eau de Bussang, comparée aux eaux diurétiques proprement dites, telles que celles de Contrexéville, ou de Vittel, renferme une proportion plus grande de carbonates ou de bicarbonates de magnésie, de soude, de potasse, et surtout plus de lithine et de silice; mais par contre les eaux de Contrexéville et de Vittel ont, comme principe dominant, le sulfate de chaux, qui n'existe pas dans les eaux de Bussang.

L'eau de Bussang est, de plus, apéritive et essentiellement digestive.

Il est assez curieux de pouvoir assurer qu'une eau classée parmi les eaux ferrugineuses puisse avoir ces propriétés, et l'eau de Bussang semble en contradiction avec les idées reçues et les faits cliniques. C'est qu'en réalité, si elle renferme du fer, elle n'en renferme que dans des proportions eupeptiques, et l'on doit admettre, comme le disait Claude Bernard, que le fer, dans ces conditions, favorise la digestion et l'absorption. Il est certain que la forme sous laquelle il se trouve, et le voisinage de principes qui l'accompagnent, lui donnent une activité thérapeutique qui dépasse de beaucoup celle des préparations ferrugineuses. Quoi qu'il en soit, l'eau de Bussang, non seulement est bien supportée par l'estomac, mais de plus, comme le disait le Dr Lemaire « ces eaux conviennent si parfaitement dans plusieurs maladies de l'estomac et y sont d'une si grande efficacité, qu'il est presque toujours inutile de tenter d'autres remèdes lorsque, bien administrées, elles ont été sans effet ».

Mais pour être bien administrées surtout dans les maladies des reins et de l'estomac, il est nécessaire qu'elles soient prises sur place, au moins au début du traitement.

Un grand nombre de circonstances sont venues, à différentes reprises, empêcher que l'on construise près des sources les établissements nécessaires pour une Station où l'on puisse faire ce qu'on appelle une saison d'eau. Chose curieuse, au siècle dernier, on les prenait plus régulièrement et avec plus de méthode. Il y venait beaucoup d'Alsaciens et de malades de la Franche-Comté, et après une saison à Plombières on complétait presque toujours la cure par un séjour à Bussang. Dans ces dernières années l'on a construit un hôtel et un établissement hydrothérapique très bien installé.

Personne ne conteste, croyons-nous, les effets salutaires de l'eau de Bussang, qui est expédiée dans toutes les contrées, et dont la vente va chaque année en augmentant; mais combien leur action sera plus bienfaisante si l'on peut venir suivre un traitement sur place, car même pour les eaux froides la différence est très grande.

M. Durand-Fardel a mille fois raison lorsqu'il dit : « Je n'hésite pas à affirmer que l'on s'en tient trop habituellement à l'usage de ces eaux transportées, et qu'on trouvera toujours, en les buvant près de leur émergence, une médication très supérieure à celle qu'elles fournissent à distance. »

La médication devient ainsi parfaite, et cela d'autant plus que la station de Bussang, comme vous pouvez le constater, présente d'excellentes conditions de topographie et d'altitude. Située au milieu des forêts, à près de 700 mètres au-dessus du niveau de la mer, elle est le point culminant de la séparation des rivières, et la pente y est tellement forte que les eaux des pluies comme celles des cours d'eau s'écoulent rapidement et ne laissen aucune humidité.

*Notes historiques de M. le* Dr ZELLER, *Médecin-inspecteur.*

L'histoire de Bussang n'est pas ancienne. Les conquérants des Gaules, qui ont laissé des traces si intéressantes de leur passage dans la région vosgienne, à Luxeuil et surtout à Plombières, ne paraissent pas avoir franchi le massif des Vosges, dans leur partie méridionale. Rien, du moins, ne le fait supposer, et si, dans la légende locale, il est question d'un château, construction romaine, qui aurait porté le nom de *Mosello* et qui aurait existé au voisinage des sources de la Moselle, aucun document écrit n'en fait mention. C'est une tradition qui s'est transmise de génération en génération, qui pourrait se rattacher à quelque monument druidique des premiers temps de la Gaule et dont, en tout cas, il ne reste aucun vestige.

Les premières mentions authentiques relatives à Bussang remontent au XVe siècle, époque à laquelle l'exploitation de mines (or, argent, fer), non seulement occupait les bras des indigènes, mais encore avait attiré de nombreux ouvriers étrangers, Suédois, Danois venus à la suite de Christine de Danemark devenue régente de Lorraine. Il y a peu d'années encore, on pouvait constater facilement sur plusieurs points du territoire les ouvertures de ces mines aujourd'hui abandonnées, qui paraissent néanmoins avoir donné lieu à des travaux très importants.

La source d'eau minérale n'était pas connue à cette époque, car Montaigne, dans la relation d'un voyage qu'il fit en 1580 en revenant de Plombières, n'y fait aucune allusion. Ce n'est qu'au commencement du XVII^e siècle que paraît remonter la découverte de cette source. En 1615, Berthemin, médecin du duc Henri III de Lorraine, parle de Bussang pour la première fois au point de vue médical, et c'est à son initiative, à ses propositions, que doivent être rapportées les premiers essais de réglementation pour l'usage et l'exploitation de l'eau minérale. Les docteurs Lemaire et Didelot, dès le commencement du siècle suivant, publièrent de véritables traités, comprenant de nombreuses observations de guérisons obtenues par l'usage des eaux. Leur réputation grandit rapidement. Alors que la science de la chimie était encore dans l'enfance, ces traités ne donnaient et ne pouvaient donner que des notions bien vagues au point de vue de la constitution chimique de l'eau minérale. Il résulte toutefois des observations publiées à cette époque, que c'était surtout contre les affections de l'estomac, du foie et de la vessie, que son emploi donnait d'heureux résultats.

Successivement affermée à des particuliers qui l'exploitaient à leur profit avec le contrôle d'un médecin délégué, d'abord par le duc de Lorraine, puis par les rois de France, la source de Bussang subit, dans le courant du XVIII^e siècle, de nombreuses vicissitudes. En 1794, un incendie détruisit complètement l'établissement destiné à recevoir les malades et les buveurs d'eau, et pendant la période de tourmente révolutionnaire, de guerres incessantes, l'eau de Bussang semble tomber dans l'oubli jusque dans les dernières années de l'Empire. En 1825, Momot et Rocquain devinrent propriétaires de l'établissement par adjudication publique, en relevèrent les ruines, et c'est depuis cette époque que l'exploitation de la source s'est régularisée, mais uniquement au point de vue de la vente et de l'expédition. Cette exploitation ne comprenait alors que l'eau provenant des deux sources supérieures *Salmadé* et *des Demoiselles*. La découverte de la source est plus récente.

C'est comme eau de table que l'eau de Bussang s'est fait connaître. Son emploi thérapeutique remonte toutefois à la première période de son histoire. Au temps de Berthemin (1615) les baigneurs venant de Plombières venaient demander à Bussang un *rafraîchissement à l'échauffement* produit sur eux par la cure de Plombières. Les observations de maladies traitées par l'usage de l'eau de Bussang devinrent, à partir de cette époque, de plus en plus nombreuses. Celles de Lemaire et de Didelot offrent un intérêt particulier et signalent des cas de guérisons remarquables obtenues surtout dans le traitement des affections de l'appareil digestif et de la vessie.

Si l'eau de Bussang constitue une boisson agréable et recherchée, il est certain aussi qu'elle est de nature à répondre d'une manière efficace à des indications thérapeutiques variées. La connaissance exacte de sa composition chimique permet de déterminer la nature de ces indications.

Riche en acide carbonique, elle peut se conserver indéfiniment grâce à la parfaite dissolution de ses principes minéraux, pourvus dans les proportions les plus avantageuses des deux principes métalliques du sang, fer et manganèse; elle trouve son indication rationnelle dans le traitement de toutes les affections où le globule rouge a besoin d'être reconstitué; et il est reconnu aujourd'hui que dans le traitement de l'anémie, le point le plus important n'est pas de jeter dans l'économie de grosses quantités de fer et de manganèse, mais de donner à l'estomac une préparation assimilable qui ne fatigue pas les organes de la digestion. A ce point de vue, on peut l'affirmer, l'eau de Bussang ne saurait craindre le parallèle avec toutes les autres préparations ferrugineuses, que les préparations soient naturelles ou artificiellement obtenues. L'usage peut en être continué indéfiniment sans danger, avantage qu'il n'est pas plus possible de reconnaître aux eaux naturelles de Spa et surtout d'Orezza, qu'à toutes les préparations martiales dont la nomenclature est si considérable et grandit tous les jours.

C'est aussi à la présence de l'arsenic, de chlorures, carbonates et phosphates en petite quantité, que peut être attribuée cette propriété incontestable d'assimilation, en même temps que les vertus eupeptiques non moins contestables qu'elle possède.

Essentiellement eupeptique et reconstituante, d'une absorption agréable et facile, pouvant être employée indéfiniment sans inconvénient, supportant le transport sans altération, l'eau de Bussang est arrivée à occuper un des premiers rangs pour les eaux de table les plus recommandées, et sa réputation ne peut que se consolider et grandir. Ce qu'il est permis d'affirmer, c'est que toutes les affections dyspeptiques se rattachant à la névropathie et à l'anémie sont devenues justiciables de l'eau de Bussang. Cette affirmation est d'autant plus permise qu'aujourd'hui, grâce à une installation hydrothérapique perfectionnée, le dyspeptique, le névropathe, et l'anémique trouveront à l'avenir une médication exceptionnellement efficace, dans l'heureuse association du traitement interne par l'usage de l'eau minérale et du traitement externe par l'eau froide.

## VITTEL (Vosges)

*Conférence faite par M. le* Dr P. Bouloumié

(Extrait.)

Messieurs,

Vous avez entendu ce matin notre distingué confrère le Dr Patezon qui vous a renseignés, au cours de votre visite à l'établissement, sur l'origine et les qualités physiques et chimiques des diverses sources; vous vous êtes rendu compte par vous-mêmes des installations nouvelles qui font aujourd'hui de Vittel un des établissements les plus importants de la région; il ne vous reste plus maintenant qu'à savoir quels sont les malades que l'on traite le plus spécialement à Vittel, quels sont les modes de traitement mis en usage et quels sont les résultats obtenus? je suis heureux d'avoir été désigné pour remplir cette partie du programme.

Les maladies que l'on traite à Vittel sont à peu près toutes des manifestations de l'arthritisme uratique de la goutte, mot vague mais consacré, étant pris dans son acception la plus étendue.

On peut les diviser en cinq catégories, les trois premières, à peu près égales eu égard au nombre des cas, et constituant les trois quarts de la clientèle de Vittel, qui comprennent :

1° *La lithiase urinaire* (gravelle rénale, organique, urique, oxalique ou autre).

2° *La goutte à manifestations articulaires.*

3° *La lithiase biliaire* et un certain nombre d'autres maladies du foie et de la vésicule biliaire, mais surtout les *coliques hépatiques.*

La 4e qui comprend des manifestations diverses de la diathèse *dyspepsie, glycosurie, diabète,* etc.

La 5e, les maladies diverses de l'appareil urinaire, *catarrhe vésical,* cystites et prostatites subaiguës, complications diverses de rétrécissement et, enfin, pour n'en pas faire une catégorie à part, des cas assez nombreux de *constipation rebelle* de causes diverses.

Si dans le premier groupe j'ai rangé les diverses maladies que je viens d'énumérer, les considérant comme des manifestations de l'arthritisme uratique ou goutte, c'est parce que la clinique de Vittel permet de fixer certains points de pathologie générale et notamment de pathogénie, et d'affirmer l'existence de la diathèse.

Nous voyons ici constamment des faits qui témoignent de l'intime parenté qui unit ces diverses manifestations, nous voyons celles-ci se succéder ou alterner chez le même sujet et nous les voyons, le plus souvent, transmises par voie d'hérédité, constatant généralement l'hérédité par similitude chez les sujets de même sexe, par transformation chez les sujets de sexe différent. C'est ainsi que nous voyons les fils de goutteux, goutteux eux-mêmes ou graveleux, les filles d'abord chlorotiques, névralgiques, dyspeptiques, puis atteintes de coliques hépatiques, sujettes aux migraines et plus tard seulement présentant de la gravelle, de la goutte articulaire (mais à forme chronique et torpide d'emblée généralement) puis assez souvent de la glycosurie et du diabète.

Les diathèses étant aujourd'hui battues en brèche, j'ai tenu à justifier ma division par ces explications sommaires. Voyons maintenant quel est le mode de traitement consacré par l'expérience et généralement adopté.

La *boisson,* Messieurs, constitue la partie essentielle de

la cure; le bain, la douche, le massage ne sont que l'accessoire, mais parfois un accessoire de grande importance. L'eau est prise en boisson dans la matinée et généralement aussi dans l'après-midi. Le verre en usage est d'une contenance de 300 grammes.

D'une manière habituelle, le traitement est divisé en trois périodes. Une première période d'accoutumance et de préparation, d'une durée de quatre à cinq jours suivant le cas, pendant laquelle les doses d'eau *prescrites* sont progressivement augmentées, une deuxième période de traitement actif de douze à quinze jours, pendant laquelle l'eau est prescrite aux doses maxima (variables suivant les maladies et les malades); une troisième période, décroissante, d'une durée de trois à quatre jours pendant laquelle les doses d'eau sont progressivement diminuées.

Généralement, les doses de début sont de 100 à 150 grammes et sont répétées quatre à cinq fois dans la matinée, deux à trois fois dans l'après-midi. Les doses maxima sont de 300 grammes, répétées six à huit et neuf fois dans la matinée; des doses de 150 à 200 grammes seulement, répétées deux et trois fois, sont prescrites pour l'après-midi. Les doses finales sont de 150 à 200 grammes répétées trois à cinq fois, suivant les cas, dans la matinée, et une ou deux fois dans l'après-midi.

L'intervalle prescrit entre les doses est généralement de 15 minutes dans la matinée, 30 minutes dans l'après-midi, mais cette durée n'a rien d'absolu; elle doit même être généralement modifiée en plus ou moins suivant les effets à produire.

Les doses faibles prises à longs intervalles produisent des effets plus généraux, répartissent leur action sur plusieurs organes, ou appareils, qui contribuent à leur élimination; de grandes doses, au contraire, prises à courts intervalles, provoquent des effets plus spéciaux; la Grande Source sur les reins, la Source Salée sur le tube intestinal.

Lorsque de grandes doses sont ingérées d'emblée, et

coup sur coup, il y a diurèse, mais diurèse aqueuse seulement, sans entraînement appréciable d'acide urique, de matières extractives et autres déchets de la nutrition, qui vicient les tissus et le sérum sanguin; les intervalles comme les doses doivent donc être gradués par le médecin suivant les malades, l'état des organes et les effets à rechercher.

Autrefois, dans les stations dont les eaux présentent avec celles de Vittel de grandes analogies, et à Vittel même, avant qu'il n'y eut un médecin spécialement attaché à l'établissement, on avait l'habitude de prescrire ou de laisser boire des quantités d'eau beaucoup plus considérables. Cette pratique, si elle était inoffensive pour un certain nombre de malades, n'était pas pour tous sans danger et ne présentait pas, ainsi formulée, une réelle utilité.

Tout malade dont l'appareil urinaire présente une lésion inflammatoire d'intensité quelconque, toujours susceptible de s'étendre en surface ou en profondeur, ne saurait être traité brutalement par de grandes doses. Il en est de même de tout individu dont les reins répondent mal à l'incitation sécrétoire habituellement exercée par l'eau, surtout si avec cela le système vasculaire et le cœur laissent à désirer, ce qui est fréquent chez les goutteux, chez qui les lésions artérielles, qui débutent par l'hypertension et se continuent par la sclérose, sont très fréquentes.

Je dis, en outre, que ces grandes doses ne présentent pas une réelle utilité dans la grande majorité des cas, car le plus souvent les résultats cliniques sont aussi favorables avec des doses modérées qu'avec celles-ci, les suites du traitement nous l'ont depuis longtemps prouvé.

Il ne faut pourtant pas méconnaître que de grandes doses sont parfois utiles, et qu'elles ont leur raison d'être dans certaines circonstances et en l'absence de contre-indications à leur emploi. Elles exercent une action réelle que Genth a très bien mise en lumière sur la production et l'élimination de l'acide urique notamment, et elles arrivent à faire traverser les reins et l'appareil urinaire tout entier par un courant de liquide qui, après une absorption de 3 litres à 3 litres 1/2 d'eau, ne présente plus trace d'acide urique et ne contient presque plus de matières organiques ou inorganiques puisées dans l'organisme.

Sauf dans le cas de goutte, où les bains et les douches nous paraissent formellement contre-indiqués, à cause de la réapparition des accès qu'ils provoquent très fréquemment et sans aucun avantage, ces bains sont généralement prescrits, pendant la première période de la cure, puis les bains et les douches sont alternativement ou concurremment prescrits en faisant prédominer, tantôt les bains, tantôt les douches suivant les indications à remplir.

Les *bains* sont alimentés par les eaux des sources employées en boisson qui sont, vous vous le rappelez : la Grande Source, la source Salée, la source Marie, la source des Demoiselles; celle-ci seule ne se rend pas dans le réservoir d'alimentation des bains et douches; les bains sont donnés en baignoires à la température ordinaire de 32 à 35° et ne sont guère prolongés au delà de 40 à 60 minutes.

Les *douches* sont alimentées comme les bains. Elles ont 8 mètres de chute et peuvent être données dans toutes les conditions voulues de pression, de calibre, de température, de division, de direction.

Elles sont données le plus souvent chaudes, en jet plein ou plus ou moins brisé à l'aide de la main.

La *douche hydrothérapique froide* n'est prescrite que dans des circonstances spéciales; la *douche locale révulsive* administrée seule ou après le bain est la plus employée; la *douche locale résolutive* administrée avant le bain l'est plus rarement. Les *douches locales ascendante et périnéale* le sont assez souvent. Le *massage* est dans un certain nombre de cas employé avec succès soit après, soit avant le bain ou la douche, soit indépendamment de l'un ou de l'autre, dans l'établissement ou à domicile.

Ne pouvant en une heure de conférence traiter à fond toutes les questions intéressantes qui s'offrent ici à l'observation, je vais chercher à vous donner une idée générale de ce qu'est la clinique de Vittel, mais je m'excuse par avance des omissions et des inégalités de développement que vous pourrez constater au cours de cette causerie.

Nous ne pouvons parler des diverses maladies traitées ici sans donner une des premières places à l'*uricémie* qui engendre, entretient ou complique la plupart d'entre elles (M. Bouloumié entre ici dans des détails très intéressants).

La *goutte confirmée* observée à Vittel est la goutte diathésique. héréditaire le plus souvent, tantôt à forme floride, tantôt à forme torpide. La goutte acquise, la goutte accidentelle s'y rencontrent beaucoup plus rarement.

Les formes qui m'ont paru rentrer plus spécialement dans la sphère d'action effective de Vittel, sont les formes torpides auxquelles les eaux alcalines fortes ne conviennent pas et les formes florides chez des sujets qui n'ont d'un tempérament sanguin que les apparences. Or il faut tenir compte de ce fait que l'apparence d'un tempérament sanguin se rencontre souvent, presque habituellement, chez les goutteux jeunes et que pourtant, ainsi que j'ai pu m'en assurer très souvent par l'examen du sang et la numération des globules, il n'y a chez eux que très rarement une richesse globulaire normale, tandis que l'hypoglobulie est très fréquente et parfois très accusée.

Le traitement adopté à Vittel dans la goutte, traitement consacré par une longue expérience, consiste à peu près exclusivement en : Eau de la Grande Source prise en boisson, à l'exclusion du bain et de la douche.

L'eau est généralement bue aux doses moyennes que j'ai indiquées, mais c'est au médecin qui dirige la cure d'en régler l'usage pour chaque malade suivant les conditions dans lesquelles il se présente.

Il est bon que la cure thermale ne soit pas commencée immédiatement après un accès ou à l'époque probable d'un accès (nous savons tous que chez un bon nombre de malades, ils se reproduisent à époque fixe, parfois même à jours et heures fixes à six mois ou un an d'intervalle, j'en ai vu des cas), l'accès pouvant se reproduire alors ou survenir sous l'influence du traitement, et empêcher celui-ci d'être poursuivi.

Des malades d'origine goutteuse qui ont eu du rhumatisme, dont les grosses articulations sont prises aussi bien que les petites, dont les accès finissent mal, qui ont des douleurs musculaires fréquentes et semblent à peu près constamment sous l'imminence d'un accès, se trouvent remarquablement bien d'un traitement qu'on peut appeler mixte ou double, et qui consiste dans une cure à Plombières, de 15 à 20 jours suivant le cas, suivie d'une cure à Vittel.

En résumé, l'on peut dire que les eaux antidiathésiques sont pour les goutteux celles de Vichy et ses analogues et qu'en général elles conviennent au début, sauf dans le cas de contre-indications déjà signalées; que les eaux de Vittel et ses analogues, qui ramènent peut-être moins vite mais pour plus longtemps à la normale le taux des dissociations organiques, ont dans le traitement de la goutte, contre laquelle il faut toujours lutter, l'avantage de pouvoir être plus généralement et pendant très longtemps employées et de pouvoir être utiles à toutes les périodes de la maladie; que les eaux des autres familles ou des autres classes ont des indications spéciales et constituent pour la plupart un traitement surtout symptomatique.

*Gravelles.* — Toutes les gravelles s'observent à Vittel. Au point de vue de leur nature, on peut les diviser en organiques : gravelles d'acide urique et d'acide oxalique; et inorganiques : phosphatiques et calcaires; les premières de cause générale diathésique, les secondes de cause locale, par inflammation catarrhale généralement. Au point de vue de leur forme, elles sont sablonneuses ou calculeuses.

Il est, dans certains cas, difficile de déterminer, exactement, où commence la gravelle et quelles conditions doit présenter un sédiment urinaire pour prendre ce nom. Très souvent en effet, le plus souvent même, le sable qu'on voit au fond du vase ne s'est formé que par le refroidissement et le repos de l'urine, tandis qu'il est parfois rendu dans sa forme définitive. Dans le premier cas, il ne me paraît pas qu'on puisse dire qu'il y a gravelle; il y a seulement tendance à la gravelle (ou à la goutte); dans le second, au contraire, il y a gravelle sablonneuse confirmée. Dans le premier cas il n'y a que par exception des douleurs néphrétiques bien caractérisées, dans l'autre des douleurs néphrétiques et la véritable colique néphrétique ne sont pas rares.

Quand, dans le premier cas, il y a douleur ou colique néphrétique, c'est à la composition anormale de l'urine, et à l'excitation consécutive de l'uretère, qu'il faut attribuer le spasme douloureux entraînant les symptômes habituels de la colique par graviers ou calcul.

(Ici se place une savante digression sur l'action des eaux sur la sécrétion urinaire.)

Il résulte de là que Vittel et ses analogues agissent très favorablement contre les gravelles et sont les véritables eaux à prescrire contre les coliques néphrétiques, qu'elles font très souvent disparaître, provoquant après un certain temps d'usage l'issue des calculs, sinon au prix de douleurs très minimes, ce qui arrive dans un grand nombre de cas, du moins au prix de douleurs très atténuées.

Au cours d'un traitement régulièrement suivi à Vittel, il n'y a que rarement des coliques néphrétiques. Quand elles surviennent, ce n'est guère que vers la fin de la cure ou dans les trois semaines qui suivent. Tous les ans cependant il arrive que des malades qui prennent inconsidérément de l'eau en boisson et des douches, qui négligent toute précaution hygiénique, sont atteints peu après leur arrivée de colique violente; mais, en général, les malades n'éprouvent guère à l'occasion d'une émission de graviers ou de sables, ou même parfois de calculs d'un certain volume, que l'imminence d'une crise, de la courbature, du malaise général et quelques douleurs passagères. Cet ensemble de symptômes se manifeste assez souvent vers la fin de la cure et ne tarde pas à être suivi de l'expulsion du corps étranger qui l'a provoqué. Le traitement de la gravelle comporte, outre l'eau en boisson à des doses variables, l'usage des bains et des douches, des bains généralement dans la première partie de la cure, des bains et des douches alternés ou combinés en proportion variable, suivant les circonstances, dans la seconde.

Parfois s'il y a imminence de colique, je prescris en outre l'infusion de fleurs de fève, l'huile de Harlem, des frictions huileuses chloroformées et térébenthinées et parfois du massage.

L'emploi des eaux à domicile joint aux saisons faites aux sources est souvent utile dans la gravelle.

*Lithiase biliaire.* — En vous disant tout à l'heure qu'un tiers de nos malades vient à Vittel pour des calculs biliaires, des coliques hépatiques, je suis resté au-dessous de la vérité. De jour en jour, le nombre et la proportion en deviennent plus considérables, grâce aux résultats obtenus.

Depuis l'époque où M. Patezon a, pour la première fois, en 1859, appelé sérieusement l'attention du corps médical sur l'utilité des eaux de Vittel dans les affections calculeuses du foie, et publié de très intéressantes observations sur ce sujet en 1862 et 1867, puis une monographie sur les coliques hépatiques et leur traitement par les eaux de Vittel en 1872, une discussion s'est élevée au sein de la Société d'hydrologie médicale de Paris, sur les coliques hépatiques et leur traitement par les eaux minérales, au cours de laquelle j'ai démontré que les eaux de Vittel s'appliquent aux cas graves et compliqués aussi bien qu'aux cas simples.

(M. Bouloumié nous montre la série de sables et de calculs biliaires qu'il a réunis, et dont il nous explique les périodes de formation et d'expulsion.)

Les deux sources employées à Vittel pour combattre les coliques hépatiques sont la source Marie et la source Salée, celle-ci surtout; ce sont des sulfatées, bicarbonatées, calciques et magnésiennes.

Administrée à des doses variant de 150 à 250 et 300 grammes, répétées 5 à 8 fois dans la matinée, de quart en quart d'heure, l'eau de la source Salée, rapidement absorbée et éliminée en partie par les reins, agit néanmoins assez activement sur l'intestin et les glandes annexes, pour provoquer des garde-robes plus ou moins nombreuses pendant la durée de la boisson et l'heure qui la suit. Les selles sont molles et demi-liquides, et généralement, plusieurs fois, au cours du traitement, manifestement bilieuses.

Le traitement vraiment curatif, poursuivi à Vittel, a pour objectif l'expulsion des calculs. Il doit être pour cela porté à des doses assez élevées, de petites doses ne produisant qu'une amélioration momentanée des manifestations gastriques et gastro-hépatiques. Les effets laxatifs, quelquefois même purgatifs, doivent être recherchés, obtenus et réglés, suivant les périodes du traitement et certaines indications spéciales.

Nous les voyons généralement se produire du troisième au quatrième jour.

La suractivité des fonctions digestives se traduit par l'exagération de l'appétit et l'amélioration des digestions, qui empêchent la déperdition des forces que pourraient entraîner sans cela des purgations répétées. L'état général s'améliore habituellement d'une manière très sensible durant la dernière moitié de la cure, au cours de laquelle se montre pourtant assez souvent une colique hépatique suivie d'expulsion de calculs, de sable ou de boue biliaire.

Généralement, après la cure, il y a encore quelques douleurs et une certaine fatigue, puis une amélioration équivalent parfois à une guérison pendant une période variant de plusieurs mois à plusieurs années. Deux à trois cures successives, quelquefois plus, sont généralement nécessaires pour arriver à la guérison complète qu'on obtient dans un assez grand nombre de cas.

Il ne faut pas plus compter sur la dissolution des calculs biliaires que sur la dissolution des calculs vésicaux, bien que les eaux alcalines aient un peu d'action sur la matière colorante qui forme les petits calculs et que les eaux sulfatées augmentant les taurocholates de la bile, rendent plus soluble la cholestérine qui forme les gros calculs. Aussi n'est-ce pas à une action chimique qu'il faut attribuer les bons effets de Vichy et de Vittel dans la lithiase biliaire, et faut-il chercher les raisons de leur efficacité dans leur action physiologique et peut-être leur action physiologique, physique et chimique en même temps. L'eau en effet, par ses qualités chimiques et par la quantité ingérée, accroit la quantité de bile sécrétée et diminue sa densité et sa consistance, augmentées par des mucosités catarrhales, des magmas de bileverdine, des paillettes cristallines de cholestérine. De plus, elle produit des effets laxatifs qui stimulent aussi la sécrétion et l'entraînement de la bile hors de la vésicule biliaire. Enfin, elle agit sur celle-ci en modifiant l'état catarrhal qui accompagne généralement la lithiase biliaire.

C'est surtout aux calculs dont il faut provoquer l'évacuation, que convient l'eau salée de Vittel et, dans ce cas, elles sont remarquablement efficaces, tandis que l'eau de Vichy convient surtout aux douleurs gastriques et gastro-hépatiques provoquées par l'existence de ces calculs, et Pougues à leurs manifestations gastralgiques.

Vichy dans les hépatites, périhépatites, les engorgements, paraît donner de meilleurs résultats que Vittel.

Enfin, toutes les fois qu'il y aura lieu de lutter contre la constipation, et c'est chose fréquente, car ce sont surtout les femmes qui sont sujettes aux coliques hépatiques et les femmes sont habituellement constipées, Vittel vaut mieux que Vichy.

Le traitement de la *constipation* par l'eau de la source salée de Vittel a fait l'objet d'un travail de M. Patezon, et d'un autre tout récent de M. Rodet, auquel je laisse le plaisir de vous exposer ses idées à ce sujet.

*Diabète.* — Le nombre des diabétiques fréquentant Vittel n'est pas considérable, mais il l'est aujourd'hui notablement plus qu'il ne l'était autrefois. Quelques succès obtenus chez des glycosuriques goutteux venus accidentellement, et quelques succès chez des diabétiques goutteux que Vichy ne modifiait plus ou fatiguait, nous ont décidés, M. Patezon et moi, à rompre l'année dernière le silence que nous avions jusqu'à ce jour gardé, au sujet des applications possibles de la cure de Vittel au traitement des glycosuries et diabètes. A l'occasion d'un mémoire présenté par notre regretté confrère Martineau à la Société d'Hydrologie médicale de Paris, j'ai soutenu les prétentions si bien justifiées des eaux minérales, à la supériorité sur ces traitements que quelques cas heureux font pendant un temps considérer comme des spécifiques, mais qui tour à tour tombent dans un oubli parfois même exagéré.

Je soutenais alors, et je soutiens encore aujourd'hui :

1° Que les eaux bicarbonatées sodiques fortes de Vichy sont et restent les premières dans la thérapeutique du diabète sans que pourtant elles puissent prétendre au monopole de ce traitement, car il existe des contre-indications assez nombreuses à leur emploi : débilitation très accusée de l'organisme, azoturie des périodes avancées, affaiblissement s'accentuant par leur usage, tendances congestives particulièrement du côté des voies respiratoires et imminence d'affection pulmonaire, état des reins et de la vessie pouvant amener des complications de catarrhe et des dépôts phosphatiques, phosphaturie.

2° De même que dans la goutte la gravelle urique, la lithiase biliaire, les eaux bicarbonatées et sulfatées calciques sont substituées avec succès dans un grand nombre de circonstances aux eaux alcalines fortes de Vichy et ses analogues, de même il en est dans un certain nombre de cas de glycosurie ou de diabète. Souvent il est bon d'employer successivement les unes et les autres, en commençant par Vichy.

Pour ce qui concerne Vittel, je crois pouvoir affirmer aujourd'hui, tenant compte des résultats que mes confrères et moi nous avons obtenus, et dont quelques-uns ont été publiés par M. Patezon et par moi :

1° Que les goutteux, devenus glycosuriques ou même diabétiques, obtiennent généralement du traitement par les eaux de Vittel des résultats favorables ;

2° Qu'il en est de même chez les goutteux diabétiques qui présentent des contre-indications à l'emploi ou à la continuation de l'emploi des eaux alcalines fortes ;

3° Qu'on obtient de bons effets de la cure de Vittel chez les glycosuriques et diabétiques présentant des troubles de circulation abdominale et de sécrétion hépatique, surtout lorsqu'il y a en même temps de la constipation ;

4° Que la cure de Vittel n'est généralement suivie chez ces malades d'aucune fatigue, si elle a été bien conduite et, contrairement à ce qu'on aurait pu craindre *a priori*, a diminué la polyurie.

J'aurais encore à vous parler du catarrhe vésical, des prostatites et des engorgements prostatiques, de l'atonie vésicale et des gravelles vésicales, des suites d'opérations pratiquées sur la vessie; mais craignant d'abuser de votre attention, je dirai seulement que dans la gravelle d'origine vésicale les eaux de Vittel sont indiquées, mais elles doivent être administrées avec une grande prudence et souvent les eaux d'Evian beaucoup moins actives leur sont préférables pour éviter tout phénomène d'excitation. Le tableau des indications et contre-indications des eaux de Vittel après l'opération de la pierre, que je donnais il y a deux ans à la Société de médecine de Paris, résumant ce que je pourrais vous dire à ce sujet, je vous demande de vous en donner lecture :

Le traitement hydro-minéral de Vittel me paraît nécessaire dans les circonstances suivantes :

1° Quand le malade est un graveleux qui continue à faire de la gravelle rénale.

2° Quand c'est un diathésique goutteux, graveleux.

3° Quand il y a un certain degré de pyélo-néphrite à marche chronique qui a résisté aux moyens ordinaires.

4° Quand il y a du catarrhe vésical proprement dit.

5° Quand il y a un certain degré d'atonie vésicale, mais avec peu de stagnation chronique.

6° Quand il y a un état général que peut seul modifier un traitement agissant en même temps sur l'ensemble des fonctions et sur la lésion ou la maladie.

Il me paraît utile :

1° Dans tous les cas où la réapparition de la gravelle est imminente.

2° Dans tous les cas où existent certaines formes de cystite chronique avec reproduction facile de concrétions phosphatiques, mais sans tendance aux poussées aiguës.

3° Dans le cas où existent à un faible degré l'engorgement et l'irritation prostato-cystiques.

Il me paraît nuisible :

1° Dans le cas où il y a parésie vésicale avec stagnation habituelle dépassant 60 à 80 grammes.

2° Dans les cas où il y a augmentation de volume de la prostate, élévation concomitante du col et difficulté d'autant plus grande à uriner que la vessie est plus stimulée.

3° Dans les cas où il y a tendance à ces reproductions faciles de dépôts phosphatiques légers autour du col vésical et imminence constante de poussées inflammatoires ou douloureuses.

4° Dans les cas où il y a polyurie simple liée à l'excitation d'un point quelconque de l'appareil urinaire.

(M. Bouloumié, en terminant sa conférence, aborde la question délicate et difficile à résoudre de la différence à faire entre les deux stations voisines de Contrexéville et de Vittel.)

---

## CONTREXÉVILLE (Vosges).

*Causerie-Conférence par le Dr* Debout d'Estrees
*médecin-inspecteur.*

Pardonnez-moi, Messieurs, en commençant cette conférence que je ferai aussi brève que possible, car tous vous connaissez déjà, et la composition chimique et les indications des eaux calciques lithinées ferrugineuses de Contrexéville, pardonnez-moi, dis-je, de vous citer une fois de plus le mémoire que Bagard, le savant médecin du roi de Lorraine, Stanislas, présenta le 10 janvier 1760 à la Société des Sciences de ce Royaume.

Dans ce mémoire, Bagard résume fort bien les propriétés de la source du *Pavillon*, et cette source précieuse est le prototype de nos eaux. Ce n'est du reste que sur leur ressemblance plus ou moins éloignée avec elle, que les sources voisines, soit ici même, soit dans les stations que vous venez de visiter, ont pu s'appuyer pour arriver à la notoriété. Je n'entreprendrai aucun parallèle, me bornant à vous faire connaître les résultats cliniques consignés par les nombreux auteurs qui ont écrit sur cette Station, en vous faisant observer, cependant, que tous les travaux publiés à Contrexéville s'appuient exclusivement sur des faits recueillis à cette même source.

J'en tiens, d'ailleurs, la bibliographie complète à la disposition de ceux d'entre vous qu'elle pourrait intéresser et la remettrai à votre très zélé secrétaire.

Le médecin du roi de Lorraine décrivait ainsi les propriétés thérapeutiques des eaux de Contrexéville:

« *Ces eaux sont souveraines dans les maladies des reins, des urétères de la vessie et de l'urèthre, telles que la pierre, la gravelle, les glaires et les suppurations. Nous osons avancer que ces eaux sont souverainement efficaces contre la pierre qu'elles détachent et font sortir lorsqu'elles ne sont que d'une grosseur médiocre; qu'elles ont la propriété de dissoudre en fragments celles qui sont plus grosses et d'une nature plâtreuse. Nous conservons une liste de personnes de tout âge qui ont rendu, depuis plusieurs années, des pierres par l'action de ces eaux.*

*Elles sont bonnes pour prévenir les retours de la goutte, en rétablissant la souplesse des nerfs et des parties membraneuses desséchées par les humeurs de la maladie.*

*Comme ces eaux contiennent des parties ferrugineuses, un acide minéral et du savon, elles seront très utiles dans les cas d'épaississement de la bile et dans les obstructions du foie avec d'autant plus de raison que ces eaux ont la vertu purgative.* »

Cette citation, où se retrouve le style médical de l'époque, donne en effet très nettement les indications de Contrexéville qui déjà était fréquenté non seulement par les malades atteints de *gravelle* et de *catarrhe vésical*, mais aussi par ceux qui souffraient de la *goutte* et de *maladies du foie*.

Seul, le *diabète* qui se trouve si bien de la cure de Contrexéville ne figure pas dans cette nomenclature. Mais il était peu connu et surtout peu étudié au siècle dernier, et mes confrères vous diront combien souvent aujourd'hui encore, il leur arrive de découvrir dans les analyses qu'ils font avec un soin tout particulier, des diabètes plus ou moins accentués chez des malades qui ne le soupçonnaient pas.

C'est donc en les classant par ordre de fréquence :

*la gravelle,*

*la goutte,*

*le catarrhe vésical,*

*le diabète,*

*et la lithiase biliaire,*

qu'on rencontre autour de la source du Pavillon comme il vous sera facile de vous en rendre compte *de visu* demain matin.

Comment agit l'eau minérale dans ces diverses maladies ? A quelles variétés de ces diverses affections s'adressent-elles plus particulièrement ?

Telles sont, je crois, Messieurs, les questions que j'ai à résoudre devant vous qui vous inspirez dans cette visite des divers établissements thermaux, des résultats pratiques que vous pourrez en tirer dans votre clientèle et des bénéfices qu'en peuvent attendre vos malades.

### Comment agissent les eaux de Contrexéville.

On n'a pas jusqu'ici expliqué ce mode d'action d'une manière satisfaisante, et c'est pour remplir ce *desideratum* qu'au cours d'une discussion avec M. Durand-Fardel, j'ai rapporté les expériences de physiologie expérimentale tentées par moi à Paris et à Londres pour expliquer l'action physiologique de l'eau de la source du Pavillon. Sans entrer dans le fond de la discussion, je ne puis cependant me dispenser de joindre ma protestation à celle de nos collègues de la Société d'hydrologie contre la prétention non justifiée du savant médecin de Vichy. — En effet, M. Durand-Fardel voudrait réserver au bicarbonate de soude la spécialisation de la diathèse urique.

Sans répéter le plaidoyer chaleureux fait par notre collègue, le Dr Caulet inspecteur de Saint-Sauveur, en faveur de la chaux et de son action dans la diathèse urique, je me bornerai à rappeler aux partisans de cette théorie que e parlement d'Angleterre décernait au siècle dernier une récompense nationale, à la chaux comme traitement de la diathèse urique. Cette récompense fut attribuée, comme vous le savez, au remède de Mlle Stevens qui consistait en coquilles d'œufs pilées. Cette pauvre chaux a donc ses parchemins bien en règle.

La physiologie et la clinique sont d'accord pour établir que l'eau de Contrexéville possède deux propriétés : l'une *expultrice* résultant d'une action sur la fibre lisse en général, aussi bien dans le canal intestinal que dans l'appareil urinaire ou biliaire.

L'autre *altérante* agissant sur la crase du sang à la manière des alcalins en général.

L'injection intraveineuse d'eau de la source du Pavillon sur des animaux m'a montré au laboratoire de la Faculté de Paris qu'elle stimulait la contraction intestinale.

Elle m'a montré à Londres grâce à l'obligeance du Dr Roy de *Brown Institution* qu'elle provoquait une contraction énergique du rein et augmentait la sécrétion urinaire.

Cliniquement ces deux faits sont démontrés par l'action laxative des eaux, que n'expliqueraient pas les 30 centigrammes de sulfate de soude et de magnésie que contient notre analyse.

Elle est établie, en ce qui concerne les voies urinaires et biliaires, par les expulsions de graviers que nous constatons journellement, ainsi que par les résultats obtenus dans l'incontinence d'urine des enfants, et dans le catarrhe vésical des vieillards; (Civiale le premier en 1837 attira l'attention sur ce dernier point).

Ces résultats sont connus et non discutés; vous pourrez facilement les contrôler à la source même; quant à l'action altérante, quoique plus difficile à mettre en relief, vous la constaterez également. En effet, interrogez un de nos goutteux, interrogez un de nos diabétiques, ils vous diront que pendant *et après leur cure*, j'insiste beaucoup sur ce dernier point, ils éliminent une certaine quantité d'acide urique, et à la suite de cette élimination leurs articulations s'assouplissent ou leur sucre disparaît. Cette élimination de l'acide urique dans la quinzaine qui suit la cure, n'est certes pas un lavage, ni un récurage, comme on l'a dit à tort, mais c'est bien une action altérante au premier chef.

### A quelles variétés de gravelle, goutte, diabète, etc. s'adresse plus particulièrement Contrexéville ?

Nous allons nous efforcer de répondre le plus nettement possible à cette seconde question en examinant successivement toutes les affections que vous rencontrerez autour de la source.

1° *Gravelle.* — Je ne crois pas nécessaire de m'étendre longuement à ce sujet. Les nombreux graveleux que vous coudoierez autour de la Source du Pavillon se chargeraient de vous répondre si vous ne saviez déjà que, comme l'a dit un auteur dont je regrette d'avoir oublié le nom : « Qui dit Contrexéville dit gravelle ». Vous y trouverez des graveleux uriques des deux sexes, et de tous les âges, car je me rappelle que notre confrère Aymé y a donné des soins, il y a quelque dix ans, à un graveleux de quinze mois ayant eu des coliques néphrétiques, et le dernier malade que j'ai vu ce matin n'a que douze ans. Quant aux échantillons de graviers expulsés, demandez à mes confrères et ils se feront un plaisir, ainsi que moi, de mettre sous vos yeux les joyaux de leur collection. Vous savez tous que la gravelle phosphatique est le triomphe de Contrexéville qui produit ce phénomène quelque peu paradoxal au premier abord, d'une eau alcaline qui acidifie des urines alcalines. Cela tient tout simplement, comme vous le comprenez facilement, à ce que la sécrétion urinaire est rétablie dans ses conditions normales par la cure hydrominérale.

Quant à la gravelle oxalique, cette maladie des nerveux et des dyspeptiques, dont les concrétions produisent invariablement des hématuries rénales et sont si longues à détacher des reins, vous verrez, sur un des exemples types que je place sous vos yeux, comment pendant la cure, l'oxalate de chaux fait peu à peu place à l'acide urique qui, la plupart du temps, est seul expulsé à la fin de la cure.

Je ne vous parlerai pas des raretés et en particulier des calculs se fragmentant spontanément, et cependant j'aurais d'intéressants spécimens à vous montrer sans compter le fait très remarquable qu'a observé en 1878 mon confrère le Dr Boichox. Mais cela nous entrainerait au delà des limites de cette causerie.

2° *La goutte.* — Quoique la goutte aiguë franchement articulaire obtienne d'excellents résultats de l'élimination d'acide urique produite par le traitement hydro-minéral, c'est surtout dans la goutte *atonique* et dans les manifestations abarticulaires de la goutte, soit *viscérales*, soit *glandulaires*, que Contrexéville compte ses plus beaux succès.

Tout dernièrement encore, j'aurais pu vous montrer trois spécimens fort intéressants de ces diverses variétés de goutteux. — L'un d'eux, M. L. a depuis 1885 laissé à l'hôtel Harmand qu'il habitait, les béquilles auxquelles il était condamné depuis plusieurs années, et l'hiver dernier, bien qu'étant repris d'un accès de goutte à la suite d'une chute sur le verglas, son accès terminé, il retrouvait la mobilité de ses articulations qu'il devait à l'usage de l'eau de Contrevéville. — Un second, le baron de X, figure très connue de Contrexéville, n'a pas eu depuis six ans d'accès de goutte et cependant quand vous aurez vu la photographie que je place sous vos yeux vous me direz si vous avez souvent vu pareilles déformations goutteuses.

Enfin, le dernier que j'aurais voulu voir aujourd'hui au milieu de nous, est le vaillant patriote messin, M. le Député

Antoine, auquel son expulsion brutale d'Alsace-Lorraine valut une otite goutteuse d'une intensité exceptionnelle.

3° *Le catarrhe vésical.* — Comme pour la gravelle, il me semble inutile d'insister sur les résultats obtenus dans cette maladie, diminution du nombre des mictions, éclaircissement progressif des urines, réveil de la contractilité vésicale, voici ce que la clinique fournit à cet égard; dans certains cas le résultat est surprenant et en particulier dans celui qu'a cité le Dr Cruise, président du Collège des médecins d'Irlande.

Cet éminent praticien rapporta le 29 mai 1885 devant l'Académie de médecine de Dublin le récit de la cure d'une cystite chronique, ayant résisté à tous les traitements, par une seule saison de Contrexéville faite en 1877. L'intérêt exceptionnel que présente l'observation du Dr Cruïse c'est que, la malade étant morte plusieurs années après sa guérison de sa cystite, d'une affection cérébrale, il put par l'examen *post mortem* se rendre compte de l'état des reins et de la vessie qu'il trouva parfaitement sains.

4° *Le diabète.* — C'est dans le diabète goutteux que l'on rencontre d'ailleurs quatre-vingt--dix fois sur cent, que Contrexéville est nettement indiqué. — On ne connaît pas assez cette application, pourtant si rationnelle, de l'eau de la source du Pavillon.

Un malade arrive avec une quantité de sucre de trente, quarante et même cent grammes dans des urines claires et sans aucun dépôt, après huit jours de traitement le sucre a diminué de moitié et l'acide urique commence à se montrer sous forme d'un nuage léger en cristaux microscopiques, après quinze jours le sucre a généralement disparu et l'acide urique apparaît visible à l'œil nu sous forme de sable rouge plus ou moins gros. Tous mes confrères vous diront, comme moi, qu'ils constatent journellement ce fait dans leurs laboratoires. Sans entrer dans une discussion hors de saison sur la nature du diabète, je me bornerai à vous dire :

La clinique de Contrexéville montre que tout diabétique qui rend de l'acide urique voit son sucre disparaître sous l'influence de la cure.

Les diabétiques qui n'expulsent pas d'acide urique, et ils sont fort rares, voient leur sucre diminuer mais jamais disparaître. Je n'en ai vu qu'un seul exemple cette année et encore le sucre était-il tombé de 82 grammes à 11 grammes par litre.

L'opinion de Marchal, de Calvi, sur la communauté d'origine du diabète et de la diathèse urique, n'a pas de meilleur critérium que la cure de Contrexéville, et le fait que j'ai rapporté dans le journal *The Lancet* le 22 mai 1886 en est un exemple frappant. Sans le relater, je me bornerai à vous montrer le résultat de trois analyses faites pendant la cure, vous verrez que le microscope et le polarimètre donnent raison à cette théorie, car à mesure que l'acide urique apparaît le glycose diminue et cependant le malade n'avait ni goutte, ni gravelle, ni antécédents goutteux.

5° *Les coliques hépatiques.* — Expulser les concrétions contenues dans la vésicule biliaire et rétablir le cours de la bile tout en amendant chez les malades l'état général en même temps que l'état local : tel est l'effet constaté à Contrexéville dans la lithiase biliaire.

— L'effet laxatif produit par l'ingestion de l'eau, et dont il vous sera facile de vous rendre compte à la source même, en rend l'indication précise chez les hépatiques dont les fonctions intestinales ne se font pas.

— Par ses qualités reconstituantes l'eau de Contrexéville est nettement indiquée chez des malades que des crises nombreuses ont rendues anémiques. Telle est la conclusion d'un travail que j'ai lu en 1878 à la Société d'hydrologie de Paris, je n'ai rien à y ajouter si ce n'est que la malade qui figure à la première observation dont le cas était si grave que son mari, médecin distingué, la croyait à tort atteinte d'un cancer, cette malade, dis-je, a été si bien guérie par ses cures de 1876 et 1877 à Contrexéville d'une lithiase biliaire traitée en vain à Carlsbad en 1875, que le mois dernier elle m'informait que sa santé depuis 1877 était aussi satisfaisante que possible. Il est rare dans la pratique hydrominérale de pouvoir suivre pendant douze ans les résultats acquis surtout lorsqu'ils sont aussi complètement satisfaisants.

Je veux arrêter ici cette nomenclature et ne pas prolonger notre conférence ou plutôt notre causerie, car déjà ce matin votre bienveillante attention a été mise à réquisition.

Et cependant, que de faits intéressants j'aurais à vous citer au sujet des *prostatites* subaiguës ou chroniques, au sujet du *catarrhe utérin* dont je possède certaines observations des plus intéressantes.

Pour résumer en un mot les indications de Contrexéville, je vous dirai : *Indépendamment des maladies en quelque sorte spécialisées à Contrexéville, comme la gravelle et le catarrhe vésical, lorsque vous aurez affaire aux autres affections que je viens d'énumérer, n'hésitez pas à recourir à nos sources toutes les fois que votre malade goutteux hépatique ou diabétique sera suspecté d'hypoglobulie ou de tendance à l'anémie.*

Cette tendance à l'anémie, si commune de nos jours, a été fort judicieusement signalée par notre maître Trousseau qui s'élevait énergiquement contre l'abus des alcalins sodiques.

Nos cerveaux, surmenés par *le struggle for life*, nous ont donné l'anémie et les névroses que ne connaissaient pas nos pères, et, si aujourd'hui M^me de Sévigné revenait à Vichy, personne n'oserait plus, comme de son temps, lui faire commencer une cure par douze verres d'eau de la Grande-Grille après l'avoir préalablement purgée et saignée !

Envoyez donc vos anémiés boire à la source du Pavillon, et ne leur dites pas qu'on y boit des douzaines de verres, gardez-vous surtout de les leur prescrire sans l'avis d'un de nos confrères de Contrexéville, car ils vous diront tous que bien que notre eau ait été judicieusement nommée par Patissier, dans son rapport à l'Académie « la grande amie de l'estomac », il ne se passe pas de saison qu'ils ne soient appelés auprès d'un malade qui, soit par forfanterie, soit faute de direction médicale, paye plus ou moins cher des excès de boisson.

Du reste, vous verrez par vous-mêmes demain autour de la source nos buveurs en plein exercice, et vous pourrez constater que la majorité d'entre eux ne dépasse pas 8, ou au plus 10 verres, que vers le quatrième la diurèse s'établit, que les effets laxatifs se chiffrent par deux à trois selles chaque matin. Tous vous diront qu'ils supportent fort bien cette véritable saignée urique, et que loin d'être débilités ils quittent Contrexéville reconstitués et tonifiés. Enfin sans vous décrire l'Établissement que vous venez de visiter, je me permettrai de vous demander si, soit dans votre excursion de l'an dernier, à Pougues. Saint-Honoré, Bourbon-Lancy, Bourbon-l'Archambault, Vichy, Néris, Chateauneuf, Royat, La Bourboule, Le Mondore et Saint-Nectaire, soit dans votre excursion de cette année en Suisse et dans les Vosges, vous avez trouvé une buvette, ou une Trinkhalle, mieux appropriée à sa destination que l'élégante coupole du Pavillon et ses annexes.

Vous me trouverez peut-être, Messieurs, très enthousiaste et très affirmatif; à cela je vous répondrai, que parvenu à ma vingt et unième saison de praticien à Contrexéville, soit comme médecin consultant, soit comme médecin Inspecteur, il est de mon devoir d'affirmer ce que j'ai vu. J'ajouterai de plus que si je me suis laissé aller à vous dire tout le bien que je pense de notre belle source c'est que, vous trouvant sur les lieux, vous pouvez contrôler mes assertions. Je suis heureux de les soumettre au contrôle de juges aussi autorisés que les délégués de la Société française d'Hygiène.

## MARTIGNY-LES-BAINS (VOSGES)

*Causerie-conférence par le* Pr JACQUEMIN.

La connaissance des eaux minérales de Martigny-les-Bains ne remonte pas à la plus haute antiquité, et ne se perd pas, comme on dit, dans la nuit des temps. Mais est-il nécessaire qu'une réputation date au moins des Croisades pour établir ou justifier sa valeur?

Les gens du pays connaissaient seuls les vertus de la *Fontaine au fer* de Martigny, comme ils l'appelaient, appréciaient seuls cette source bienfaisante quoique sans quartiers de noblesse, et venaient y boire pour en obtenir la guérison de leurs rhumatismes. Leurs voisins de Lamarche et autres communes ne manquaient pas sans doute d'y recourir aussi, mais le cercle de cette réputation toute locale ne s'étendait pas loin.

Les premières notions sur la nature chimique de l'eau de la *Fontaine au fer* ont été fournies par Colard, de Martigny, dont l'analyse fut insérée en 1829 dans le *Journal de Chimie médicale*.

En 1857, l'Academie de Médecine chargea Ossian Henry d'analyser l'eau de cette source, et voici les résultats de ses recherches.

« D'après l'analyse, dit-il, cette eau minérale est du genre de celles de Contrexéville et de Vittel, qui existent dans le même département; elles appartiennent à la classe des eaux salines, sulfatées, calcaires, sodiques et magnésiennes. »

Ossian Henry, comparant ensuite l'eau minérale de Martigny, *source Ducale* (c'est ainsi qu'on la désignait alors) avec les eaux de Contrexéville et de Vittel, sous le rapport de la magnésie et de la chaux, constata que Martigny tenait le milieu entre elles, que la *source Ducale* était un peu moins magnésienne que celle de Vittel, mais plus que celle de Contrexéville.

En résumé, les conclusions favorables de son rapport furent adoptées par l'Académie; un arrêté ministériel du 20 avril 1859 en autorisa l'exploitation au point de vue médical, et cet arrêté fut suivi d'un décret qui la déclarait d'intérêt public.

Plus tard, une nouvelle Société, devenue propriétaire de l'établissement, entreprit, suivant les conseils d'un ingénieur, un captage sérieux de la source Ducale, qui fit découvrir deux sources, distantes de 5 à 6 mètres l'une de l'autre, sources qui furent alors captées séparément avec beaucoup de soin.

En décembre 1868, je fus invité à procéder sur place à l'analyse de ces sources, que j'ai appelées n° 1 et n° 2. Ces analyses publiées en 1869 et revisées par moi en 1885, m'autorisent à dire que les eaux des sources n° 1 n° 2 sont limpides, d'une saveur ferrugineuse bien marquée, qu'elles perdent par la conservation en bouteilles, en gardant une saveur douceâtre et très faiblement saline. Leur température était de 11° en décembre 1868. Les parois des puits d'émergence et des vasques sont tapissées d'un dépôt ocracé, et de ces conferves particulières aux eaux ferrugineuses. Le débit en est considérable, il s'élève à 190,000 litres par jour.

Vous avez vu, Messieurs, les résultats de mes analyses inscrits dans le Pavillon des Sources. Je ne vous les relirai pas, mais qu'il me soit permis de les comparer avec ceux de mon célèbre prédécesseur Ossian Henry, afin d'en faire ressortir une concordance que l'on ne rencontre pas toujours entre tous les chimistes.

Ainsi mes poids de bicarbonates de chaux et de magnésie se confondent sensiblement avec ceux d'Ossian Henry; mais s'il a trouvé très peu de bicarbonate de soude, les poids que j'indique pour ce principe, 0.012 à 0.016 milligrammes ne sauraient être considérés comme des chiffres signifiant autre chose que *très peu*.

Je crois devoir à ce propos vous faire part d'un procédé que j'ai imaginé pour la constatation des bicarbonates dans les eaux minérales, ainsi que pour leur dosage, mode qui peut servir de contrôle au procédé habituel de dosage.

Réaction du chlorure de pyrogalloferrine.

Mes poids des sulfates de soude, de magnésie, de chaux, se confondent, à quelques milligrammes près, avec ceux d'Ossian Henry. Il en est de même des poids des chlorures.

Je n'ai pas cru devoir m'en tenir à ces dosages, car ces bicarbonates de soude, de magnésie, de chaux, ces sulfates, ces chlorures, ne me semblaient pas pouvoir représenter à eux seuls la cause de l'efficacité bien reconnue de ces eaux. Je dosai sans doute encore le fer et le phosphate de chaux dont Ossian Henry s'était contenté de signaler la présence. Je reconnus comme lui que les sources contenaient des traces d'arséniate de chaux.

Mais en ma qualité de professeur de chimie de notre Académie de Strasbourg, j'étais au courant des travaux des chimistes allemands, je connaissais en particulier les recherches de la lithine accomplies dans toutes les sources du grand-duché de Bade, par Bunsen, le célèbre chimiste de Heidelberg.

A cette époque (1868-1869) on ne connaissait en France, si je ne me trompe, que deux sources lithinées, celle de Soultzbach, analysée par Oppermann et celle de Soultzmath analysée par Béchamp.

D'ailleurs, l'action physiologique de la lithine était connue, on savait qu'au point de vue de l'élimination de l'acide urique, elle dépassait de beaucoup en puissance la soude ou son bicarbonate.

Je n'éprouvai donc pas de peine à constater que c'était à la lithine que les sources de Martigny devaient, au moins en partie, leur réputation si légitimement démontrée par les faits. Pour un instant les sources de Martigny furent considérées comme les plus lithinées de France. Mais l'attention ayant été portée sur cet élément si important, le lithium ou ses composés, on rechercha la lithine dans toutes les eaux minérales françaises. Martigny n'occupe plus le premier rang sans aucun doute, mais toujours est-il que sa place est encore fort enviable, même lorsque la com paraison porte sur toutes les sources de l'Europe.

La lithine peut-elle représenter à elle seule la cause de l'efficacité de ces sources? Je ne le crois pas, je suis même convaincu du contraire.

J'ai, en effet, reconnu que dans ces eaux la silice n'existait pas à l'état libre, comme le disait Ossian Henry, mais bien à l'état de silicate de soude et de silicate de chaux ; que ,de plus, elles renferment du fluor vraisemblablement à l'état de fluosilicate. On savait que le silicate de soude est un diurétique, qui favorise aussi à un haut degré l'élimination de l'acide urique. Aujourd'hui nos connaissances sur les propriétés des fluosilicates et des silicates sont plus étendues. On a démontré qu'ils constituaient de puissants antiseptiques, qu'ils se comportaient comme d'excellents anti-microbiens.

Je me garderai bien d'affirmer que la goutte est une maladie causée par un microbe particulier, en face de l'opinion généralement admise qui voit surtout dans une hygiène vicieuse sa cause immédiate, et par suite une surcharge d'acide urique par défaut de combustion des matières azotées. Il n'en est pas de même du catarrhe de la vessie, qui a bel et bien son bacille.

A quelque point de vue que l'on se place, la présence des silicates dans une eau minérale est un précieux auxiliaire d'amélioration dans l'état de certains malades, et même de guérison. Or la source n° 1 renferme 0.0532 de silicate de soude et 0.0029 de silicate de chaux, soit 0.056 de silicates, dose importante dans une eau.

J'en dirai tout autant au point de vue physiologique

du borate de soude, que j'ai également signalé comme faisant partie constituante des eaux minérales de Martigny-les-Bains.

En résumé, à l'analyse d'Ossian Henry, j'ai ajouté le dosage du fer, du phosphate de soude, de la lithine, des silicates de soude et de chaux, et indiqué la présence du fluor, du manganèse, et du borate de soude.

Martigny-les-Bains, Messieurs, possède une troisième source, différente par une minéralisation inférieure des sources n° 1 et n° 2. L'eau, qui s'en écoule, tient en suspension une matière blanchâtre d'une extrême ténuité, qui la rend trouble avec une teinte parfois légèrement azurée lorsqu'on la considère en grande masse, et qui nuit à sa transparence lorsqu'on l'examine dans un vase de verre.

Vient-on à brasser cette eau à la main, à la comprimer entre les doigts, on perçoit une sensation particulière veloutée, en quelque sorte onctueuse ou savonneuse. C'est ce caractère, ainsi que la propriété qu'elle possède de déterger le linge, qui lui ont valu dans le pays le nom de *source Savonneuse.*

J'ai analysé cette eau, ainsi que son dépôt limoneux. La Savonneuse est employée en bains, en pulvérisations, en hydrothérapie. Mais comme elle me paraît présenter, avec l'eau si renommée de Schlangenbad, une grande analogie, il est bien évident que dès que le corps médical aura constaté que ses propriétés sont les mêmes, et peut-être supérieures, vu sa minéralisation plus élevée, la station balnéaire de Martigny prendra une importance d'autant plus sérieuse, qu'elle dispensera les Français d'aller porter chaque année leur argent à la source allemande.

J'ai dû me borner à ce simple aperçu de la constitution chimique des sources de Martigny-les-Bains, puisse-t-il n'avoir pas excédé la mesure et fatigué votre bienveillante attention.

## BOURBONNE-LES-BAINS (Haute-Marne)

*Conférence par M. le* Dr Balley, *médecin inspecteur.*

Messieurs,

Le mouvement scientifique si actif et si brillant de notre époque a adopté de nouveaux modes de se manifester. Tantôt ce sont des Congrès pour l'Avancement des sciences dont les assises ont un retentissement extraordinaire, et qui réunissent tous les savants de l'Europe; tantôt ce sont des Voyages scientifiques faits par un groupe d'élite dont chacun de ses membres apporte sa compétence et son expérience spéciales dans l'examen des régions parcourues.

C'est aux représentants d'une manifestation de ce genre inspirée par la Société française d'Hygiène, que nous sommes heureux de souhaiter la bienvenue à Bourbonne.

Et c'est toute la ville de Bourbonne, Messieurs, qui vous témoigne sa gratitude, et qui estime que vous faites œuvre de patriotisme, en même temps qu'œuvre de science, en faisant connaître d'une façon plus complète, au monde savant, les stations thermales françaises, dont on a souvent, suivant l'expression d'un éminent hydrologiste, cherché à grands frais l'équivalent à l'étranger.

Pour vous donner rapidement une idée aussi complète

que possible des ressources de notre station thermale, il est nécessaire de tracer à grands traits l'histoire géologique de Bourbonne, à l'aide des documents que nous empruntons aux travaux de MM. Drouot et Rigaud ingénieurs au corps des mines.

Dans la carte géologique que je mets sous vos yeux, vous verrez que les différentes formations qui se montrent aux environs de Bourbonne sont :

1° Les alluvions,
2° Les grès infra-liasiques,
3° Les marnes irisées,
4° Le muschelkalk,
5° Le grès bigarré,
6° Les schistes et grès de transition modifiés,
7° Le granit.

Vous voyez que ces couches présentent un certain nombre de failles, ou dislocations, qui jouent un grand rôle dans la distribution des eaux thermales.

M. Drouot admet que les eaux superficielles pénètrent dans la terre par filtration, ou par des puits naturels d'absorption, peut-être par les endouzoirs que présente le cours de la Borne à la surface des calcaires, du muschelkalk, à 3 kilomètres en amont de Bourbonne. Il pense : que ces eaux infiltrées dans les grès bigarrés, puis échauffées sur leur trajet, trouvent, quelque part à l'ouest de Bourbonne, le moyen de remonter à la surface de ces grès, probablement par la faille de la Borne. Enfin, il croit que le sel n'y est dissous que sur la fin de ce trajet, par le passage de l'eau à travers les couches inférieures des marnes bariolées où il admet la présence de dépôts considérables de sel gemme.

Dans un travail plus récent, M. Rigaud émet l'opinion : que les eaux thermales se minéralisent, dans la profondeur du sol, par leur passage à travers les granits et les dépôts de sel marin des terrains dévoniens qui existeraient dans le sous-sol de la contrée.

Quoi qu'il en soit de ces hypothèses, l'eau des sources thermales présente, à sa sortie, une température moyenne de 61 degrés 1/2, et maxima de 65 degrés; elle est fortement minéralisée, donne 7 grammes 34 de résidus salins où domine le chlorure de sodium (5 grammes par litre).

D'après les analyses les plus anciennes, nous pouvons voir que la minéralisation des eaux n'a pas varié d'une façon très appréciable depuis de longues années; ces analyses n'offrent qu'un intérêt historique; aussi nous bornerons-nous à mettre sous vos yeux l'analyse la plus récente et la plus complète faite, en 1881, par M. Wilm.

| | |
|---|---|
| Acide carbonique combiné . . . Gr. | 0.0703 |
| — libre . . . . . . . . | 0.0263 |
| Silice. . . . . . . . . . . . . . . . . | 0.0748 |
| Carbonate de calcium. . . . . . . . . | 0.0743 |
| — de magnésium . . . . . . . | 0.0032 |
| — ferreux et manganeux. . . | 0.0023 |
| Fluorure de calcium . . . . . . . . . | traces |
| Sulfate de calcium . . . . . . . . . | 1.3980 |
| Chlorure — . . . . . . . . . | 0.0785 |
| Chlorure de magnésium. . . . . . . | 0.0538 |
| — de lithium . . . . . . . . | 0.0887 |
| — de sodium . . . . . . . . | 5.2020 |
| — de potassium . . . . . . . <br>— de rubidium et cæsium . . | 0.1992 |
| Bromure de sodium . . . . . . . . . | 0.0644 |
| Iode, arsenic, et ammoniaque . . . . | traces |
| Total. . . . Gr. | 7.3358 |

Ce sont donc des eaux chlorurées fortes, bromurées et lithinées, se rapprochant comme composition chimique des eaux de Balaruc en France, de Kissigen et de Wiesbaden en Allemagne, et d'Ischia en Italie.

Quelques mots maintenant sur l'historique de la station. M. Rigaud croit qu'une peuplade préhistorique s'était établie près de ces sources chaudes et salées, dont elle se servait pour l'alimentation, et en donne pour preuve la présence de silex travaillés. Mais, si la station préhistorique peut être contestée, il ne peut pas y avoir de doutes sur l'existence d'une station romaine; ici les preuves abondent : inscriptions et vestiges importants d'une magnifique station balnéaire. Il a été possible de reconstituer le plan de la station romaine après les derniers travaux exécutés pour le captage des eaux et la construction des deux établissements modernes.

Je mets sous vos yeux le plan des thermes romains et de leur emplacement comparé à celui des établissements récents; voici également une coupe des principaux sondages indiquant la place des vestiges de constructions romaines enfouies sous les alluvions; vous trouverez, dans le jardin des Bains, des fûts de colonnes provenant d'un temple qui se trouvait au milieu des piscines.

Tombées dans l'oubli au commencement du moyen âge, les eaux de Bourbonne recommencent à être fréquentées au commencement du VII^e siècle; à cette époque, jusqu'au XIV^e siècle, non seulement on utilisait l'eau pour le traitement de certaines maladies, mais on en tirait parti pour fabriquer le sel par évaporation.

L'énumération des documents recueillis par les érudits, parmi lesquels je citerai notre confrère M. le D^r Bougard, serait trop longue; nous nous contenterons de citer les lettres humoristiques de Diderot, qui donne un tableau si animé de Bourbonne en 1770.

L'hôpital militaire fut créé en 1732, et, en 1765, M. de Chartraire fit construire le premier établissement civil.

Les travaux actuels de captage des sources ont été faits par MM. Drouot et Rigaud, ingénieurs au corps des mines, et ont coïncidé avec la construction des établissements civils et militaires; le tout a été terminé en 1884.

Lorque vous visiterez les établissements balnéaires, il

vous sera facile de vous rendre compte de la distribution des eaux thermales; je me bornerai à vous dire que l'eau de toutes les sources et sondages est réunie et mélangée, puis distribuée dans les deux établissements, au prorata des besoins de chacun d'eux, et d'après une convention passée entre les deux Ministères.

Dans chacun des établissements, l'eau est élevée à une hauteur de 18 mètres nécessaire pour obtenir des douches à une pression assez forte.

Une partie de cette eau trop chaude est versée dans de grands bassins de refroidissement qui font descendre sa température au-dessous de 30 degrés. Ces bassins se trouvent dans le jardin du Casino.

Le climat de Bourbonne, dont il ne faut pas juger par l'année exceptionnelle que nous venons de subir, est tempéré et assez agréable pendant les quatre mois que l'on utilise pour la saison thermale.

Les derniers travaux, en augmentant les ressources en eaux thermales, en rendant la station plus agréable à fréquenter, ont attiré un nombre plus considérable de baigneurs civils. Depuis 1874 jusqu'en 1883 le nombre des baigneurs a constamment augmenté, et s'est élevé de 795 à 1,763.

Les dernières années accusent une légère diminution de ce chiffre: 1,419 en 1887; — espérons que cette diminution sera passagère.

Tout au contraire le nombre des baigneurs militaires a baissé depuis la guerre; cette diminution, qui ne porte que sur la catégorie des soldats, tient à deux causes: la principale est la réduction du service militaire qui a entraîné la disparition des soldats, anciens de service, parmi lesquels se trouvaient de nombreux rhumatisants ou blessés; la seconde est la réduction du nombre des saisons militaires de trois à deux.

Cette statistique est exprimée par les courbes que je mets sous vos yeux.

Il nous reste, maintenant, à voir le parti que l'on tire des eaux de Bourbonne au point de vue thérapeutique.

A l'intérieur, prises chaudes, elles ont une action tonique et stimulante, grâce à l'action prédominante du chlorure de sodium ; par les bromures, les iodures, et la lithine, elles sont altérantes ; la dose à l'intérieur est de 100 grammes à 600 grammes. Alors qu'ingérées chaudes elles produisent ordinairement la constipation, prises froides, à la dose de un ou deux verres, elles sont laxatives et peuvent être employées comme les eaux de Niederbronn.

Les bains se prennent à la température de 33 à 35 degrés centigrades ; leur durée est d'une demi-heure à une heure.

Les douches qui se prennent après le bain, de préférence en arrosoir, en pluie, ou en jet, durent de 5 minutes à un quart d'heure ; on les donne généralement à une température de 2 degrés plus élevée que celle du bain. On utilise également les douches écossaises et les douches locales ; nous ne ferons que mentionner certaines pratiques qui paraissent tomber en désuétude : l'enveloppement, les applications de boues thermales, et la sudation dans des étuves.

Les bains et les douches sont d'excellents stimulants de la peau et de la circulation ; c'est là qu'il faut borner leur action, car il y a longtemps qu'il est démontré : que l'absorption des matières minérales dissoutes dans l'eau par la peau saine n'existe pas.

Le traitement thermal, tel qu'il est institué, produit une certaine excitation suivie souvent d'une dépression passagère des forces, dont on a voulu faire une entité morbide sous les noms de fièvres thermales, ou poussées thermales. J'estime qu'il faut un peu en rabattre, car ce phénomène ne se produit pas sur tout le monde, et l'observation minutieuse ne permet pas de rattacher certains incidents de la cure à l'unique traitement thermal.

Pour vous servir de guide dans l'énumération des maladies traitées avec succès à Bourbonne, nous emprunterons des renseignements aux médecins qui ont écrit sur les eaux de Bourbonne, et surtout aux modernes. La liste est longue, et parmi eux il convient de citer nos confrères civils et militaires : MM. Renard, Ferrat, Ballard, Magnin, Henri, Cabrol et Tamisier, Bougard, Causard et Mercier.

Nous avons puisé également à une source contenant des documents fort intéressants : les archives de l'hôpital militaire et les rapports des chefs de service de cet établissement qui ont été fort obligeamment mis à ma disposition par le médecin chef actuel M. le Dr Mutin.

Le traitement thermal réussit à merveille aux personnes atteintes d'anémie, et de son cortège habituel, dans lequel je citerai en première ligne les troubles de la menstruation.

L'anémie guérit à Bourbonne, qu'elle soit due à l'étiolement, ou qu'elle soit la conséquence d'une affection aiguë grave.

Aussi, l'eau de Bourbonne fait-elle merveille dans la guérison de la syphilis ; elle aide largement le malade à réparer les pertes organiques causées par les manifestations de cette diathèse, et bien que la stimulation de la peau soit ordinairement suivie d'une poussée nouvelle, il est impossible de faire entrer ce léger inconvénient en ligne de compte avec l'amélioration de l'état général du malade.

Il est bien entendu que le traitement spécifique peut, et doit être appliqué concurremment avec les eaux de Bourbonne.

Comme adjuvant du traitement tonique, nous possédons, aux environs de Bourbonne, la source de Larivière qui est carbonatée ferrugineuse froide.

On avait renoncé à traiter à Bourbonne certaines manifestations de la diathèse urique; les expériences plus récentes nous ont appris que l'on peut ne pas renoncer aux bénéfices de la stimulation puissante de la peau par les eaux chlorurées, à condition de faire prendre à l'intérieur l'eau de la source Maynard; cette eau est une eau sulfatée calcique froide, qui est l'analogue des sources de Vittel et de Contrexéville.

Parmi les cachexies qui sont améliorées par le traitement thermal, il en est une dont les manifestations générales cèdent rapidement au traitement, je veux parler de la cachexie palustre. L'opinion de beaucoup de médecins militaires, que nous partageons, est que l'on n'use pas assez des eaux de Bourbonne pour la guérison des impaludés de nos colonies, dont quelques-uns guériraient plus vite à Bourbonne que dans une station d'eaux alcalines.

Le rhumatisme, à condition qu'il soit chronique, et que le malade soit assez éloigné du dernier accès aigu, qu'il ne soit pas porteur de lésions cardiaques, guérit ou est amélioré à Bourbonne.

Ces résultats indiscutables, pour les rhumatismes musculaires et articulaires, le sont moins pour les rhumatismes fibreux ou noueux.

On a de tout temps, à Bourbonne, traité les affections du système nerveux central ou périphérique, et obtenu de bons résultats dans le traitement des paralysies d'origine cérébrale ou médullaire, des hémiplégies suites de myélites diffuses de nature rhumatismale, surtout à condition de faire intervenir les eaux à une période assez éloignée de l'accident primitif, lorsque tout danger de poussée congestive est conjuré.

Est-il nécessaire de dire : que dans certaines myélites systématisées, l'ataxie locomotrice, l'atrophie musculaire progressive, etc., et, en général, toutes les maladies produites par une altération scléreuse des centres nerveux, le succès est plus que douteux, et que presque toujours le traitement thermal ne peut donner aux malades qu'un espoir causé par une rémission malheureusement passagère qui n'en est pas moins un réel bienfait des eaux?

Les lésions du système nerveux périphérique sont également améliorées, ou guéries, par le traitement thermal; nous citerons : les paralysies *a frigore* et les paralysies traumatiques, les névralgies de toute nature et surtout la névralgie sciatique. Enfin, nous obtenons quelques succès dans la guérison de certaines névroses, l'hystérie surtout.

Mais, c'est dans le traitement des tuberculoses locales que les eaux thermales produisent leurs effets les plus manifestes. Vous le savez, depuis l'avènement des théories bacillaires, le domaine de la tuberculose s'est étendu aux dépens des deux vieilles entités morbides : la scrofule et le lymphatisme.

Ce sont les affections localisées, véritables colonies bacillaires des ganglions lymphatiques de certains organes, ou du système osseux, qui bénéficient surtout du traitement thermal et, comme dans les hôpitaux maritimes, c'est merveille de voir les enfants porteurs d'adénites, ou atteints de mal vertébral, ou de tumeur blanche des grandes articulations, reprendre peu à peu le dessus et marcher vers la guérison.

Ce n'est pas sans raison, non plus, que notre station est dotée d'un hôpital militaire, car les suites éloignées des traumatismes sont guéries par nos eaux où nous voyons affluer bon nombre de malades atteints de plaies par armes à feu, de fractures, de luxations, etc.

Ici, les eaux agissent surtout contre l'élément douleur, les raideurs articulaires; elles donnent de la souplesse aux cicatrices adhérentes et douloureuses, favorisent l'élimination des séquestres, mais leur effet sur l'atrophie musculaire est plus contestable. Aussi est-il bon, dans toutes les lésions où cette atrophie se présente, d'adjoindre, suivant les indications, au traitement thermal, l'électrisation par les courants continus, ou interrompus, sans parler d'autres adjuvants : le massage et la gymnastique.

Voilà, Messieurs, ce que nous prétendons guérir; mais il est bon de parler également des contre-indications du traitement par les eaux de Bourbonne.

Sans vouloir faire des eaux de notre station une panacée qui guérit tous les maux, nous pouvons dire : que depuis qu'on en étudie les effets thérapeutiques, le cercle des contre-indications s'est considérablement rétréci.

Nous ne ferons que citer, en passant, la légende du ramollissement du cal, accréditée encore il y a quelques années, en vertu de laquelle en n'envoyait ici les malades atteints de fracture qu'au bout de dix-huit mois, et encore avec une certaine hésitation.

Je vous ai cité la diathèse urique dont on ne redoute plus de traiter certaines manifestations, mais il reste encore quelques contre-indications formelles qui découlent de l'effet excitant des eaux, que je vais essayer de résumer. Les eaux sont contre-indiquées dans la tuberculose pulmonaire, et produiraient des effets déplorables surtout dans les formes à tendances congestives et hémoptoïques; il faut éviter, également, d'envoyer des malades atteints de tuberculose locale au moment des poussées inflammatoires vives.

Les eaux sont contre-indiquées : lorsqu'il y a tendance aux congestions actives dans les affections trop récentes des centres nerveux, lorsqu'il existe des lésions cardiaques, dans les névrites aiguës, et dans le rhumatisme articulaire aigu.

Nous traitons ici fort peu de dermatoses et, à part l'eczéma chronique, nous avons toujours vu les affections cutanées, le psoriasisme surtout, rester stationnaires, ou être peu améliorées.

Je tiens, en terminant, à vous signaler un fait thérapeutique nouveau qui est destiné, peut être, à élargir le cadre des affections traitées à Bourbonne.

Vous avez vu que la dernière analyse de nos eaux par M. Wilm, dans le laboratoire de M. le Pr Wurtz, décèle la lithine à la dose de 82 à 88 milligrammes par litre, « quantité telle, dit ce chimiste, qu'on peut la doser dans le résidu alcalin d'un demi-litre d'eau ».

Aucune eau minérale ne renferme cette quantité exceptionnelle et, certainement, l'eau thermale de Bourbonne doit être classée non seulement en tête des eaux les plus lithinées de France, mais aussi de l'étranger.

M. Wilm a constaté également des traces d'arsenic.

Nous avons donc là, des éléments thérapeutiques d'un des traitements du diabète, celui qui a été préconisé notamment par M. le Dr Martineau.

Nous ne possédons encore qu'un nombre limité d'observations sur ce sujet, en voici le résumé :

Notre confrère, M. Bougard, dans sa notice sur les eaux thermales de Bourbonne, relate : que dans trois cas de diabète goutteux, il a vu, sous l'influence de la cure thermale (bains, douches générales, eau en boissons), les principaux symptômes s'amender et les forces revenir.

Pendant le cours de cette saison, quelques observations nous ont montré que grâce surtout à l'eau prise en boissons, à la dose de 2 à 3 verres par jour, le sucre diminuait assez rapidement et d'une façon régulière, en moyenne de 1 gramme par jour.

Les éléments azotés, tels que l'urée, dont le taux est rarement à l'état normal dans ces affections, mais au contraire souvent abaissé, reviennent sous l'influence des chlorures alcalins à l'état normal.

L'avenir, en accumulant les observations, nous démontrera peut-être que nos eaux peuvent lutter, avantageusement, avec les eaux alcalines dans le traitement de la glycosurie.

J'ai tenu, Messieurs, à vous soumettre nos efforts, et ceux de nos devanciers, avant de vous remercier de votre visite, dont l'un des effets les plus appréciés sera de resserrer les liens de la confraternité médicale française.

J'espère que ce que vous aurez vu à Bourbonne vous inspirera l'idée d'y revenir, et que demain, en nous serrant la main, nous pourrons nous dire au revoir!

---

## SERMAIZE-LES-BAINS (Marne)

*Causerie-conférence du Dr* Damourette,
*Médecin-Inspecteur.*

Messieurs,

Si, me plaçant à un point de vue général, j'ai pu vous féliciter hier d'avoir terminé votre excursion par Sermaize, j'exhalerais volontiers une plainte aujourd'hui où je suis personnellement en jeu.

Pensez donc! outre que je suis appelé à faire une conférence devant une docte réunion qui relèvera — *in petto* je le veux bien — mais qui n'en relèvera pas moins l'entorse donnée à la science, ou à la grammaire, par un médecin avancé... en âge seulement, je viens après mes grands confrères de Contrexéville, Martigny et Vittel, vous parler d'une eau analogue aux leurs et, partant, vous forcer à entendre des redites ;

J'arrive le dernier, et le plus misérable, soyez-moi indulgents !

L'eau de la source des Sarrasins de Sermaize (1) est très limpide, inodore, très légèrement alcaline et d'une densité ne différant guère de celle de l'eau commune; sa saveur agréable à tout le monde à peu près, ne laisse qu'un arrière-goût franchement atramentaire quand il

(1) Déclarée d'utilité publique.

fait chaud, voilée par une saveur quelque peu savonneuse quand il fait froid, phénomène dû à la température constante de l'eau elle-même, 11° environ, avec des oscillations insignifiantes. Elle se digère aisément, et, si les deux ou trois premiers verres déterminent à la région épigastrique une sensation de froid, cette sensation est trop peu intense pour être désagréable, et elle disparaît bientôt par la marche et plus tard par l'habitude.

Vous qui êtes en état de santé, dont les fonctions se font régulièrement grâce à l'intégrité des organes, faites comme moi alors que j'entrais dans la vie militante avec toute l'ardeur d'un néophyte : buvez un matin à jeun cinq verres d'eau — le verre étant le cinquième du litre — le lendemain sept, et ainsi de suite jusqu'à quinze, restez à cette dose pendant une quinzaine de jours pour suivre ensuite une progression inverse à celle du début, sans jamais oublier de *promener vos eaux*, et vous ne tarderez pas à constater :

1° Que l'eau de Sermaize est purgative pendant trois ou quatre jours, après lesquels les selles deviennent quotidiennes.

2° Qu'elle est diurétique : vous urinerez autant que vous boirez, sinon plus, et l'urine, que vous serez forcés d'émettre toutes les vingt minutes environ, à partir du quatrième verre, sera de moins en moins foncée et finira par être parfaitement limpide et neutre au papier de tournesol.

3° Qu'elle augmente l'appétit et la facilité des digestions d'une part, et d'autre part que la circulation et la respiration sont quelque peu accélérées pendant l'exercice du matin et que la calorification est parfaite. En d'autres termes elle agit à la façon des toniques reconstituants et stimulants, elle augmente la masse et la qualité du sang en même temps qu'elle tonifie les tissus dont elle favorise la prompte et bonne rénovation.

Disons de suite que s'il y a équilibre entre la recette et la dépense, le poids du corps ne change pas et les selles deviennent quotidiennes; que si la recette l'emporte, il y a augmentation de l'embonpoint avec tendance à la constipation, tandis que si c'est la dépense il y a amaigrissement avec tendance à la diarrhée, à moins que les matériaux de dénutrition ne soient éliminés par les reins, auquel cas la constipation s'établit.

L'analyse chimique de l'eau de Sermaize rend fort bien compte de ses qualités. Parmi ses éléments minéralisateurs (dont le poids total est de 1gr 554) prédominent le sulfate de magnésie (0,69), le bicarbonate de chaux (0,52) et le bicarbonate de fer (0,01); de là résultent ses propriétés. Elle est :

1° *Purgative* par ses sulfates et ses chlorures, et dans une certaine limite par ses bicarbonates alcalins et par sa qualité d'eau froide;

2° *diurétique* : c'est de l'eau, elle contient des bicarbonates alcalins, des chlorures, un iodure, des silicates, des sulfates, et même du fer;

3° *tonique, reconstituante et stimulante* : c'est de l'eau froide, elle contient des bicarbonates alcalins, des silicates, des chlorures, du fer, du manganèse et un iodure.

Mais, ce n'est pas à des personnes bien portantes que nous avons affaire, c'est à des malades, et alors *tot capita tot sensus*, autant de malades, autant d'impressionnabilités, pardonnez-moi l'expression ; la sagacité du médecin est mise à l'épreuve et à une épreuve d'autant plus rude, que la mode exigerait volontiers une guérison au bout de 21 jours.

Heureusement pour nous, l'eau de Sermaize agissant directement sur l'appareil digestif et sur l'appareil urinaire, nous pouvons tout d'abord diviser les malades en deux grandes catégories ;

A ceux dont les voies digestives sont intactes, les hautes doses, sans exagération cependant, car il en résulterait une sensation d'engourdissement de la vessie qui pourrait aller jusqu'à la rétention d'urine; à ceux qui souffrent de l'estomac, les petites doses, sous peine de déterminer une irritation dont le moindre défaut serait de retarder la cure comme la rétention d'urine d'ailleurs.

Et maintenant, m'arrêterai-je à vous dire que l'eau de Sermaize est contre-indiquée dans les phlegmasies aiguës du tube digestif, des reins et de la vessie, les anévrismes, les maladies des voies digestives survenant chez des personnes dont le tempérament est surtout sanguin, dans les congestions viscérales, à moins qu'elles ne soient sous la dépendance d'un embarras gastro-intestinal? Non, n'est-ce pas? Vous avez hâte de m'entendre indiquer les maladies qu'elle guérit, ou soulage.

Eh bien! elle est ferrugineuse, par conséquent elle fortifie les organes digestifs, répare le sang appauvri, et elle donne du ton aux organes urinaires si sensibles à l'action du fer.

Elle est alcaline : elle excite la sécrétion du suc gastrique, et par suite favorise l'assimilation; elle régularise la dépense organique, effet qu'on augmente encore par un exercice musculaire, la marche, elle rend les sécrétions des muqueuses plus abondantes et plus fluides. Dès lors, on comprend le développement de l'appétit et des forces, la fonte des engorgements du foie, de la rate, etc., et pour les muqueuses, leur détersion, la modification profonde qui survient dans leur vitalité, et la cessation des sécrétions anormales.

Si l'on combine son action tonique sur les voies urinaires et biliaires, à son action alcaline sur les mucus et la bile et aux courants d'eau qui traversent les reins et le foie, on a l'explication de son action favorable sur la *gravelle* et sur les *calculs biliaires*.

Enfin elle est purgative, c'est dire qu'elle combat les effets de la médication ferrugineuse, et que de plus l'excitation des intestins entretient une dérivation salutaire contribuant à dégager les organes voisins comme le foie, ou éloignés comme les articulations et la peau, la peau sur laquelle l'eau peut d'ailleurs agir localement et par son action alcaline et par son action astringente.

Et je termine par le résumé suivant des indications de l'eau de Sermaize :

1° Maladies chroniques des voies digestives et de leurs annexes, et des voies urinaires, qu'elles soient dues à l'inflammation, à la perversion, ou à la diminution des sécrétions ;

2° Calculs hépatiques, gravelle, goutte et rhumatisme, maladies dues à la perversion de la nutrition ;

3° Chloro-anémie et ses dérivés, y compris la leucorrhée et la stérilité, et enfin scrofules, maladies dues à la diminution de la nutrition.

---

## PLOMBIÈRES (VOSGES).

*Conférence faite par M. le* Dr LIÉTARD, *médecin-inspecteur.*

### Des indications des eaux de Plombières.

La visite que vous venez de faire dans les sept établissements dont l'ensemble constitue notre station thermale, vous a fait connaître, messieurs, au moins sommairement, quels sont les moyens dont nous disposons, pour l'application de nos eaux au traitement de nos malades. Vous avez pu constater que ces modes d'emploi sont aussi complets que possible, et qu'indépendamment du bain, qui se prend soit en baignoire, soit en piscine, nos clients ont, à leur disposition, l'eau minérale en boisson, chaude, froide, alcaline ou ferrugineuse, ainsi que les douches, sous toutes leurs formes et à des pressions diverses. Vous avez bien voulu témoigner de la satisfaction que vous a causée la visite de nos étuves, avec leurs puissantes douches, leurs vastes salles de massage et de sudation, et vous avez compris quels importants effets nous pouvons en retirer.

Je vous dirai peu de chose des éléments chimiques qui entrent dans la composition de nos eaux ; des analyses répétées en ont été faites, avec précision; elles ont été publiées dans de nombreux recueils. La minéralisation en est faible; les principes qui y prédominent sont à base alcaline, et plus particulièrement de soude et de potasse; mais, comme les acides auxquels ces bases sont unies, l'acide silicique, par exemple, sont, eux-mêmes, très faibles, l'alcalinité y reste en évidence, et nos eaux gardent une action appréciable sur les réactifs caractéristiques. On y a constaté la présence de l'arsenic, en quantité minime. En réalité, ce sont des eaux alcalines ; c'est ainsi que je les considère ; c'est vous dire que je ne m'attache pas à la dénomination d'eaux indifférentes ou indéterminées, qui n'indique rien pour la solution clinique de la question.

*Action physiologique.* — Les indications thérapeutiques générales étant subordonnées et intimement liées aux actions physiologiques que l'usage des eaux exerce sur l'organisme, il est indispensable de faire connaître sommairement d'abord les dernières. Ces effets physiologiques ne restent pas identiques, quand on varie les modes d'emploi, et on pourrait, à la rigueur, attribuer à chacun d'eux des séries d'effets différents; mais, il est un moyen d'usage des eaux thermales dont l'action physiologique est une véritable caractéristique, c'est celle du bain tiède, dont la température est inférieure de quelques degrés à celle du sang, et qui n'est suivi d'aucune réaction. C'est cette action dont je vous .indiquerai les caractères avec précision.

L'impression initiale que l'on éprouve, dès qu'on est entré dans le bain, est une sensation de bien-être, de détente, qui de la périphérie semble gagner peu à peu les parties internes. A mesure que le bain se prolonge, et si, surtout, la température en est maintenue fixe, un équilibre de plus en plus parfait tend à s'établir dans l'économie ; la température s'égalise dans toutes les régions du système cutané; le système nerveux prend part au calme général, qui arrive ainsi sans secousse et sans trouble. Chez beaucoup de personnes, il y a en même temps un certain retentissement sur les fonctions rénales, qui sont momentanément accélérées.

Telle est, à Plombières, l'action d'un bain isolé; elle ne

diffère pas très sensiblement de celle d'un bain tiède quelconque; elle est commune à toutes les eaux minérales dont la minéralisation est faible. Il faut l'usage répété des bains, en série aussi peu interrompue que possible, pour voir se développer des actions physiologiques plus spéciales.

Malgré le caractère essentiellement sédatif de nos eaux, il se produit habituellement, au début de la cure, c'est-à-dire vers le quatrième ou cinquième jour, des phénomènes incontestables d'une légère excitation. Celle-ci, dont la durée n'est que de quelques jours, mais peut varier selon le tempérament et l'impressionnabilité du patient, a pour principaux symptômes un certain degré d'inappétence, de l'insomnie ou de l'agitation nocturne, et un abattement parfois très marqué. Avec ces symptômes coïncide souvent la présence dans l'urine de l'acide urique en excès; il y a dépôt de ce sel ou expulsion de graviers. C'est aussi à ce moment que se montre très habituellement la constipation, assez forte pour qu'il soit souvent nécessaire de la combattre. C'est encore pendant cette période que l'on voit reparaître, ou s'accentuer, des symptômes douloureux antérieurs à la cure, et éteints parfois depuis bien longtemps, particulièrement les douleurs névralgiques ou rhumatismales. Il est rare que ces signes d'excitation initiale, légers chez certaines personnes, plus marqués chez d'autres, fassent défaut complètement. Mais, ils ne nous apparaissent pas comme un inconvénient de la cure; nous y voyons au contraire un indice favorable. Sous leur influence, l'organisme, au sein duquel les fonctions intimes de la vie se trouvent ainsi doucement sollicitées, devient le siège d'échanges moléculaires plus actifs, et un remontement général commence à se manifester.

A mesure que la cure continue, tout rentre dans l'ordre, l'excitation disparaît, et les bains sont ensuite supportés, aussi facilement que celui du premier jour. Vers le vingtième ou le vingt-cinquième jour, apparaissent chez beaucoup de personnes les premiers symptômes d'intolérance, particulièrement la courbature et l'embarras gastrique. Cet état, auquel on a souvent appliqué l'expression peu heureuse de saturation, indique qu'il est temps de s'arrêter, ou tout au moins de se reposer, si la maladie exige une cure plus prolongée.

C'est aussi pendant la deuxième phase de la cure que l'on voit parfois apparaître sur le corps, et plus spécialement sur les membres, une poussée d'éruption discrète, vésiculeuse ou papuleuse, occasionnant un certain prurit, et dont la durée est de quelques jours. Cette éruption était surtout remarquée chez les personnes qui prenaient de longs bains de piscine. Fréquemment aussi, pendant la cure, l'épiderme est, au moins partiellement, le siège de démangeaisons marquées, sans qu'il y ait d'éruption apparente. Les sièges de prédilection de ces démangeaisons sont les avant-bras, les poignets et la partie antérieure des jambes.

Ainsi, en résumé, phase d'excitation initiale passagère, puis sédation prolongée et accentuée progressivement jusqu'à la fin de la cure, telle est la caractéristique de l'action physiologique d'une série de bains tièdes.

Lorsqu'il s'agit de régler le traitement que devra suivre un malade, la première question à résoudre est celle de décider s'il y a avantage pour lui à utiliser la période de stimulation, ou s'il doit au contraire la laisser passer, pour attendre simplement les effets sédatifs. Dans le premier cas, il y aura presque toujours bénéfice à accentuer cette stimulation par des moyens d'application des eaux complémentaires ou connexes du bain, ou en variant la température de celui-ci. C'est alors que le médecin doit faire son choix entre les diverses espèces de douches, dont il réglera la durée, la forme, la température et la pression, indiquer s'il y a lieu ou non d'employer l'eau en boisson, et déterminer le rôle que doivent jouer, dans la cure, les étuves, le massage, les bains chauds, etc. Il ne m'est pas possible d'insister en détail sur l'emploi et les effets de ces puissants agents adjuvants, effets que vous connaissez d'ailleurs, car il sont à peu près les mêmes partout. Je dirai quelques mots du bain chaud, c'est-à-dire du bain dont la température n'est pas inférieure à celle du sang. Il provoque, immédiatement, un certain mouvement fluxionnaire vers la périphérie, et amène un peu de transpiration. En agissant avec une certaine intensité sur les fonctions organiques, il donne aux actes éliminateurs une activité supérieure à la normale, et devient par là un agent résolutif de grande valeur. A Plombières, on l'administre souvent comme complément du bain tiède, dans les baignoires, en élevant, avant de faire quitter le bain, la température de celui-ci, dans les piscines, en faisant passer le malade d'un bassin dans un autre, d'une température plus élevée. Son action se rapproche de celle de l'étuve, par le caractère des actes réflexes qui suivent son application.

*Indications générales.* — Dresser le tableau des applications thérapeutiques d'une eau minérale en général, et de celle de Plombières, en particulier, est un problème complexe. Il ne s'agit pas simplement, en effet, de détacher, du cadre nosologique, une part qui leur revienne légitimement, mais de rechercher, pour chaque groupe ou chaque forme d'affections chroniques, les conditions spéciales qui les rendent justiciables de nos eaux. C'est dire qu'en définitive, il faut poser les indications par l'étude de chaque cas particulier. Néanmoins, il ressort de l'étude des actions physiologiques, certaines conclusions d'un caractère général que je vais brièvement indiquer. Ce qui leur donne leur véritable valeur, c'est que, par l'observation et le contrôle des résultats obtenus, elles se trouvent être en même temps les déductions rationnelles de l'expérience clinique.

Je viens d'exposer comment, presque dès le début de

la cure, l'usage de nos bains produit une stimulation évidente de l'économie, qui s'élève, dans la majorité des cas, jusqu'à une excitation légère, et la suractivité des fonctions vitales. A ce titre, elles agissent comme toniques et reconstituantes. Cette action devient surtout précieuse, dès qu'on lui vient en aide par la douche écossaise, le massage, et même l'étuve dont l'application, en pareil cas, peut alterner avec la douche écossaise. Ce sont là des moyens de combattre les manifestations morbides que traduisent l'alanguissement des forces, la désassimilation outrée, l'atonie générale, préludes des états cachectiques et des altérations constitutionnelles.

J'ai dit ensuite comment, par l'usage combiné de divers moyens d'application des eaux, on peut exalter, si besoin est, et rendre continue, l'excitation initiale de la cure, ce qui est le rôle spécial des bains chauds et des étuves. C'est là, la source féconde des actions résolutives, à l'aide desquelles on favorise la disparition des hypérémies torpides, l'élimination des principes morbides, la marche des échanges moléculaires et la rénovation des tissus. Les applications en sont nombreuses et puissantes contre les rhumatismes noueux, les engorgements torpides des viscères et des articulations.

J'ai exposé encore en quelque mots l'action sédative se portant, pour ainsi dire, par voie élective, sur le système nerveux, et qui est le résultat de la cure thermale, au delà de la période de stimulation. Son rôle particulier, on le devine aisément, c'est l'apaisement de la douleur, élément prédominant de la plupart des cas auxquels les eaux de Plombières sont utilement appliquées. C'est ainsi que s'expliquent leurs résultats heureux dans le traitement des névralgies, des névroses et de nombreuses affections qui n'ont pas perdu le caractère nettement inflammatoire.

## APPLICATIONS THÉRAPEUTIQUES

1° *Anémie, chlorose, cachexie paludéenne.* — Les anémiques viennent nombreux à Plombières, et s'en trouvent habituellement bien. Contre leur état, il est nécessaire d'associer, pour ainsi dire dès le début, à l'action du bain tiède, celle de la douche écossaise, et lorsque l'état de l'estomac le tolère, celle de l'eau ferrugineuse en boisson. Mais cette dernière condition n'est pas indispensable. Le massage est ici un excellent adjuvant du traitement, dont la conséquence est de remettre l'économie en état d'assimiler les principes qui lui font défaut, par l'action d'une salutaire stimulation. Dans les cas de simple déglobulisation, le succès est la règle; il peut être atteint près de toutes les sources thermales à faible minéralisation, dont l'aménagement est suffisamment complet. Nous obtenons d'aussi excellents résultats dans les cas où l'aglobulie est associée aux troubles menstruels et au cortège de leurs symptômes nerveux. Les anémies secondaires ou compliquées abondent dans les stations d'eaux minérales, tantôt accompagnées de troubles dyspeptiques et gastralgiques entraînant une insuffisance d'assimilation, tantôt escortées par des douleurs névralgiques occasionnant une dépression progressive de l'organisme, laquelle trop souvent devient grave. Dans tous ces cas, la stimulation thermale étant un agent indispensable au résultat de la cure, il faut tout d'abord distraire tous ceux au fond desquels se cachent des altérations constitutionnelles ou organiques auxquelles cette stimulation pourrait donner une suractivité fatale et interdire à cette catégorie de malades l'usage des eaux. L'action de l'étuve pourra être mise en usage avec modération chez les anémiques arthritiques; les douches écossaises ne seront employées qu'avec réserve dans les cas de cachexie paludéenne, pour éviter d'exposer le malade au retour des accès.

2° *Affections du tube digestif.* — C'est par milliers que nous comptons à Plombières les malades qui viennent pour y combattre les maladies du tube digestif. Parmi les affections qui ont plus particulièrement l'estomac pour siège, nous regardons comme les moins appropriées à l'action de nos eaux, celles dans lesquelles prédominent la torpeur de l'organe, l'embarras pituiteux, l'altération des sécrétions; nous traitons, au contraire, avec les plus grandes chances de succès, les formes douloureuses, soit par suite d'hypérémie congestive, soit par complications névralgiques avec irradiations plus ou moins lointaines, soit par état névropathique constitutionnel ou acquis. La gastralgie rhumatismale rentre dans cette catégorie.

On peut appliquer aux maladies intestinales ce que je viens de dire des affections gastriques ; c'est-à-dire que la prédominance soit de l'élément douleur, soit des symptômes névropathiques, doit être considérée comme l'indication formelle de l'usage de nos eaux. Nous placerions en tête de la liste des formes à traiter à Plombières, l'entéralgie névralgique, simple ou d'origine réflexe, puis les autres formes névralgiques douloureuses ou rhumatismales de l'entéralgie.

On sait la vieille réputation des eaux de Plombières, réputation bien méritée d'ailleurs, dans le traitement des diarrhées chroniques. Ce syndrome, souvent fort complexe, auquel aboutissent des états nosologiques primitivement divers, nous avons ordinairement à le traiter assez tardivement, lorsque l'état consécutif a quelque peu voilé les troubles originaires. Néanmoins, il y a, pour le traitement, grand compte à tenir de l'état du début, et de la nature de la diarrhée. C'est à ces considérations qu'est subordonnée la forme du traitement.

3° *Rhumatisme.* — La thérapeutique thermale du rhumatisme est encore loin d'être fixée définitivement et sur des bases indiscutables. Malgré la proportion énorme des malades de cette catégorie, le rhumatisme, la maladie la plus complexe de toutes, la nosologie, étant, jusqu'à ce jour, absolument inconnue dans son essence, il n'y a pas lieu de s'étonner que la thérapeutique en soit indécise.

Le umatisme avec prédominance névropathique, qu'il soit musculaire, nerveux ou arthritique, est celui que nous revendiquons tout d'abord. C'est là une conséquence de l'action sédative de nos eaux; c'est aussi par elle que s'explique leur action utile et la tolérance dont elles sont l'objet, presque à l'issue des accès de rhumatisme aigu articulaire. Les complications cardiaques, qui ne constituent pas une contre-indication formelle, doivent être, chez chaque malade, recherchées avec attention; dès qu'elles sont constatées, la traitement est l'objet d'une surveillance incessante.

Le rhumatisme chronique se traite plus aisément, et avec moins de réserves. Le service hospitalier, qui, mieux que la clientèle de ville, fournit avec abondance des cas à notre observation, montre que cette affection peut, avec un traitement énergique, et répété pendant plusieurs années successives, être très avantageusement traité à Plombières.

4° *Affections utérines.* — Dans quelles circonstances les eaux de Plombières sont-elles utiles contre les affections utérines, et particulièrement la métrite? Voici en quels termes nous avons répondu à cette question : « Quand un certain degré de congestion sthénique a marqué le début du mal, c'est-à-dire, a précédé ou accompagne encore l'appareil symptomatique, qu'il s'agisse d'engorgement simple avec ou sans dysménorrhée, qu'il y ait ou non altération de la muqueuse du col, ou leucorrhée, que l'organe ait conservé sa position normale ou subi une déviation, la congestion, et l'exagération de volume et de consistance, qui en est la conséquence, fournissent une indication à laquelle le bain de Plombières, pris à une température modérée, et prolongé, d'emblée ou progressivement, pendant plusieurs heures, répond heureusement. On arrive en effet, par ce moyen, à réduire, sinon à faire disparaître l'état fluxionnaire, et à diminuer le volume de l'organe. Le bain peut, dans un grand nombre de cas, être accompagné utilement d'irrigations vaginales tièdes ou chaudes, selon les circonstances. L'hydrothérapie mitigée, représentée par la douche écossaise, est souvent aussi un adjuvant très utile, en raison de l'état chloro-anémique symptomatique.

C'est en prenant pour guide l'expérience, aidée des mêmes principes logiques, que j'aurais pu, si je ne voulais éviter d'abuser de votre bienveillante attention, vous indiquer dans quelles circonstances nos eaux peuvent encore s'appliquer utilement au traitement de certaines formes des maladies de l'appareil nerveux et de l'appareil génito-urinaire.

# TABLE DES MATIÈRES

LISTE DES VILLES ET STATIONS





IMPRIMERIE CENTRALE DES CHEMINS DE FER. — IMPRIMERIE CHAIX
RUE BERGÈRE, 20, PARIS. — 27774-12-8.

s.
1
2
0
6
3
8
8
1
4
5
8
4
8
6
5
1
7
9
3
9
0
5
0
1
8
5
4
5
6
5

# PRINCIPALES PUBLICATIONS DE LA SOCIÉTÉ

## (1877-1888)

---

N° 1. Dr DE PIETRA SANTA. *Société française d'hygiène*, sa raison d'être, son but, son avenir; broch. in-8°, 1877.

N° 5. ASSAINISSEMENT DE PARIS. Épuration et utilisation des Eaux d'égout de la ville (Presqu'île de Gennevilliers et forêt de Saint-Germain). Documents divers; broch. in-8°, 1880.

N° 9. ASSAINISSEMENT DE PARIS (Les Odeurs de Paris et les Systèmes des Vidanges); broch. in-8°, 1882.

N° 11. Dr E. MONIN. La propreté de l'individu et de la maison; broch. in-8°, 1884. — 4e édition 1886.

N° 14. HYGIÈNE ET EDUCATION DE L'ENFANCE (de la naissance à 12 ans). Réunion des trois brochures publiées après les concours de 1879-1884-1886; vol. in-8°, Paris, 1886.

N° 16. Dr BLAYAC. Une colonie scolaire (vacances de 1887; broch. in-8° avec tableaux, 1887.)

N° 18. Dr DE PIETRA SANTA et A. JOLTRAIN. Les stations d'eaux minérales du centre de la France La caravane hydrologique de septembre 1887. Vol. in-8°, illustré de 6 gravures. Paris 1888.

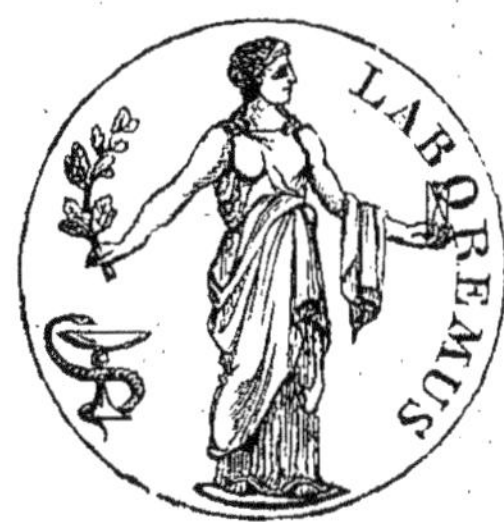


IMPRIMERIE CENTRALE DES CHEMINS DE FER. — IMPRIMERIE CHAIX
RUE BERGÈRE, 20, PARIS. — 27776-8.

www.ingramcontent.com/pod-product-compliance
Ingram Content Group UK Ltd.
Pitfield, Milton Keynes, MK11 3LW, UK
UKHW020431200726
13857UKWH00002B/374